日本プライマリ・ケア連合学会
薬剤師研修ハンドブック

基礎編

日本プライマリ・ケア連合学会 編

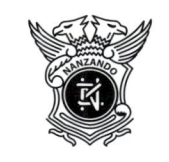

南山堂

編者

坂口 眞弓	みどり薬局／東京薬科大学 客員教授
吉山 友二	北里大学薬学部 臨床薬学研究・教育センター 臨床薬学（保険薬局学）教授
矢澤 一博	日本プライマリ・ケア連合学会 理事／明治薬科大学 特任客員教授
石橋 幸滋	石橋クリニック 院長

執筆者

前沢 政次	日本プライマリ・ケア連合学会 名誉理事長
前野 哲博	筑波大学医学医療系 地域医療教育学 教授
石川 雄一	日本ヘルスサイエンスセンター 代表取締役
竹内 あずさ	株式会社ヘルシーワーク 幸生堂薬局
丸山 順也	慶應義塾大学薬学部 医薬品情報学講座 助教
望月 眞弓	慶應義塾大学薬学部 医薬品情報学講座 教授，薬学部長
前田 桂吾	株式会社フロンティアファーマシー ファーマシー事業部 部長
川末 真理	株式会社アップルケミスト アップル調剤薬局 管理薬剤師
田村 英俊	寿都そよかぜ薬局／株式会社ミレニアムファーマ 代表取締役
大隅 寛之	株式会社横浜調剤薬局
齊藤 裕之	萩市民病院 総合診療科
綿貫 聡	東京都立多摩総合医療センター リウマチ膠原病科
上杉 泰隆	東京医科大学病院 救命救急センター
遠井 敬大	医療福祉生協連 家庭医療学開発センター 川崎セツルメント診療所 所長
土肥 直樹	相模原市国民健康保険 内郷診療所 所長
茂木 恒俊	京都大学大学院医学研究科 医学教育推進センター
坂根 直樹	国立病院機構京都医療センター 臨床研究センター 予防医学研究室長
中村 正和	大阪がん循環器病予防センター 予防推進部 部長
瀧村 剛	国立病院機構久里浜医療センター 精神科
樋口 進	国立病院機構久里浜医療センター 院長
宮地 元彦	国立健康・栄養研究所 健康増進研究部 部長

井出 広幸	信愛クリニック 院長
宮崎 仁	宮崎医院 院長
木村 勝智	みよし市民病院 内科・健診科 部長
鈴木 央	鈴木内科医院 副院長
大原 昌樹	綾川町国民健康保険 陶病院 院長
中川 貴史	寿都町立寿都診療所／北海道家庭医療学センター
鶴岡 優子	つるかめ診療所 副所長
福田 進	ろんろん薬局 管理薬剤師
水澤 佳広	株式会社ウェルパーク調剤薬局 入間市駅前店 薬局長
七嶋 和孝	有限会社ななしま薬局 代表取締役
青島 周一	医療法人徳仁会 中野病院 薬局
小見川 香代子	株式会社アップルケアネット 在宅推進部 部長
野中 明人	株式会社大和調剤センター 代表取締役
嶋 元	株式会社しま薬局 代表取締役
上杉 和仁	株式会社日本アポック 取締役，人材開発部 部長
田中 康裕	社会医療法人社団慈生会 等潤病院 薬剤グループ 主任
中島 慶八郎	株式会社メディカメント 顧問
森並 健二郎	株式会社ファーコス 中部関西事業部 第四ブロック長
宇田 和夫	株式会社ファーコス 南関東事業部 執行役員 部長
古田 精一	北海道薬科大学 社会薬学系 地域医療薬学分野 教授
友松 郁子	医療法人財団千葉健愛会 あおぞら診療所 研究員
桑原 秀徳	医療法人せのがわ 瀬野川病院 薬剤課
渡辺 象	じゅんせいクリニック 院長
小玉 剛	こだま歯科医院 院長
牛久保 美津子	群馬大学大学院保健学研究科 在宅看護学分野 教授
西村 一弘	社会福祉法人緑風会 緑風荘病院 栄養室
齋藤 正美	北海道文教大学人間科学部 理学療法学科 教授
丸山 節子	株式会社ファーコス 薬局成城ファーマシー祖師谷店 薬剤師／主任介護支援専門員
吉村 学	公益法人地域医療振興協会 揖斐郡北西部地域医療センター センター長

(執筆順)

刊行によせて

　かねがね私には2つの疑問があります．1つは日本における医療職の職務範囲が，国民からではなく医療職からの規定であることです．もう1つは，ほとんどすべてが医師の指示によって動く柔軟性に欠けた日本の医療システムです．

　前者は国民から見た場合のシームレスな医療の妨げになっています．救急救命士の挿管でさえ，長い議論の後に2004年に法整備ができたのですから，医療行為の限定範囲について変更することは大変なことです．もちろん，十分な議論と安全性の保証があってこそ変更可能であることは間違いありません．しかし，そのことは確かに安全性の確保にはつながっていますが，社会基盤の前提がきわめて大きな変化をきたしている現在，制度そのものが疲労を起こしていることも事実です．薬剤師，医師，歯科医師，看護師などの職務領域の主たるものは厳格に規定されなければなりませんが，職種同士に重なり合う部分がないと，それは医療を受ける側からのシームレスな医療にはなり得ないと考えるのです．職種同士の領域の隙間に落ちる患者はいないのでしょうか．

　後者については，日本の医療が世界的に評価されているのは，先達による歴史ある保健インフラの整備とともに，医師を中心に優れた医療職群が機能的に働いてきた証です．これについても前提となるものが大きく変化した今，このままで持続可能かどうかはきわめて疑わしくなっています．

　高齢化，少子化，人口偏在，人口減の社会はひたひたと深刻化を増しています．担い手は不足し，医療や介護の需要は圧倒的に拡大します．つまり，領域を超えて対応せざるを得ない疾病や介護の問題を有する高齢者に対して，あらゆる専門職が住民や行政とともに連携をとり，支え合わなければ乗り越えられないのです．

　同時に，現象面からの喫緊の対応としてのあり方とは別に，薬剤師という仕事の本質を考える時に，現状のプライマリ・ケアへの軸足の弱さを案ずるのは私だけではないと思います．

　薬剤師がその専門教育を社会に還元するいくつかの道の1つに，プライマリ・ケアがあります．本書は多職種協働を数十年間にわたって唱えてきた私ども日本プラマリ・ケア連合学会が立案から深く携わってきたプライマリ・ケア認定薬剤師制度のテキストであると同時に，日本の多くの薬剤師がプライマリ・ケアの現場に果敢に踏み込んで欲しいという，私どもの強い願いを込めて刊行したものです．

　真の多職種協働のために，プライマリ・ケアの何たるかを理解した多くの薬剤師がともに活躍されることを願っています

　2014年4月

日本プライマリ・ケア連合学会　理事長

丸山　泉

目　次

第1章　プライマリ・ケアと薬剤師 …… 1
1. プライマリ・ケアとは何か …… 2
2. プライマリ・ケアにおける薬剤師の役割 …… 8
3. これからの薬剤師教育について …… 13
4. 新たに導入される総合診療専門医の位置づけと薬剤師との連携 …… 18
5. プライマリ・ケア認定薬剤師制度 …… 22

第2章　良好な薬剤師－患者関係 …… 27

第3章　プライマリ・ケアにおける服薬指導・支援 …… 39
1. 服薬指導・支援の基本 …… 40
2. 医薬品情報の活用 …… 46
3. 在宅での服薬指導・支援 …… 54
4. 高齢者への服薬指導・支援 …… 59
5. 小児への服薬指導・支援 …… 65
6. 妊産婦・授乳婦への服薬指導・支援 …… 70

第4章　薬剤師の視点で行うトリアージ＆アクション …… 75
◆ 第4章をお読みいただく前に …… 76
1. 救急初療のアプローチ …… 79
2. ショック状態を見極める …… 85
3. 危険な胸痛を見極める …… 91
4. 危険な発熱・頭痛を見極める …… 95
5. 在宅の意識障害を見極める …… 98
6. 見逃せない小児の危険な状態 …… 102

第5章　薬剤師が関わる生活習慣指導　　107

1. 食事指導　　108
2. 禁煙支援　　114
3. 減酒・断酒指導　　121
4. 運動指導　　127
5. ストレスコントロール　　131

第6章　薬剤師によるメンタルヘルスケア　　137

1. メンタルヘルスケアとは　　138
2. メンタルヘルスケアにおける薬剤師の役割　　142
3. うつ病のケア　　146
4. 自殺予防　　151
5. アルコール・薬物依存　　156

第7章　在宅ケア　　161

1. 在宅医療とは　　162
2. 在宅ケアにおける介護保険制度　　166
3. 地域包括ケアとは　　172
4. 在宅ケアにおける多職種協働　　176
5. 在宅緩和ケア　　179

第8章　プライマリ・ケアにおけるセルフメディケーション　　183

1. セルフメディケーションにおける薬剤師の役割　　184
2. OTC医薬品の知識と活用　　190
3. 漢方薬の知識と活用　　196
4. 健康食品の知識と活用　　201
5. 医療機器の知識と活用　　206

第9章　地域活動 ……… 211

1. 薬物乱用防止活動 ……… 212
2. 学校薬剤師活動 ……… 218
3. 住民健康教育 ……… 223
4. アンチ・ドーピング ……… 227
5. 薬剤師と地域の関わり ……… 233
6. 災害医療における薬剤師の役割 ……… 237

第10章　これからの地域連携・チーム医療 ……… 243

1. 地域医療計画における地域連携 ……… 244
2. チーム医療とは ……… 251
3. 薬薬連携 ……… 256
4. 多職種協働のコツ ……… 261
    ① 医師　261
    ② 歯科医師　265
    ③ 看護師　270
    ④ 栄養士・管理栄養士　275
    ⑤ リハビリテーション関連職種　279
    ⑥ ケアマネジャー　283
5. 多職種間教育（IPE），多職協働活動（IPW） ……… 288

おわりに ……… 293
索　引 ……… 294

第1章

プライマリ・ケアと薬剤師

1 プライマリ・ケアとは何か

　プライマリ・ケアという言葉は理念を示すばかりでなく，政策や実践方法としても用いられる．元来はヘルスケアレベルの1つであった．その歴史をたどりながら，現在プライマリ・ケア担当者にどのようなミッションが求められているかについて考えたい．

プライマリ・ケアの責任範囲

　プライマリ・ケアという言葉が何を意味し，どの範囲までを包括するかについては，意見がさまざまである．諸外国では**表1**に示すような使い方をしている．

　プライマリ・ケアは，general practitioner（かつては一般医，最近は総合医と訳す）が行うgeneral practice（総合診療），family physician（家庭医）が行うfamily practice（家庭医療）のみを指すわけではない．特に米国ではプライマリ・ケアを担うのは家庭医だけではなく，general internal medicine（総合内科），primary care pediatrician（プライマリ・ケア小児科）も含まれる．さらにnurse practitionerやphysicians' asistantなどの看護職もプライマリ・ケアに従事する．

　一方，英国ではプライマリ・ヘルスケア・チームが重視され，看護職やソーシャルワーカー，受付担当者などもチームに含まれる．

　従来は**表1**の②に示すように，Primary CareをPrimary Medical CareとPrimary Health Care（PHC）に分ける考えがあった．先進国以外では水や衛生管理などをPHCに含めるが，先進国では健康増進，健診，予防接種などが主となるのでmedicalとhealthは重なる部分が大きい．したがって現在は②よりも③の考え方が主流になっている．

　例えば出版物では『プライマリ・ケア』(1998)というテーマでも，Starfield Bは公衆衛生学（Public health）や地域志向プライマリ・ケアの内容も含めている[1]．米国・英国・カナダの教科書もテーマがfamily practiceやgeneral practice，primary medical careであってもプライマリ・ヘルスケアに関する記述がある．またGreenhalgh Tは本の名称そのものを『プライマリ・ヘルスケア』としている[2]．

　さらに地域住民のセルフケア，セルフメディケーション（置き薬や市販薬の自己服用）もプライマリ・ケアに含めるべきである．

プライマリ・ケアの歴史

　ヘルスケア・サービスを3つのレベルに区別すべきことを最初に提案したのは英国のドーソ

表1　プライマリ・ケアの範囲

① Primary Medical Care (General Practice, Family Practice) のみを指す
② Primary Medical Care と Primary Health Care を分けるが，両者を合わせて Primary Care と呼ぶ
③ Primary Health Care の中に Primary Medical Care が包含され，Primary Health Care と Primary Care を同義的に扱う

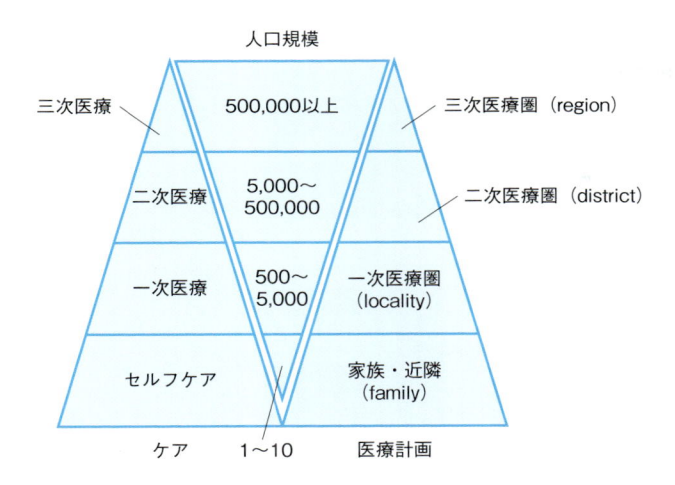

図1 ◆◆ ケアのレベルと医療計画

（文献4）より引用）

ン（Dawson）レポート（1920年）である．それは primary health centres, secondary health centres, teaching hospitalと表現されている[3]．この報告書はまた地理的な範囲として，community, district, regionを分けた．この考え方は英国の医療史ばかりでなく，多くの国に影響を与えた．その概要をFry Jの著書[4]にあるものを**図1**に示す．

医療機関も大小さまざまで各々の役割がある．診療所，中小病院，大規模病院では対象とする疾患も異なれば，集まる患者の生活圏域の広さも違う．Dawsonレポート以降，医療に関して3つのレベルに区分される．三次医療（tertiary care）は大学病院や大きな都市の中核的な病院で，専門医が多数おり高度先進医療を担当する．二次医療（secondary care）は人口規模の大きな市，あるいは複数の市町村を対象医療圏とし，入院医療を主に担当する．一次医療（primary care）は外来診療や在宅医療を主とする．

一次医療の基礎にセルフケア（self care）とあるのは，地域での生活する人の症状と受療行動を生態学的に調査したWhite KL[5]の功績による

ものである．同様の研究は2001年にも，Green LAらによって示された[6]（**図2**）．そのために**図1**に示すとおり，現在ではプライマリ・ケアという言葉は一次医療とセルフケア，PHCを合わせたものである．

これらの考えに影響を及ぼしたのがWHO・UNICEFによるAlma-Ata宣言である[7]．1978年に提示されたプライマリ・ヘルスケアの重要点を**表2**に示した．この特徴は，住民の健康にかかわる専門技術職（health profession）から地域住民への一方的な働きかけのみではなく，住民自身が自分たちの健康を自分たちで守る，自分たちの健康問題に気づいてその情報を共有化する，保健計画づくりに積極的に参加する，自分たちで知恵をしぼって解決策を練る，など地域住民が自立自助の精神を身につけることである．

プライマリ・ケア理念のわが国への導入

わが国で公表された文書で最初にプライマリ・ケアの言葉が使われたのは，1973年12月7日付けの医師研修審議会（会長：塚本憲甫）建

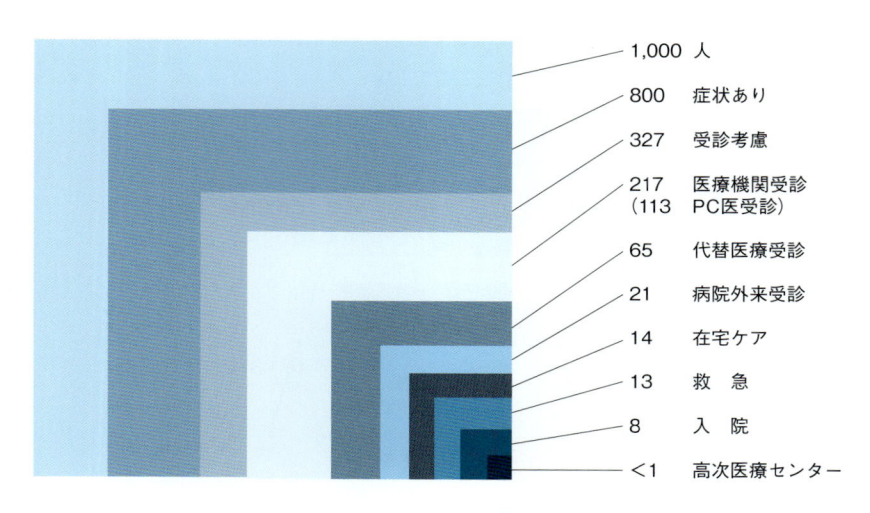

図2 人口1,000の集団における1ヵ月の受療動向

1,000 人	
800	症状あり
327	受診考慮
217	医療機関受診
（113	PC医受診）
65	代替医療受診
21	病院外来受診
14	在宅ケア
13	救　急
8	入　院
<1	高次医療センター

（文献6）より引用）

表2 Declaration of Alma-Ata

① 健康は基本的人権
② 健康格差の是正
③ 社会経済分野の協力
④ 社会正義に対する政府の責任
⑤ 住民参加
⑥ 自己信頼・自己決定を推進
⑦ チームで保健ニーズに対応
⑧ 資源の有効活用

（文献7）より引用）

議書であった．

「現在，国民の医療全体としては，高度の専門的技能とともに健康管理，初期診療等いわゆるPrimary careに対するニードがきわめて高い．したがって研修カリキュラムもこのニードに対応して計画される必要がある．これに関しては，諸外国においては，いわゆるGP専門コースを設けている例もあるが，わが国の現状においては，むしろ，各診療科における研修カリキュラムの中にいわゆるPrimary careについての研修計画を組み込むべきであろう．」

1978年には「実地医家のための会」有志により日本プライマリ・ケア学会が設立された．設立趣意書を**表3**に示した．

初代会長の渡辺淳がなぜ「プライマリ・ケア」としたのか．渡辺は「プライマリ・ケアという言葉は1920年代の初め頃より登場して，しかもその考え方はとても根の深いところから来ている．20世紀の文明の真只中から生まれた，大きな世界思想といってよい．サルトルはじめヨーロッパの思想家は，これからの社会の基本として，全員参加の原理，総合の原理を述べている．これを保健医療面で端的に示したものがスウェーデンの保健福祉サービスであり，原理的には参加，総合化，強制なき自己決定，ノーマライゼーション，継続性，近接性，計画性，弾力化であり，施設ケアを例外的とし，在宅ケアを原則とする方向が見られる．すなわちプライマリ・ケアは1つの20世紀の文明と考えてよいと思う．そこで私はプライマリ・ケアこそが20世紀，21世紀の医療の基本であることを確信するとともに，日本にその学会を作ろうと決心した」と述べている．

さらに，さかのぼること15年，1963年2月に，わが国では永井友二郎が「実地医家のための会」を創立した．その当時の日本の医学会の実情は，細分化，専門化が進み，一般医の立場はまっ

表3 日本プライマリ・ケア学会設立趣意書

　我が国において医学の進歩は著しく，多数の医学会が存在して日夜進歩を競っています．しかし，医学会の殆どは，"病気"のための学会であって，根本において真理の追求をその主たる目的としています．
　我々医療にたずさわる者にとっては，"より真である"ことを明らかにすることよりも"なにかしらより良い"ことを実践するのが目的となっています．即ち高い倫理性と有用性の追求，そしてその実践が究極の指標です．人類はより良い生活を求めて医療を生み出し，医師にこの高い倫理性と人間生活への有用性をもって社会に奉仕するよう期待しています．この期待に応えるためには，我々医療にたずさわる者にとって，従来の学会と違った"医療のための学会""病人と人間の安全のための学会"が是非必要です．
　ここで，我々プライマリ・ケアを行う者にとっても，医学および関連する諸科学の急速な進歩をとり入れ，又極まるところなく発達してゆく諸々の技術を生かして，医療の有用性を進めると共に，一方において変革する社会環境，構造，制度，経済等に対応し，さらに又年々益々目覚めてゆく人類の意識に従って，自己の分野における倫理性，有用性を高め実践してゆくためには，これらのことについての研究を進めると共に，その研究を発表し，討論し合う場として，独自の学会が是非必要です．
　この学会はあくまでも上述の目的のための学問研究会であって，あらゆる政治的なイデオロギーや，活動とは全く無縁です．今後広く各方面に賛同の人々を求めると共に，地道にゆっくりと確実な歩みを続けてゆきたいと念願している次第です．

たく孤立していた．既存の学会の多くは医療に目をむける余裕はなく，医学の発展と世界の新しい流れに遅れないように研究に追われている状況であった．したがって，一般医は医学の現状と自分との間にある埋め難いギャップのなかで失望感，孤独感，疎外感といったものをいやというほど味あわされていた．このような状況のなかで永井は，孤立している開業医が学術的な連携をもち，その固有の持ち場に対する知識を高め，人間的な医療を育てるために，家庭医，一般医の学会が必要だと考えた．その提言は大きな反響を巻き起こし，心ある多くの開業医が参加して今日の「実地医家のための会」に発展したのである．日本の開業医が世界に先駆けてプライマリ・ケアの重要性に注目したことは特筆に値する．

プライマリ・ケアの要素

　米国国立科学アカデミー医学部門は1978年にプライマリ・ケアの内容を5つの要素（Accessibility 近接性，Comprehensiveness 包括性，Coordination 協調性，Continuity 継続性，Accountability 責任性）からなると定義付けた[8]．この5要素は1996年に改訂され，ひとつの文で表現された[9]（**表4**）．

表4 プライマリ・ヘルスケアの再定義

"Primary care is the provision of integrated, accessible health care services by clinicians who are accountable for addressing a large majority of personal health care needs, developing a sustained partnership with patients and practicing in the context of family and community"

（文献9）より引用）

表5 プライマリ・ケア医の役割

① 日常病の診療
② 医療相談，紹介，連携
③ 専門医療の補完
④ 在宅重視の高齢者地域ケア
⑤ 地域づくりを基盤にした予防活動

日本語訳ではcliniciansを臨床医と訳しているものが多いが，これは誤訳で，看護職も含めた臨床家が原義である．

　2007年筆者が旧日本プライマリ・ケア学会会長に就任した際に掲げたプライマリ・ケア医の役割を**表5**に示した．日常病の診療と多職種協働による地域ケアに特色を持たせた．

　世界全体ではプライマリ・ヘルスケアの理想は実現しがたく，WHOはAlma-Ata宣言から30周年を記念した冊子「PHC – Now more than ever」[10]で**図3**に示した現代医療の問題点を示した．病院中心主義，営利主義，分断化をPHC

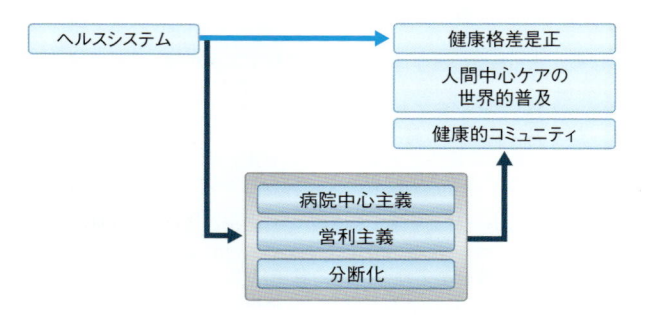

図3 ◆◆ プライマリ・ヘルスケアの阻害因子

(文献10)より引用)

表6 ◆◆ Core values of primary care

1. **全体把握**
   プライマリ・ケアは身体システム，心理反応，家族，コミュニティと社会文化的環境の相互関係や複雑な問題に対応する．また，ケアの継続性を重視する．
2. **バランス力**
   知識の幅広さと深さの中庸を求める．病気や苦痛に対する素人とプロの間，積極的介入と観察の間のバランスを保つ．
3. **患者中心性**
   各患者を個人として観察し，標準的なケアパッケージでなく，個別性を重視したケアを心掛ける．
4. **慎重さ**
   患者の特殊な問題に直面した時には，その人独自の境遇や適切な研究文献，家族や社会の事実を幅広く的確に把握する．
5. **公平性**
   資源が乏しい際にも社会正義の観点に立って責任を果たす．恩恵から漏れ，ものが言えず，社会から除外されるような人々の行く末を見通して，擁護的な役割を果たす．その他普通の人が不釣り合いな保健資源で悩んでいる際にも力を発揮する．
6. **省察性**
   無知や不確実性を十分わきまえている．常に疑問を持つ態度，新しい所見によって暫定的な診断を再検討する意志，専門医や保護者，患者自身の意見を尊重する謙虚さが求められる．

(文献2)より引用)

実現の阻害因子としている．

これらの阻害因子を克服するために英国では新しいPHCのcore valuesが論じられ，**表6**に示す6項目が重視されている[2]．

地域志向プライマリ・ケア

地域ケアに関して欧米ではCommunity-Oriented Primary Care；COPCという概念がある．臨床医学と公衆衛生学の融合が意図されている．この方法論は地域の健康問題に取り組みやすいが，効果ありとのエビデンスに乏しい[11]．

この他にHealthy Community活動や住民参加型のアプローチ研究などが試行されている．

筆者はわが国における地域医療の取り組みと欧米のプライマリ・ケア活動の変遷を考慮し，地域協働型のプライマリ・ケアが必要と判断した．その概略を**表7**に示した[12]．

プライマリ・ケアを担当する者のミッション

わが国は超高齢社会を迎え，これまでの病院中心の医療では経済的にも社会学的にも乗り越えていくことが困難である．その克服のために

表7 地域協働プライマリ・ケア

	従来の医療	地域協働プライマリ・ケア
活動の場	医療施設内	担当する地域全体
連 携	医療チーム　医療施設間	保健・医療・福祉・社会教育・学校・企業などを含むプライマリ・ヘルスケアチーム
対 象	病気・病人	健康人・半健康人・病人・家族・地域
ニーズの判断	医師の判断	住民の気づき，疫学統計，直観
方 法	個人に対する医学的診断・治療	①個人に対する身体心理社会的アプローチ ②集団に対する疫学統計・直観・政策立案 ③住民主体の町づくり
活動参加者	医師・看護師など	住民・地域活動家・行政を含めたネットワーク
目 標	病気の治療・延命	望ましい家族・地域生活

（文献12）より引用）

表8 プライマリ・ケア担当者のミッション

[患者個人アプローチ]
① 患者の思いを傾聴する
② 患者の心理的・社会的状況を推察する
③ 病態や薬剤の作用機序などわかりやすい説明ができる
④ 患者が病気の真因に気づき生活習慣の改善ができるようにする
⑤ 患者の力を最大限に生かせる

[地域アプローチ]
① 地域住民とのつながりを大切にする
② 多職種・住民で協議し町づくりの目標を明確にする
③ 地域の健康課題に優先順位をつける
④ 多職種の役割分担を確認しながら協働する
⑤ 活動の評価・改善をくり返す

プライマリ・ケアは欠かすことのできない理念であり，活動形態である．それには患者個人に対するアプローチばかりでなく，地域へのアプローチも欠かすことができない．**表8**にアプローチの留意点をあげた．これらのアプローチを通して，わが国の国民間の健康格差が最小化されることを期待したい．

（前沢政次）

文献

1) Starfield B：Primary care：balancing health needs, services and technology, Oxford University Press, 1998.
2) Greenhalgh T：Primary health care, theory and practice, Blackwell, 2007.
3) Peckham S, Exworthy M：Primary care in the UK：Policy, Organisation and Management, Palgrave Macmillan, 2003.
4) Fry J：A new approach to medicine. Springer, 1978.
5) White KL, et al：N Engl J med, 265：885-892, 1961.
6) Green LA, et al：N Engl J med, 344：2021-2025, 2001.
7) WHO (World Health Organization)：Declaration of Alma-Ata 1978. Primary health care. Report of the International conference on primary health care, Alma-Ata, USSR, 6-12 September, 1978.
8) Institute of Medicine：A manpower policy for primary health care：Report of a study, National Academies Press, 1978.
9) Institute of Medicine, Donaldson JS, et al：Primary Care：America's Health in a new era, National Academy Press, 1996.
10) WHO：The World Health Report 2008, Primary health care (Now more than ever), 2008.
11) Gavagan T：J Health Care Poor Underserved, 19：963-980, 2008.
12) 前沢政次：プライマリ・ケアと地域医療. 内科学書 改訂7版 vol.1, 小川 聡 編, p.12-14, 中山書店, 2009.

2 プライマリ・ケアにおける薬剤師の役割

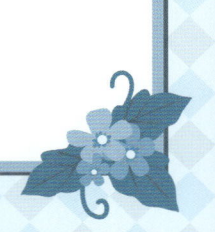

　前項で「プライマリ・ケア」については詳しく解説されているので，ここでは，プライマリ・ケアの場で薬剤師に求められる役割について解説する．

薬剤師としてのACCCA

　プライマリ・ケアとは，幅広く国民の健康福祉に関わるあらゆる問題を総合的に解決していこうとする地域での実践活動であり，薬剤師もその活動の一端を担う医療職である．

　プライマリ・ケアの要素は，1-1（p.5）にも解説されているが，近接性（Accessibility），包括性（Comprehensiveness），協調性（Coordination），継続性（Continuity），責任性（Accountability）の5つであり，これらをまとめてACCCAという．この要素は薬局や薬剤師にも大切であり，それぞれに薬剤師の役割をあてはめてみたのが**図1**である．

1 近接性（Accessibility）

　『かかりやすさ』を追求した最も重要な特徴の1つで，「地理的」「経済的」「時間的」「精神的」の4つの面があげられる．

ⓐ 地理的近接性

　物理的近接性として，地理的に近く足を運びやすいことは，地域の住民にとって不可欠である『かかりやすさ』の最も大きな要素といえる．薬局が医療機関から一番近いところを最大の立地条件として開設されてきたことからも，地理的な条件が重要な要素であることがわかる．

ⓑ 経済的近接性

　住民にとって経済的な『かかりやすさ』を，薬剤師の業務から考えると，残薬を減少させること，後発医薬品の使用を推進することがあげられる．個々の患者の負担を抑えるだけでなく，全体の医療費を抑制する効果もある．2012年度調剤報酬改定で，「薬剤服用歴管理指導料」に残薬確認の要件が加わった（**表1**）．

　算定要件に加わったからというだけで，薬剤師が毎回，残薬について気をつけるようになったとは思わないが，残薬の確認の結果，処方医へ確認して，薬剤を調整する経済効果は上がった[2]．また，残薬が発生した理由から，飲み残しが生じる理由を調査し，よりよい医療を提供するため，用法変更や剤形変更などの処方提案をすることは，薬剤師にとって重要な役割と考える．さらに，後発医薬品の使用促進を進めていかなければいけない立場として，一人ひとりに適正な後発医薬品を選択，提案することも薬剤師の腕の見せ所であり，慢性疾患患者への経済的負担を減らす一助になるので，後発医薬品についての情報収集も重要である．

ⓒ 時間的近接性

　住民が24時間安心して暮らしていくために，時間的な『かかりやすさ』は，薬剤師が提供しなければいけない業務である．最近は，地域薬剤師会が休日・夜間の当番薬局を決め，開局す

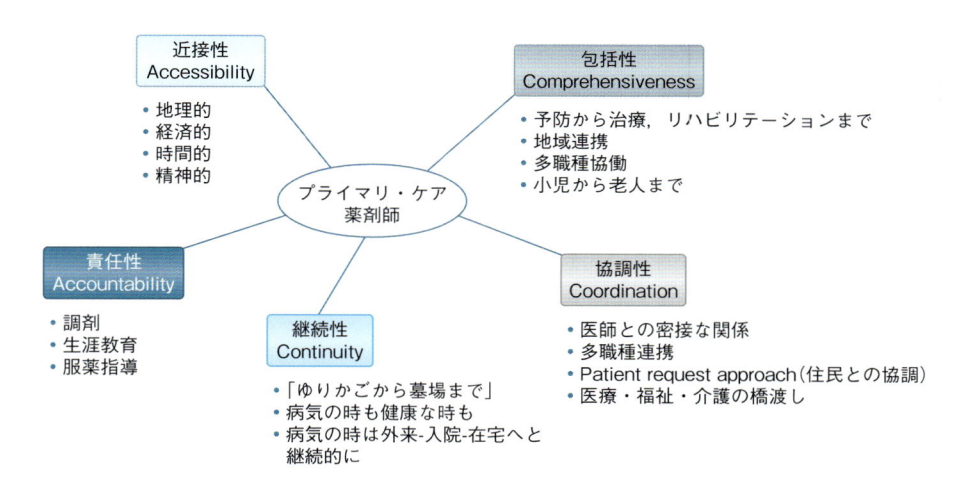

図1 ACCCAと薬剤師の役割

近接性 Accessibility
- 地理的
- 経済的
- 時間的
- 精神的

包括性 Comprehensiveness
- 予防から治療，リハビリテーションまで
- 地域連携
- 多職種協働
- 小児から老人まで

責任性 Accountability
- 調剤
- 生涯教育
- 服薬指導

継続性 Continuity
- 「ゆりかごから墓場まで」
- 病気の時も健康な時も
- 病気の時は外来-入院-在宅へと継続的に

協調性 Coordination
- 医師との密接な関係
- 多職種連携
- Patient request approach（住民との協調）
- 医療・福祉・介護の橋渡し

（文献1）より作成

表1 薬剤服用歴管理指導料

患者に対して，次に掲げる指導等のすべてを行った場合に算定する．
イ 患者ごとに作成された薬剤服用歴に基づき，投薬に係る薬剤の名称，用法，用量，効能，効果，副作用及び相互作用に関する主な情報を文書又はこれに準ずるもの（以下この表において「薬剤情報提供文書」という．）により患者に提供し，薬剤の服用に関して基本的な説明を行うこと．
ロ 処方された薬剤について，直接患者又はその家族等から服薬状況等の情報を収集して薬剤服用歴に記録し，これに基づき薬剤の服用等に関して必要な指導を行うこと．
ハ 調剤日，投薬に係る薬剤の名称，用法，用量その他服用に際して注意すべき事項を手帳に記載すること．
ニ 患者ごとに作成された薬剤服用歴や，患者又はその家族等からの情報により，これまでに投薬された薬剤のうち服薬していないものの有無の確認を行うこと．
ホ 薬剤情報提供文書により，投薬に係る薬剤に対する後発医薬品に関する情報（後発医薬品の有無及び価格に関する情報を含む．）を患者に提供すること．

る例が増えてきた．また，基準調剤加算を算定する施設基準薬局では，下記の体制を整えることが必要であるため（**表2**），住民の休日・夜間の健康不調に対する不安に応えることが可能になってきている．

d 精神的近接性

精神的な『かかりやすさ』は，地域住民にとって一番必要なものであると考える．健康に不安を感じている住民が気軽に相談できる窓口的な役割が今まで以上に薬局・薬剤師に求められ，健康維持，病気予防に薬剤師は力を発揮しなればいけないと考える．

2 包括性（Comprehensiveness）

包括性は「すべての訴えや問題にも対応する」ことである．近接性の精神的な項目とも重複するが，薬局・薬剤師にはファーストアクセスの医療人としての行動が求められる（**図2**）．健康トラブルを抱えた住民の訴えを聞き，情報を分析，評価し，かかりつけ医や専門医への受診勧奨，生活習慣の改善指導，OTC医薬品推奨などのトリアージを行える能力を備えなければならない．広い対応領域の知識が求められるので，初期判断を間違えることなく，住民にとってプラスになる選択をする必要がある．判断に

表2 2014年度調剤報酬改定 基準調剤加算の算定要件

通則
イ 患者ごとに，適切な薬学的管理を行い，かつ，服薬指導を行っていること．
ロ 患者の求めに応じて，投薬に係る薬剤に関する主な情報を提供していること．
ハ 地域の保険医療機関の通常の診療時間に応じた開局時間となっていること．
ニ 適切な薬学的管理及び服薬指導を行うにつき必要な体制及び機能が整備されており，患者に対し在宅に係る当該薬局の体制の情報を提供していること．
ホ 麻薬及び向精神薬取締法（昭和28年法律第14号）第3条の規定による麻薬小売業者の免許を受けていること．

基準調剤加算1の基準
イ 十分な数の医薬品を備蓄していること．
ロ 当該保険薬局のみ，又は当該保険薬局を含んだ連携する近隣の保険薬局において，24時間調剤並びに在宅患者に対する薬学的管理及び服薬指導を行うのに必要な体制が整備されていること．
ハ 処方せんの受付回数が1月に4,000回を超える保険薬局については，当該保険薬局の調剤のうち特定の保険医療機関に係る処方によるものの割合が7割以下であること．

基準調剤加算2の基準
イ 処方せんの受付回数が1月に600回を超える保険薬局については，当該保険薬局の調剤のうち特定の保険医療機関に係る処方によるものの割合が7割以下であること．
ロ 十分な数の医薬品を備蓄していること．
ハ 当該薬局のみで24時間調剤並びに在宅患者に対する薬学的管理及び指導を行うのに必要な体制が整備されていること．
ニ 在宅患者に対する薬学的管理及び指導について，相当の実績を有していること．
ホ 当該地域において，在宅療養の支援に係る診療所又は病院及び訪問看護ステーションとの連携体制が整備されていること．
ヘ 当該地域において，他の保健医療サービス及び福祉サービスとの連携調整を担当する者との連携体制が整備されていること．

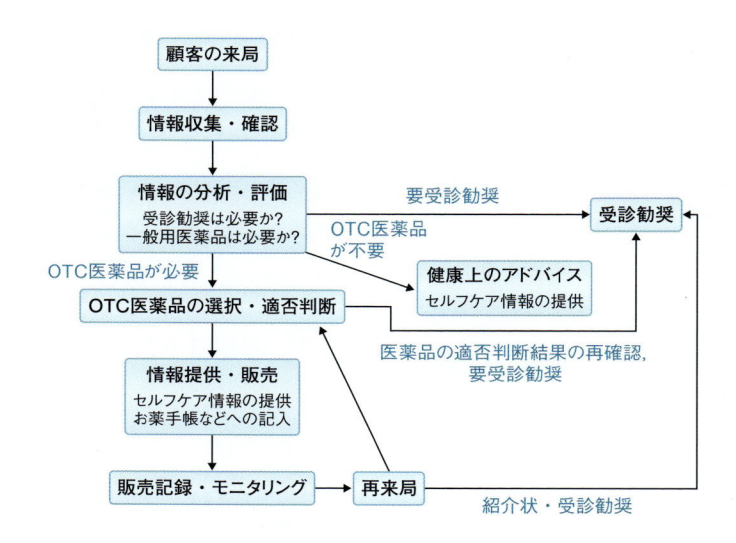

図2 薬局・薬剤師のセルフメディケーションへの取り組み

（文献3）より一部改変して引用）

は日頃からの研修が重要であるが，いざという時に紹介できる医療機関との連携を構築すること，医療の分野だけでなく，介護，福祉の分野の知識や相談先を知っておくことも必要である．薬局・薬剤師は，地域のなかでネットワークを広げ，幅広い視点から住民のニーズに応えられる役割が求められる．

また，健康コーディネーターとして，健康食

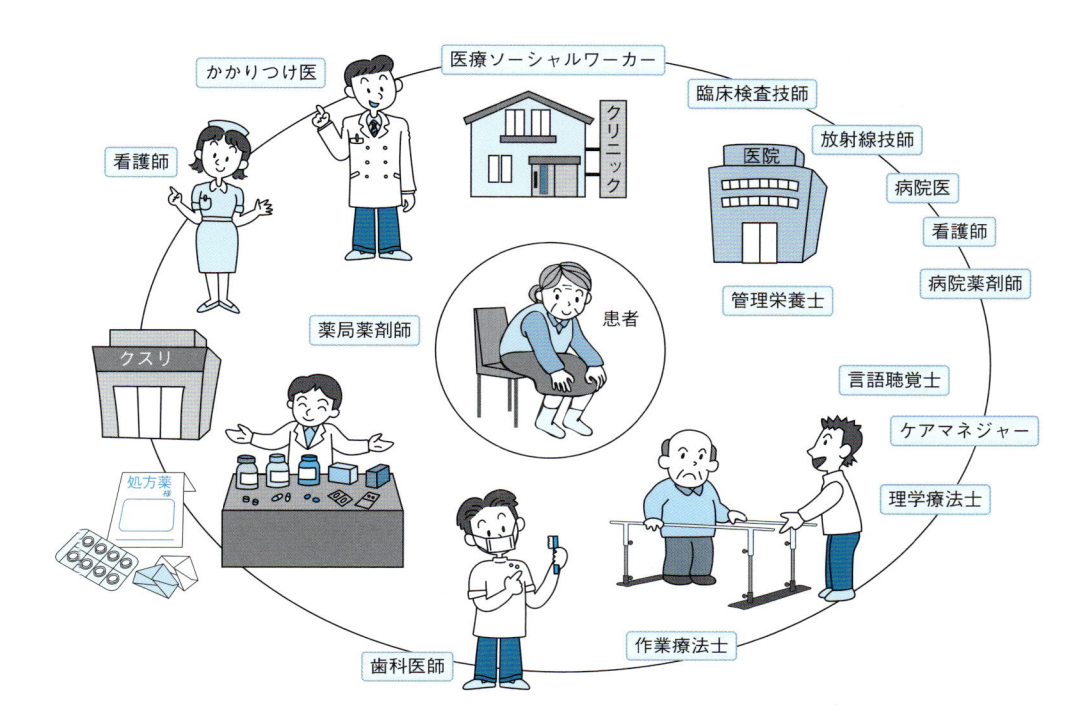

図3 チーム医療

品や漢方薬，民間治療薬などに関するアドバイスができることも重要な役割である．禁酒・節酒指導や禁煙指導，生活習慣病予防のための食事指導，行動変容に関するアドバイスなども行える知識や能力が必要である．

3 協調性（Coordination）

薬局・薬剤師に求められる「協調性」は多職種協働の一員として『チーム医療を展開すること』であり，住民が中心になる医療の輪に入ることである（**図3**）．日本プライマリ・ケア連合学会の会員は多職種で構成されているので，それぞれの職種の考えを共有する機会があり，1つの事例についても考え方の相違を確認し，新しい展開に進むことができる．これは薬剤師にとって大変有効である．また，他職種だけでなく，病院薬剤師，薬局薬剤師の間の情報共有も，外来から入院，在宅，入院とくり返す患者に，統一された医療を提供するために不可欠な連携である．

多職種のなかでも，特に，医師のパートナーとしての役割は薬剤師にとって重要である．

- チェッカーとして：処方内容，副作用，合併症，相互作用，服薬状況などをチェックして医師に伝える役割
- アドバイザーとして：薬の味，剤形，後発医薬品，服薬方法，服薬時間，保管場所などを医師にアドバイスする役割
- エデュケーターとして：服薬指導，自己注射指導，自己血糖測定指導などをする役割
- サポーターとして：患者さんの声を医師に届ける役割

医師のパートナーとして求められているものはもっとあるが，これらの役割をきちんと果たし，地域のなかのチーム医療の一員として役割を果たすことが重要である．

4 継続性（Continuity）

24時間対応可能な切れ目のない医療提供体制については，近接性の「時間的」な項目で解説をしたのでここでは省くが，継続性には子どもから大人までの幅広い住民への支援が含まれる．

地域で乳幼児の保護者や高齢者およびその介護者への「お薬についての説明会」なども薬の適正使用を啓発する大変重要な役割である．また，在宅医療提供体制の整備が急がれているが，薬剤師にとっても大変やりがいのある業務である．2012年度の居宅療養管理指導及び訪問薬剤管理指導のあり方に関する調査事業[2]で，居宅療養管理指導等の効果として「服薬コンプライアンスおよび服薬条件の改善」「飲み残しの改善」「患者の主訴の改善」という結果が得られた．今後は，ますます需要が増えると考えられ，多職種間での情報を共有，信頼を構築し，在宅の分野でしっかりと専門知識を発揮し，薬剤師の役割を果たしてもらいたい．

5 責任性（Accountability）

薬剤師に求められる責任制は，薬剤の専門家としての関わりである．処方監査，疑義照会，調剤，服薬指導，服薬支援など，適正な医薬品を提供する場で薬剤師は重要な役割を担う．最近は薬剤の効果や副作用発現の確認にフィジカルアセスメントを取り入れる薬剤師も出てきた．2013年度の規制緩和の会議で，薬局における自己穿刺による血糖測定の可否が協議された．

薬剤師は日々生涯学習を怠ることなく，新しい知識を取り入れていかなければいけない．そして，自身の学習だけではなく，後進の指導や教育にも力をそそぎ，薬剤師が地域医療の一員として活躍できる場を築いていかなければいけない．

◆◆◆ まとめ

プライマリ・ケアの5つの理念ACCCAに合わせて，プライマリ・ケアにおける薬剤師の役割について解説した．薬剤師法の第1条には「薬剤師は，調剤，医薬品の供給その他薬事衛生をつかさどることによって，公衆衛生の向上及び増進に寄与し，もって国民の健康な生活を確保するものとする」と任務について定められている．すべての薬剤師は，ACCCAの理念に基づき，薬剤師法第1条の任務を遂行し，医療のなかで大いに力を発揮する薬剤師を目指していただき，研鑽に励み，後進の教育にも力を注いでいただきたい．

（坂口眞弓）

文献

1) 日本プライマリ・ケア学会編：プライマリ・ケア薬剤師, p.52, エルゼビア・ジャパン, 2005.
2) 日本薬剤師会：平成24年度 老人保健事業推進費等補助金 老人保健健康増進等事業 居宅療養管理指導及び訪問薬剤管理指導のあり方に関する調査研究事業報告書, p.40-42, 2012.
3) 社団法人日本薬剤師会：一般用医薬品販売の手引き 第1版, p.12, 2009.

3 これからの薬剤師教育について

地域でのプライマリ・ケア実践

　6年制薬学教育を受けた薬剤師が医療の現場に登場し，薬剤師職能をさらに拡充する絶好の機会が到来している．患者中心の医療および最先端の医療に貢献する薬剤師の様子やプライマリ・ケアの実践を国民に魅力的に表現したい．薬学実務教育が拡大するなかで，新しい6年制薬剤師を臨床薬学分野のみに埋没させることなく，医療系の人材としてのセンスと質をそなえた薬剤師の役割が大いに期待される．

　薬剤師によるプライマリ・ケア実践のチャンスが今，訪れていると思える．新しい形の実践に身を委ね，すぐにでも具体的行動を開始すれば，薬剤師によってプライマリ・ケアが，保険薬局を中心として実践されると確信している．地域医療を支える薬剤師の役割や機能を考え，薬剤師の資質の向上とわが国のプライマリ・ケアの発展に寄与したいものである．

プライマリ・ケア実践と薬剤師教育の関係

　薬剤師がプライマリ・ケア領域において活動するとき，幅の広い，そして決して浅くない知識と能力が必要となることは間違いない．さて，知識や能力を薬剤師に教育することが，これからのプライマリ・ケア実践を可能にするのであろうか？　教育することによって臨床実務が改善されるとしばしば勘違いされがちであるが，最も大切なことは，地域のプライマリ・ケアを担う薬剤師こそが臨床実務を改善することが可能な点である．臨床で直面するいろいろな解決困難な問題を見い出し，問題解決のために有用な薬剤師の役割を構築することが大切である．教育の役目は，薬剤師が築き上げる臨床実務の成果に従って知識や能力を後輩薬剤師に身に付けさせるサポート役であるといえる．すなわち，地域のプライマリ・ケアを担う薬剤師が開拓する新たな役割に応じて教育カリキュラムが改訂され，そのカリキュラムのもとで知識・技術とマインドを身に付けた新しい薬剤師が巣立っていくのである．

　よき薬剤師教育こそが，地域におけるプライマリ・ケア実践のサポーターである．

6年制教育の成果と薬学教育モデル・コアカリキュラム

　時代の要請から薬剤師にはより高度な役割が期待されており，薬学教育は4年制から6年制へとダイナミックに変革した．6年制の教育は，10年先の薬剤師のあるべき姿を想定して展開されていると言っても過言ではない．今，薬剤師の果たす役割も大きく姿を変えている．

　2006年度にスタートした新しい6年制薬学教育では，2002年8月に日本薬学会により作成された「薬学教育モデル・コアカリキュラム」と2004年2月に文部科学省で作成された「実務

表1 「実務実習を通して印象に残っていること」―薬局実習―

- すべてに"人と人とのつながり"が関わっている：実習では，薬局のスタッフ，患者さんやその家族，地域の方，病院関係者などさまざまな人が薬局に関わっており，薬剤師になるにあたって人間同士のコミュニケーションが最も重要であるということを学んだ
- 調剤が患者さんの命に直接関わることを実感した
- 地域における薬局の重要性がわかった：在宅医療，ＯＴＣ販売，学校薬剤師，病院など
- やりたかったけどできない内容があった：在宅医療，ＯＴＣ販売，服薬指導など
- 薬局はサービス業だと思った：薬局にとって来局される方は"患者"であると同時に"顧客"である．個々の患者さんのニーズにあったサービスを提供する必要があることを知った
- 学校で学ぶ"理想"と現場で感じる"現実"にギャップがあることは否めない．しかしながら，現場の空気を肌で感じることができる実務実習は大変有意義であった
- 患者さんから感謝の言葉をいただいて嬉しく感じたり，将来を考えるきっかけになったりと，非常に良い経験になった
- 薬局間で実習内容に差があったので改善が必要だ
- 薬剤師の立場を向上するべきだと思った

（文献1）より引用）

実習モデル・コアカリキュラム」を合本としたものが作成され，これら双方のカリキュラムが用いられてきた．

6年制課程の薬学教育の最大の特徴の1つは，実務実習モデル・コアカリキュラムに基づいた5年次の病院薬局実務実習といえる．その成果の大きさは，薬学教育協議会による「薬学教育協議会フォーラム2011」において初年度実務実習の成果と課題が示されている．実務実習モデル・コアカリキュラムに基づいた病院実習と薬局実習を終えた学生が全国から集い，実務実習の成果と課題についてグループ討議した．学生の声の一部を紹介して，薬局実習の有用性を浮き彫りにしたい（**表1**）．

既卒の4年制と違い，6年制では実務実習を長期化して実習中に豊富な臨床経験を積むことができ，学生のなかに薬剤師としてのやりがいが芽生えた．とりわけ，今後拡大される在宅医療に関して，学生の評価は高く関心も大きいことは印象的である．

指導薬剤師がスタートさせた新しい教育の息吹は，薬局実習を経験した6年制教育の学生に受け継がれたことの意義は大であることを強調したい．

薬学教育モデル・コアカリキュラムの改訂へ向けて

「薬学系人材養成の在り方に関する検討会」において各大学の現状や寄せられた要望や，大学団体および職能団体などからの改訂に対する強い要望を踏まえて審議された結果，現行の薬学教育モデル・コアカリキュラムについては2011年5月に「薬学系人材養成の在り方に関する検討会」において改訂することが決定した．「文部科学省薬学教育モデル・コアカリキュラム改訂に関する専門研究委員会」および日本薬学会に設置された「薬学教育モデル・コアカリキュラムおよび実務実習モデル・コアカリキュラムの改訂に関する調査研究委員会」において，具体的な作業が行われてきた．現在は2013年8月28日付の薬学教育モデル・コアカリキュラム改訂案が示されて検討中である．

中間段階であるが，薬学教育モデル・コアカリキュラムの改訂へ向けて考察したい．

医療全体を取り巻く情勢の変化などを踏まえ，6年間の薬学教育を受けた「薬剤師として求められる基本的な資質」を，①薬剤師としての心構え，②患者・生活者本位の視点，③コミュニケーション能力，④チーム医療への参画，⑤基礎的な科学力，⑥薬物療法における

実践的能力，⑦地域の保健・医療における実践的能力，⑧研究能力，⑨自己研鑽，⑩教育能力の10の視点より明確にした．詳細については日本薬学会のホームページを参照していただきたい[2]．

今回の改訂では，卒業時の到達目標から，それを達成するようにカリキュラムを含む教育全体をデザイン，作成，文書化するという学習成果基盤型教育（Outcome-based education）という近年の動向を踏まえたものである．

また，今回の改訂の3本柱は，①6年制薬学教育に特化したカリキュラムとする，②薬学教育モデル・コアカリキュラムおよび実務実習モデル・コアカリキュラムを一本化として「F薬学臨床教育」とする，③薬剤師として求められる基本的な資質に基づき，その資質を身に付けるためにこれを学ぶ形で作成する，となっている．

薬学臨床教育の改訂のなかで，プライマリ・ケアが明記された部分を併せて示す（表2）．改訂される薬学教育モデル・コアカリキュラムのなかに，医療全体を取り巻く情勢の変化などを踏まえてプライマリ・ケアが盛り込まれた意義は大きい．指導薬剤師の腕の見せ所である．

6年制課程を卒業した薬剤師をどのように活用すべきか

「新しい酒は新しい革袋に盛れ」という諺がある．新しい酒とは，当然ながら6年制課程を卒業した薬剤師である．6年制薬学教育の最大の特長である薬局実務実習には，薬学生が小さな不安と大きな期待を持って取り組んだ．その結果，これから6年制卒の薬剤師になって取り組んで欲しいことを明らかにしている（表3）．この要望を満たすように新しい薬剤師を活用してもらいたい．

表2 ◆◆ 薬学教育モデル・コアカリキュラム改訂案とプライマリ・ケア

F 薬学臨床
GIC　患者・生活者本位の視点に立ち，薬剤師として病院や薬局などの臨床現場で活躍するために，薬物療法の実践と，チーム医療・地域保健医療への参画に必要な基本的事項を習得する．
※ F薬学臨床における代表的な疾患は，がん，高血圧症，糖尿病，心疾患，脳血管障害，精神神経疾患，免疫・アレルギー疾患，感染症とする．病院・薬局の実務実習においては，これら疾患をもつ患者の薬物治療に継続的に広く関わること．
(5)地域の保健・医療・福祉への参画〔B (4) 参照〕
GIC　地域での保険・医療・福祉に積極的に貢献できるようになるために，在宅医療，地域保健，福祉，プライマリ・ケア，セルフメディケーションの仕組みと意義を理解するとともに，これらの活動に参加することで，地域住民の健康の回復，維持，向上に関わることができる．
【③プライマリ・ケア，セルフメディケーションの実践】〔E2 (9) 参照〕
1. 前）現在の医療システムの中でのプライマリ・ケア，セルフメディケーションの重要性を討議する．（態度） 2. 前）代表的な症候（頭痛・腹痛・発熱等）を示す来局者について，適切な情報収集と疾患の予測，適切な対応の選択ができる≪模擬≫．（知識・態度） 3. 前）代表的な症候に対する一般用医薬品の適切な取り扱いと説明ができる≪模擬≫．（技能・態度） 4. 前）代表的な生活習慣の改善に対するアドバイスができる≪模擬≫．（知識・態度） 5. 薬局製剤（漢方製剤含む），一般用医薬品，健康食品，サプリメント，医療機器等をリスクに応じて適切に取り扱い，管理できる．（技能・態度） 6. 来局者から収集した情報や身体所見に基づき，来局者の病状（疾患，重症度等）や体調を推測できる．（知識・態度） 7. 来局者に対して，病状に合わせた適切な対応（医師への受診勧奨，救急対応，一般用医薬品・検査薬などの推奨，生活指導等）を選択できる．（知識・態度） 8. 選択した薬局製剤（漢方製剤含む），一般用医薬品，健康食品，サプリメント，医療機器等の使用方法や注意点などを来局者に適切に判りやすく説明できる．（知識・態度） 9. 疾病の予防および健康管理についてのアドバイスを体験する．（知識・態度）

前）：病院・薬局での実務実習履修前に修得すべき事項

一方，革袋である保険薬局も新しい革袋に変わるべきであろう．

わが国の『臨床薬学』は初期の『高度な病院薬剤師』養成から，医薬分業の発展とともに『保険薬剤師』の質の向上へ拡大発展している．薬局におけるファーマシューティカル・ケア実践のチャンスが今，訪れているのである．

薬局で組織的にファーマシューティカル・ケアを果たすためには，ファーマシューティカル・ケアを支援するシステムを備えた薬局内の環境整備が求められる．調剤現場が組織化されていれば，薬剤師は患者の情報を収集し調査することができ，現行の治療薬に問題があればその内容を検討することができる．問題が生じている場合には薬剤師が対策を考え，是正処置を生み出し，患者を救うためにこれを実行することも可能となるはずである．これを現実化するためには，これまでの調剤現場で必要とされてきたスキルと知識を超えた能力が必要となることもある．

新しい酒である6年制課程卒業の薬剤師を，ファーマシューティカル・ケアを実践できる保険薬局という新しい革袋に盛っていただきたい．

薬剤師のモチベーションを高め戦力化する

一般的に人にやる気を起こさせる工夫はいくつかあり，薬剤師のモチベーションを高めることも大切なポイントである．

1 実績志向からアウトカム志向へ

モチベーションを高めるには身近な目標を設定すると頑張りがきく．ただし，その目標も実現が難しければ役立たない．

「飴と鞭」の飴を利用して激励する方法もある．昇給や昇進などの物理的な飴には限度があるから，保険薬局の実務に関する達成感を与え続けるという精神的な飴も活用したい．

ファーマシューティカル・ケアの提供において，薬剤師としての能力を一日の終わりに採点するときには，何件の処方薬を出したかという実績ではなく，何人の患者の手助けをできたかというアウトカムが重視されるべきである．充実したアウトカムを得ることは患者に福音をも

表3 「これから6年制卒の薬剤師になって取り組んでいきたいこと―医療現場において―」（抜粋）

- スペシャリストの前にジェネラリストの前に人間であれ〜薬を介して人と人をつなぐ〜
- 薬剤師の必要性を高め，地位の向上にも寄与していきたい
- 薬剤師の存在意義を確立させたい
- 薬剤師という職業に自信をもつ
- 自分が理想とする薬剤師像をもつ（6年制卒として新しい薬剤師像を作っていく）
- トータルサポートのできる薬剤師になる：薬を患者さんにお渡しするだけでなく，フィジカルアセスメントを行うことにより，薬剤師自身が治療効果のモニタリング，病態の評価を行い，フォローアップまでできる薬剤師を目指したい
- 職域を広げていく努力をする
- チーム医療や地域医療に積極的に参加し，薬のスペシャリストとして，患者をはじめ他の医療スタッフにも，より頼りにされることを目指したい．地域医療では，在宅医療において中心的存在になることを目指したい
- 医師に薬に関することなど，薬剤師として提案できるようになりたい
- 病院―薬局―地域の関連性をもっと強くしたい
- チーム医療において，薬剤師の視点だから言えることや薬剤師にしかできないことに積極的に取り組む
- 「患者さんに寄り添える薬剤師」，「責任をとれる薬剤師」，「信頼される薬剤師」，「積極性のある薬剤師」，「親しみやすく愛される薬剤師」，「患者のために行動できる薬剤師」になる
- 患者さんにとって，病院に行く前に薬局に足を運んでいただき，薬剤師に健康相談をしてもらえるような存在になりたい
- 実習での臨床経験を生かし，患者さんの心理についてもケアできる薬剤師になりたい
- 臨床経験を活かした創薬研究者になりたい
- 実習で感じた良かった点・悪かった点を生かして教育にも携わる
- 6年制薬学部の第一期生として，今回の実務実習の経験を生かし，幅広い分野で活躍したい

（文献3）より引用）

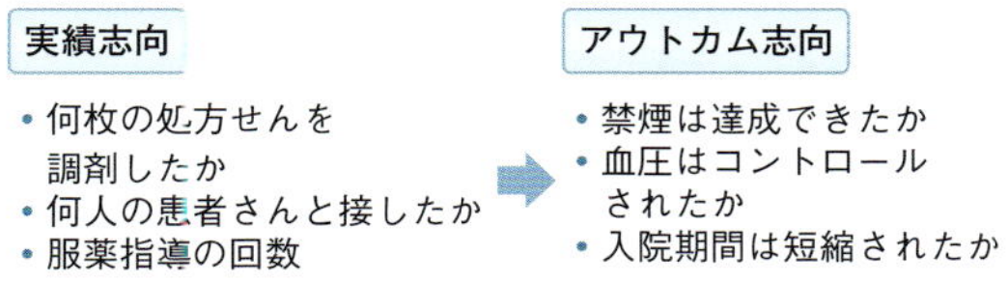

実績志向	アウトカム志向
・何枚の処方せんを調剤したか ・何人の患者さんと接したか ・服薬指導の回数	・禁煙は達成できたか ・血圧はコントロールされたか ・入院期間は短縮されたか

図1 ファーマシューティカル・ケアの提供
実績志向からアウトカム志向へ

たらすだけでなく，これからの薬剤師にも高い動機づけをもたらすだろう（**図1**）．

2 後輩が尊敬する先輩薬剤師とは

　保険薬局の最前線で活躍する先輩薬剤師の日頃の経験に基づくアドバイスこそが，後輩薬剤師の能力を開花させる．先輩薬剤師から期待に満ちた言葉をかけられた後輩薬剤師は，やる気が引き出され立派な薬剤師に育っていくであろう．

　教育心理学の領域では，「今後，成績がます ます伸びる子供」などと情報を教師に与えると，教師が子供に期待をかけて教育し，子供たちも期待されていることを意識するため，平均以上の成果が確認できることが紹介されている．君ならできる，という一言が大切かもしれない．

3 臨床の要望は拡大する

　具体的な動機づけがやる気を起こさせるといわれている．

　保険薬局の薬剤師の役割も変化する．今後はプライマリ・ケアのかなりの部分を薬剤師が担うことが予測される．われわれが抱える健康問題はさまざまであり，守備範囲の広い医療を受けることができれば素晴らしい．プライマリ・ケアとは，私たちの健康に関わるあらゆる問題を総合的に解決していこうとする，地域での実践活動なのである．地域医療は医師，薬剤師，看護師，介護職，福祉職など多職種との連携・協働なしには成り立たない．地域医療実践の担い手として薬剤師も期待されている．地域で多職種と協働し，やりがい・生きがいを求める薬剤師にプライマリ・ケアは魅力的なものであろう．在宅医療における薬剤師の役割も期待されている．今，その一員に加わることが新しい薬剤師にとって大きなチャンスであることを認識させることも，薬剤師にモチベーションを高めることに結びつくのではないだろうか．

4 生涯にわたって学ぶ

　薬剤師は，医療が必要としている斬新な対応策を始動させなければならない．

　薬剤師がファーマシューティカル・ケアを実施する際には，患者に有益となるように最善の知識とスキルを駆使することになる．

　これからのファーマシューティカル・ケアのゴールは刻々と変わってくるので，昔ながらの薬剤師と患者のあり方をはるかに超えることになる．6年制の卒業者であっても，大学で学んだことのみでは不十分になるかもしれない．ファーマシューティカル・ケアの実践に取り組もうとすることが，薬剤師を「再び専門家とすること」に直結することにもなる．

（吉山友二）

文献

1) 薬学教育協議会：全国学生合同ワークショップ報告書—実務実習を通して印象に残っていること—，2011. http://www.yaku-kyou.org/About_council/issue/pdf/2011STWS.pdf
2) 日本薬学会ホームページ　薬学教育モデル・コアカリキュラムおよび実務実習モデル・コアカリキュラムの改訂に関する調査研究．
3) 日本薬学会　薬学教育委員会　日本薬学会第1回全国学生ワークショップ実行委員会：「6年制一期生として薬学教育に望むこと」報告書，2011.

4 新たに導入される総合診療専門医の位置づけと薬剤師との連携

背景

　最近，地域における医療崩壊が大きな社会問題としてクローズアップされている．地域医療（Community-Based Medicine）に求められるのは，ひとびとが暮らすコミュニティのなかで日常的によく発生する予防を含む健康問題に幅広く対応しつつ，もし高度な医療を必要とする場合には当該領域の専門医と連携できる能力であり，これは総合診療とほぼ同義であるといっても過言ではない．

　近年，医療を巡る環境が厳しさを増すなかで，総合診療を実践できる医師の必要性については社会的に大きな注目を集めており，2013年8月に発表された社会保障改革国民会議報告書でも，総合診療医は「地域医療の核となる存在」として明記され，「多くの若い医師が従来の領域別専門医志向を持っているなかで，総合診療専門医が，若い医師や国民に評価されるよう，養成プログラムの一層の充実と国民への周知が必要である」と記載されている．

　その背景にあるのは，超高齢社会を迎え，医療モデルが「病院完結型医療」から「地域完結型医療」にシフトしていくなかで，多様な健康問題に幅広く対応できる診療能力と，プライマリ・ケアの現場において，地域包括ケアシステムを全体的にコーディネートできるマネジメント能力への期待である．

　また同時に，大きな社会問題になっている医師の偏在についても，総合診療医の果たす役割は大きい．地域医療のフィールドを最も得意とする総合診療医は，高度医療機関で集中的に当該領域のトレーニングを受ける臓器別専門医に比べて医師不足地域で働くことに抵抗が少ない．また，あらゆる健康問題に対応するわけであるから，診療科偏在の問題も存在しない．このように，総合診療医は，医師の地域偏在・診療科偏在を改善する切り札となりうる存在であり，地域医療を担う人材としての総合診療医に対する期待が高まっている．

　この流れを受けて，2013年4月22日に最終的な報告書が発表された「専門医の在り方に関する検討会」において，新しく導入される専門医制度の大きな柱の1つとして，総合診療専門医が基本領域の専門医の1つとして位置づけられることになった．

制度の概要

1 総合診療専門医の位置づけ

　上記の検討会報告書では，総合診療専門医の専門性について「領域別専門医が『深さ』が特徴であるのに対し，『扱う問題の広さと多様性』が特徴であり，専門医の一つとして基本領域に加えるべきである」と述べられている．総合診療専門医の役割としては，「日常的に頻度が高く，幅広い領域の疾病と傷害等について，わが

表1 ◆◆ 総合診療専門医が備えるべき臨床能力の例示（一人の専門医が，以下のすべての項目を実践できること）

- 外来で
  - 健診で初めて高血圧を指摘された患者について，疾患の説明，二次性高血圧の除外，食事運動指導，自宅血圧管理指導，禁煙指導ができる
  - 不眠と頭痛で受診した患者について，うつ病を的確に診断し，自殺念慮を確認して精神科に適切にコンサルトできる
  - 動悸，全身倦怠で受診した患者について，適切な鑑別診断を行ってバセドウ病と診断し，抗甲状腺薬による治療を開始できる
  - 女性の月経前症候群や更年期障害の診断と治療を行い，必要に応じて専門科にコンサルテーションできる
  - 小児の予防接種について，母親に正確に説明し，適切に実施できる
- 救急当直で
  - 気管支喘息中発作で受診した小児患者にガイドラインに準拠した治療を行って，翌日の小児科外来受診を指示できる
  - テニスのプレー中に転倒して足首痛を訴える患者について，適切な初期評価・治療，および必要に応じて固定まで行い，整形外科受診を指示できる
  - 胸背部痛で受診した患者について，大動脈解離と診断して循環器外科医に適切にコンサルトできる
  - 鼻出血で受診した患者について，止血処置を含めた適切な初期対応ができる
  - 食欲不振，ADL低下で受診した高齢患者について，肺炎と診断して入院の判断ができる
- 病棟で
  - 脳梗塞後遺症，認知症，糖尿病があり，誤嚥性肺炎で入院した高齢患者の全体のマネジメントができる
  - さまざまな症状緩和や倫理面の配慮を含めたがん・非がん患者の緩和医療ができる
  - 熱中症で入院した独居老人について，脱水の補正を行い，全身状態の改善を図るとともに，退院後のケアプランの調整ができる
  - 不明熱で入院した患者について全身精査を行い，悪性リンパ腫を疑って血液内科専門医にコンサルトできる
  - 外科の依頼を受けて，糖尿病患者の周術期の血糖コントロールができる
- 地域で
  - 寝たきりで褥瘡を作った患者の訪問診療を行い，褥瘡の治療を行うとともに，ケアマネジャーや介護職と相談して，ケアプランを見直すことができる
  - COPDで在宅酸素療法を受けている患者の医学的管理を行うとともに，訪問看護師，理学療法士と協力して，ADLの維持に努めることができる
  - 学校医として，小学生の健康管理と学校への適切な助言ができる
  - 地域住民を対象として，禁煙教室を開催できる
  - 地方自治体の担当者と協力して，子宮頸がんワクチンの導入に関する協議に参画できる

国の医療提供体制の中で，適切な初期対応と必要に応じた継続医療を全人的に提供する」ことが求められている．また「地域によって異なるニーズに的確に対応できる『地域を診る医師』としての視点も重要であり，他の領域別専門医や他職種と連携して，多様な医療サービスを包括的かつ柔軟に提供することが期待される」と記載されており，地域におけるプライマリ・ケアの実践に対する期待も大きい．

総合診療専門医の専門性について，具体的にどのような臨床能力が求められるのかの例示を**表1**に示す．ここで重要なことは，「一人の専門医が，提示したすべての項目を実践できる」ことである．それぞれの診療場面自体の難易度は，当該診療科にとってそれほど高いわけではないが，ここに例示したすべての場面に対応できる能力を修得するには，周到に計画された研修プログラムのもとで体系的なトレーニングを受ける必要があることは明らかである．

2 日本プライマリ・ケア連合学会の新しい専門医制度の導入

上記の新しい専門医制度がスタートするのは，現在のところ2017年度が予定されており，新制度下での専門医が誕生するのはその3年後の2020年度からとなる．その制度設計の詳細は，今後設立される第三者機関が決定することになるが，日本プライマリ・ケア連合学会では

それに先駆けて，これまでの家庭医療専門医制度を見直した学会独自の新しい専門医制度を2014年度からスタートさせることになった．これは，総合診療専門医を巡るさまざまな議論を踏まえ，現在予想しうる新制度下の総合診療専門医の養成プログラムに可能な限り近づけたものとなっている．

3 プログラムの概要

2014年度からの専門医養成研修プログラムには，既存のプログラムを一部改編したもの(Ver.1)と，2017年度以降の研修制度を強く意識したもの(Ver.2)の2種類があるが，ここでは，Ver.2について述べる．

研修期間は3年以上で，総合診療専門研修と，領域別研修の2種類に大別される．さらに総合診療専門研修は，診療所・小病院で行う研修(研修Ⅰ)と，病院総合診療部門で行う研修(研修Ⅱ)に大別されており，その両方を18ヵ月以上かけて研修することになる．領域別研修は，これまでの内科(6ヵ月)，小児科(3ヵ月)に加え新たに救急(3ヵ月)での研修を必修とし，残りの研修期間で整形外科や産婦人科などのプライマリ・ケアと関連の深い診療領域の研修を行う．この研修プログラムにおけるローテーション例を表2に示す．

このほか，詳細は紙面の都合で省略するが，研修プログラムや指導医の認定基準がそれぞれ設けられており，後期研修医は，学会が認定した指導医のもとで，認定された研修プログラムでの研修を修了したのちに試験(実技試験＋筆記試験)を受け，合格すれば専門医として認定されることになる．

薬剤師との連携

先に述べたように，総合診療医に期待されているのは，地域のプライマリ・ケアの現場で活躍することである．日本プライマリ・ケア連合学会では，プライマリ・ケアを「国民のあらゆる健康上の問題，疾病に対し，総合的・継続的，そして全人的に対応する地域の保健医療福祉機能」と位置づけており，その実践には関係する医療職との多職種連携が必要不可欠である．

特に，昨今では医療が高度化・複雑化するとともに患者・家族の価値観も多様化していることもあって，もはや医師が単独でマネジメントできるものではなくなっている．さらに，今後増加の一途をたどる医療ニーズに対して，医師をはじめとする医療者のマンパワー不足がより深刻化することは確実視されている．この難局を乗り越えていくためには，医学部定員増などの対策だけでは不十分であり，医療の質を担保しつつ業務の効率化を図っていくための方策として，職種間の連携をより強化するとともに，医療現場における既存の役割分担を抜本的に見直して，より生産性の高い医療チームを構築していく必要がある．

表2 研修プログラムの一例

	4	5	6	7	8	9	10	11	12	1	2	3
後期研修1年目	必修内科						必修小児科			必修救急		
後期研修2年目	総合診療専門研修Ⅰ(診療所・小病院) ＋領域別研修(1日／週)【精神科，皮膚科】											
後期研修3年目	総合診療専門研修Ⅱ (病院総合診療部門)						領域別研修 【整形外科】			領域別研修 【産婦人科】		

そのなかで，薬剤師に期待される役割は大きい．プライマリ・ケアにおいて薬剤師は，ドラッグストアや保険薬局など，地域に密着した場所で働く機会が多く，また最近では，在宅ケアや地域住民教育などの現場でも活躍する機会が増えている．プライマリ・ケア認定薬剤師は，まさにこのようなフィールドで活躍できる能力を認定する制度であり，総合診療医のよきパートナーとして，ともに地域住民の健康のために貢献することが求められている．

今後さらに地域におけるプライマリ・ケアを充実させていくために，薬剤師はさらに専門職としてのスキルを高めることはもちろんのこと，総合診療医との連携を強化し，新たな役割を担うことを期待したい．具体的には，例えば症候診断，臨床推論のスキルを学び，ドラッグストアなどにおいてセルフメディケーションを含むセルフケアの指導を推進および適切な受診勧奨に役立てたり，医師が処方を決める思考過程を学んで適切な服薬指導や疑義照会に役立てたりするなどの方法が考えられる．また在宅ケアにおいては，チーム医療のメンバーとして，服薬にとどまらず患者・家族の抱えるプロブレムを他職種のメンバーと共有し，訪問指導時に必要な観察や助言を行うなどの役割を担うことも考えられる．

いずれにしても重要なのは，最終目標である「患者さんによい医療を提供する」ためには何がベストかを考えて，既存の枠組みにとらわれず，誰が何を担当するのかを考え，一体となって医療を支える姿勢を共有すること，そして職種の壁を越えた連携システムと教育プログラムを充実させることである．総合診療専門医制度の導入により，わが国のプライマリ・ケアを支える医師の養成システムは急速に充実することが予想される．さらなる地域医療の充実のために，プライマリ・ケア認定薬剤師との連携をさらに深め，一体となってチーム医療を推進していくことが求められている．

（前野哲博）

5 プライマリ・ケア認定薬剤師制度

この制度が必要であった理由

　筆者は日本プライマリ・ケア連合学会の前身団体の1つである日本プライマリ・ケア学会に，発足間もない1980年頃から参加してきた．学会の学術大会や研修のなかで，患者中心の医療を心がける学会講師陣の熱心さに触発され，わくわくする講演を受け続けてきた．しかし，学会と同じ講師が薬剤師団体の研修講師として招かれると，その講演において臨床のダイナミズムが大きく失われるケースに遭遇した．先輩薬剤師委員にその理由を尋ねると，薬剤師団体が講演依頼をする際に「薬剤師向けに，薬物を中心に」等々，講師依頼時に条件としていることが一因であろうとのことであった．筆者は多くの薬剤師にプライマリ・ケアを理念とする本物の医療研修を受講してほしいと痛感した．それは，医療法改正により薬剤師が「医療の担い手」と位置づけられる前，薬局が「医療提供施設」となる前，処方箋が院外に出る前のことである．

　準備期間を経て，プライマリ・ケアの理念に基づき，地域医療で活躍する薬剤師を目指して正式にプライマリ・ケア認定薬剤師制度をスタートすることができた．それは薬学人薬剤師研修から医療人薬剤師研修への第一歩でもあった．創設されて間もない制度ではあるが，はじまりのときを関連事項とともに振り返り，その歩みを**表1**に示して読者と共有したい．

生涯学習が重要な理由

　現在，日本の薬剤師資格には更新制度がなく，いわば終身制である．では，卒業して国家試験に合格すれば即一人前の薬剤師であろうか．進歩・変革を続ける医療のなかで，少子・高齢化という急激な変化のなかで，チーム医療の推進という動きのなかで，医療人としての薬剤師に求められる役割は大きく変化している[1,2]．これらを習得し対応して時代にふさわしい薬剤師に成長する唯一無二の方法が「生涯学習」であることに疑いはないであろう．大学教育は薬剤師としての基礎を身につけるための6年間であり，生涯教育（学習）は医療人薬剤師の成長・継続・生き方のための60年間（not for 6 years, but for 60 years）であると考える．

第三者評価機関の認証が重要な理由

　薬剤師の生涯学習を実践していることの確かな証（あかし）として「認定」が存在する．薬剤師の活動が国民の健康・生命に関わるものであるので，「認定」には「第三者評価機関の保証（認証）」が不可欠であることは言うまでもない．さまざまな「認定」を営利目的の法人（株式会社など）やそれぞれの職種の職能団体自身が行っていては，国民の視点に立てばわかりやすいしくみにはなっていないといえよう．この点で大

表1 はじまりのとき（プライマリ・ケア認定薬剤師制度関連小史）

2003年	日本プライマリ・ケア連合学会の前身の日本プライマリ・ケア学会に薬剤師研修制度に関する委員会が発足し、プライマリ・ケアにおける薬剤師の在り方・地域での実践・薬剤師研修・認定制度などについての検討を開始
2005年	幅広くプライマリ・ケア薬剤師の在り方とその基本業務を理解してもらうため日本プライマリ・ケア学会編「プライマリ・ケア薬剤師—プライマリ・ケアにおける薬剤師の役割と実践法—」（エルゼビア・ジャパン）刊行
2007年	厚生労働省医政局長通知「医師及び医療関係職と事務職員等との間等での役割分担の推進について」医政発第1228011号（12月）
2009年	第32回日本プライマリ・ケア学会（国立京都国際会館）総会においてプライマリ・ケア認定薬剤師制度を承認. 同学術会議では, シンポジウム「プライマリ・ケア認定薬剤師制度—地域医療を支える薬剤師の役割・機能と認定制度—」を, 薬剤師認定制度認証機構内山充代表理事らをシンポジストに招き開催
	第5回プライマリ・ケア秋季実践セミナーを初めとして, 第10回関東地方会, 第23回近畿地方会でも, プライマリ・ケア薬剤師の認定単位を設定し, 研修参加薬剤師への単位付与を開始
2010年	一般社団法人日本プライマリ・ケア連合学会設立（日本プライマリ・ケア学会, 日本家庭医療学会, 日本総合診療医学会の三学会が合併して設立）（4月）
	厚生労働省医政局長通知「医療スタッフの協働・連携によるチーム医療の推進について」医政発0430第1号（4月）
2011年	プライマリ・ケア認定薬剤師制度が第三者評価機関である公益社団法人薬剤師認定制度認証機構の特定領域認定制度（P02）として新規認証を取得（2月）
	日本プライマリ・ケア連合学会が日本医学会加盟. 109分科会（3月）
	東日本大震災に際し, PCAT (Primary Care for All Team)としてプライマリ・ケア認定薬剤師研修会受講薬剤師などが震災支援に参加（3月から）
2012年	プライマリ・ケア認定薬剤師第1回認定試験を実施（8月）. 理事会においてプライマリ・ケア認定薬剤師16名を認定し, 特定領域認定薬剤師プライマリ・ケア認定薬剤師（第1期）が誕生（9月）
2013年	プライマリ・ケア認定薬剤師第2回認定試験を実施（8月）. 理事会においてプライマリ・ケア認定薬剤師56人を認定し, 特定領域認定薬剤師プライマリ・ケア認定薬剤師（第2期）が誕生（9月）
2014年	日本学術会議薬学委員会チーム医療における薬剤師の機能とキャリアパス分科会が提言「薬剤師の職能将来像と社会貢献」を公表（1月）
	公益社団法人薬剤師認定制度認証機構特定がプライマリ・ケア認定薬剤師制度を領域認定制度（02）として更新認証（3月）

変参考になるものに, 医学界が検討してきた「専門医の在り方に関する検討会 報告書 概要」[3]がある. これまで, 各領域の医学会が自律的に独自の方針で専門医制度を設け運用してきたが, これを国民にとってわかりやすい形で整理し, 専門医を学会から独立した中立的な第三者機関で認定するしくみを作る必要性があるとして, 2017年の設立をめざし活発に動いている. その概要本文の「医・医師」という言葉を「薬剤師」に置き換えると, 現在プライマリ・ケア連合学会が目指している薬剤師像と重なる. 幸いなことに, 薬剤師分野には公益社団法人薬剤師認定制度認証機構（以下, CPC）[4]という第三者評価機構がすでに存在しており, 生涯研修認定制度（17機関）と特定領域認定制度（2機関）が認証を受けて存在している（2014年2月4日時点）. CPCの認証を受けた認定薬剤師制度は, 県の薬剤師会・病院薬剤師会や女性薬剤師会など職能に基づいた団体, 大学薬学部, NPO法人, 一般社団法人, 公益社団法人, 医療系学会などの組織がそれぞれ特色をもって熱心に運営している. 広範に及んでいるCPC認証の研修制度は認定薬剤師認証研修機関協議会を形成して活動している. 国家資格である薬剤師の取得する認定が第三者評価を受けていることの重要性は, 新たに検討されている専門医の例を引くことにより医療の流れとして鮮明におわかりいただけよう. ただ, 残念ながら専門薬剤師制度のCPCへの認証申請はまだない. 今後, 専門薬剤師を育成している関連学術団体などが第三者

評価機関の認証を受けることを切に願うものである．専門薬剤師制度のCPC認証が行われることにより，薬剤師認定評価のBoardが形成されることになる．そして，日本学術会議『提言 薬剤師の職能　将来像と社会貢献』[5]の要旨には「専門あるいは認定薬剤師の質を適正に確保し社会から信頼されるものとするために，第三者機関によって保証された研修および認定の仕組みを持ち透明性が確保された制度の整備が必須である」と明記されている．

プライマリ・ケア認定薬剤師制度の特色

ⓐ CPCの認証を得ている特定（専門）領域認定薬剤師制度である

CPCという第三者評価機関の認証（P02）を受けている．CPC認証基準に従いプライマリ・ケア認定薬剤師をめざす者が学会員である必要はなく，薬局・病院すべての薬剤師に道は開かれている．

ⓑ 認証は一般的な研修認定制度ではなく，上位に位置する特定（専門）領域認定制度である

プライマリ・ケア認定薬剤師制度はCPC「P02」の認証番号を受けている．CPC認証の一般的な認定薬剤師制度（「G」で始まる認証番号）よりいわば上位に位置し，より専門性の高い認定制度である．「P」領域はprofessionalより名づけられている．

ⓒ 日本医学会第109分科会日本プライマリ・ケア連合学会が運営する薬剤師認定制度である

日本プライマリ・ケア連合学会には専門医（家庭医療専門医）・認定医（プライマリ・ケア認定医）・指導医制度があり，プライマリ・ケア認定薬剤師と教育・臨床・地域などで共通の価値観を持った仲間としての連携・協働・学習が可能である．学会における医学・医療の研修は，医師の研修レベルの内容[6]であり，薬剤師向けには特に変更されていない．

ⓓ 多職種が参加する研修を行っている

日本プライマリ・ケア連合学会は，医師・歯科医師・薬剤師・看護師など医療職の集まる会員数一万を超える医学会であり，学術大会，生涯教育，ブロック支部そして薬剤師の研修で職種による受講制限はほとんどなく，研修そのものが多職種連携・協働の糧となっている．

ⓔ 現場で役立つ実践的な内容をグループワーク形式で習得する研修会を多く開催している

プライマリ・ケア認定薬剤師研修会では，医療人マインドを養成するコミュニケーション，行動変容を用いた生活習慣指導，EBM，看取りも考慮した在宅医療・緩和ケア，OTC医薬品，プライマリ・ケアで扱う精神科領域，バイタルサインとトリアージ＆アクション，ポートフォリオなどスモールグループ形式・グループワーク形式を多く取り入れた研修を行っている．

・知識のみではなく，技能，態度を重要視した研修会を多く行っている
・認定試験受験の条件として学会専門医・認定医の元での診療現場の実習を必須としている
・認定に際しては筆記試験を課している
・認定資格を取った薬剤師が次世代プライマリ・ケア認定薬剤師育成に関与する

認定薬剤師の更新認定時に合わせて，学会が指定した研修を受講し試験に合格した者を指導薬剤師とし，次世代のプライマリ・ケア認定薬剤師の育成を図っていく予定である．

プライマリ・ケア認定薬剤師取得の要件（キーワード）

プライマリ・ケア認定薬剤師制度の要綱・細則・内容，研修会情報，認定試験情報などは学

表2 プライマリ・ケア認定薬剤師取得の要件

- 日本の薬剤師資格を有すること
- 日本プライマリ・ケア連合学会の会員である必要はない
- 研修開始届を提出すること
- 薬剤師の制度であるが受講者は薬剤師に限らない
- 学会のプライマリ・ケア認定薬剤師研修会を受講し単位を取得する
- 指定講座（CPC認証の認定薬剤師制度の中から学会が指定）を受講し単位を取得する．学術大会に参加して単位を取得する．生涯研修セミナーに参加して単位を取得する．
- 全国8ブロック支部で開催される地方会・研修会などに参加して単位を取得する
- 新規認定に必要な単位は50単位以上．うち学会関連単位が30単位以上，細則の必須領域20単位以上，学会の専門医・認定医・指導医の臨床現場で見学実習8単位以上が必要
- 新規認定申請の研修期間は4年間とする
- 新規認定には筆記による認定試験に合格することが必要
- 更新認定申請の期間は3年間とする
- 更新認定には30単位以上が必要．うち学会関連単位が20単位以上，細則の必須領域10単位以上が必要
- 更新認定には事例報告（ポートフォリオ）が必要

会ホームページ[7]で最新情報を確認していただきたい．**表2**では取得をめざす際にポイントとなる内容を示した．

プライマリ・ケア認定薬剤師への期待

本書のすべての項目で力説されているように，プライマリ・ケア認定薬剤師は地域医療における薬剤師の実践活動をめざすものである．プライマリ・ケア認定薬剤師制度が発足した同じ年の日経ドラッグインフォメーション誌の特集[8]において，プライマリ・ケア認定薬剤師が取りたい資格第2位に選ばれている．これは地域における薬剤師の存在理由の証明としてプライマリ・ケア認定薬剤師が理解され始めたからだと考えられる．このように薬剤師からの期待も大きく，北海道から沖縄までの薬剤師が熱心に参加している研修会は，自らが取りたい資格を目指す熱意に満ち溢れている．第三者からの期待として，医療ジャーナリストの藤田道男氏は『残る薬剤師　消える薬剤師』[9]で変化に対応できるものだけが生き残るとし，今後の薬局・薬剤師のポジショニングとして地域でのプライマリ・ケアの実践をあげている．そして，続々誕生する専門薬剤師の可能性の項では，プライマリ・ケア認定薬剤師を「特筆される」とし，その特徴を詳細に述べている．国民は観ている．医療人として志の高いより多くの薬剤師にプライマリ・ケア認定薬剤師を自らの能力を示す認定資格として取得していただき，地域医療で大いに活躍してほしい．

（矢澤一博）

文献

1) 厚生労働省医政局長通知「医師及び医療関係職と事務職員等との間等での役割分担の推進について」医政発第1228000号，2007.
2) 厚生労働省医政局長通知「医療スタッフの協働・連携によるチーム医療の推進について」医政発0430第1号，2010.
3) 厚生労働省：「専門医の在り方に関する検討会」報告書概要，2013.
4) 公益社団法人薬剤師認定制度認証機構ホームページ
5) 日本学術会議：提言　薬剤師の職能　将来像と社会貢献』，要旨iv，2014.
6) 日本プライマリ・ケア連合学会：日本プライマリ・ケア連合学会　基本研修ハンドブック，南山堂，2012.
7) 日本プライマリ・ケア連合学会ホームページ　プライマリ・ケア認定薬剤師制度について．
8) 薬剤師1000人に聞いた取りたい資格，なりたい薬剤師．日経ドラッグインフォメーション，2010年1月号，2010.
9) 藤田道男：残る薬剤師　消える薬剤師，財界展望新社，2012.

第2章

良好な
薬剤師ー患者関係

良好な薬剤師 − 患者関係

出発点となる考え方

1 薬剤師の到達目標

　薬剤師の存在意義は何か．優秀な薬剤師とはどのような薬剤師か．患者の病状に対しての適正な薬剤の提案や，医師からの処方箋を正確に把握し，その内容に誤りがないことの判断が，まず基本として求められる．しかし，それだけでは十分とはいえない．処方箋に基づいて適正な薬剤の調剤をしたとしても，最終的に患者が健康に向かわなければ，薬剤師の意義を果たしたとはいえない．薬剤師の到達目標は，"患者が健康に向かう"ことである．

2 患者の健康とは

　医療現場で語られる"健康"とは，病気がなく心や身体が正常な状態を指すことが多い．しかし，今の時代に求められる"健康"は，家族・友人との人間関係，経済状態，患者を取り巻く環境，将来に対する不安，目標，夢，そして身体の状態，これらすべてのことを含めて，患者の心身が総合的に良好な状態であることを指す．患者の健康福祉に関わるあらゆる問題の総合的な解決を目指すことが，プライマリ・ケアの理念である．心身の健康問題解決に加え，その問題が日常生活に及ぼす要因を，包括的に判断する姿勢が必要である（図1）．

3 健康へ向かうために必要なこと

　薬剤師が患者を健康に導くためには，薬剤の提供以外に必要なことが数多くある．まずは，調剤した薬剤を適正に服用するための知識を患者に提供する必要がある．さらに，決まった量を決まった時間に服用するのに患者自身の服薬・治療意欲の向上も必要であるし，友人や家族の助けが必要な場合もある．自分の健康目標，生活目標の明確化が健康へのモチベーションを高めることもある．病気の治療に服薬だけでなく運動が求められる健康課題に対しては，

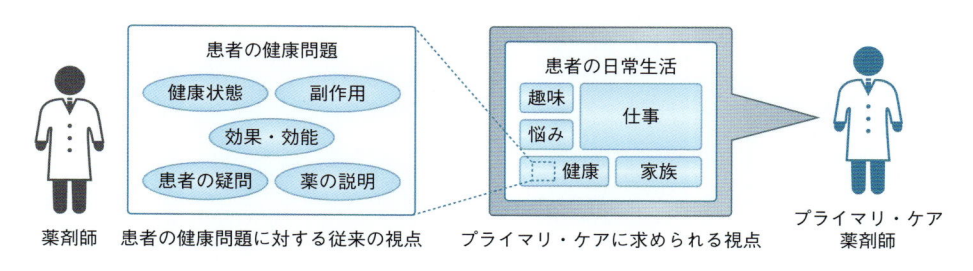

図1 プライマリ・ケアに求められる患者の健康に関する視点

幅広いアプローチが必要になる．

　患者の健康には，知識や技術に加え，やる気，家族，仲間，希望といった目に見えにくい課題も含めて対処していく必要がある．そして薬剤師には，多くの課題を総合的に考慮して患者と関わるコミュニケーション力が求められる．

　患者の健康課題の解決はもちろん，健康生活に関する多要因のバランスを整え，患者の心身を総合的な健康に導いていくためのコミュニケーション技法は，患者の健康に多大な影響力をもつことになる．

4 状況，場面に応じたコミュニケーション

　良好な人間関係の形成には，相手との関係性や場面に応じた方法が必要となる．例えば高級なレストランでは，お客様への丁寧な対応が基本となるが，家庭のなかでの丁寧すぎる対応は，家族という関係性に合わないよそよそしさを生んでしまう．

　保険薬局でいえば，基本は添付文書に基づいた薬剤に関する説明であるが，少しでも早く薬を受け取って帰りたい人では，薬剤の説明を拒否する場合もある．患者の期待をどのようにキャッチするか．表情・態度・こちらの言葉がけに対する反応などで，相手の状況をつかむ感性が求められる．

薬剤師－患者間のコミュニケーション

1 前提となる条件

　薬剤師は下記の要件を念頭に置いてコミュニケーションを展開していかなければならない．

> ①患者は何らかの健康課題を抱え，解決を目指している．
> ②ゴールは，内服でなく健康である．
> ③薬の効果・効能だけでなく，価格・副作用・剤形など，多要因を考えている．
> ④黙って待っていながら，薬局の配置・薬剤師の態度・表情を見ている．
> ⑤安心・信頼・優しさなどが感じとれるコミュニケーションを求めている．

　保険薬局でみられる光景として，さわやかなあいさつに始まり，待ち時間を短縮するために迅速な調剤に努め，笑顔で患者と向き合い，服薬状況把握，薬剤の各種説明，疑問への回答，そしてあいさつで終わる．このような点に注意していれば，半数以上の患者は満足して帰るであろう．しかし，より深い納得を与え，患者の服薬行動に強いモチベーションをもってもらうためには，さらなるものが求められている（図2）．

　薬剤師は，薬剤情報提供者としてだけでなく，患者の状況を把握し，動機づけ，総合的健康支援，健康生活調整，人間関係づくりなどの，プライマリ・ケア現場に求められる多面的な役割を担い，患者の状況に応じて対応できる薬剤師を目指したいものである．

2 コミュニケーションのキーワード

　薬剤師と患者間のコミュニケーションにおいて，薬剤師が意識すべき核となるキーワードは，下記の項目があげられる．

> ①伝える，答える
> ②聴く
> ③情報を聞き出す
> ④思いを引き出す
> ⑤分かち合う（ともに悩み，楽しむ）
> ⑥つなぐ

　①～③は，レベルに多少の差こそあれ，多くの薬剤師が行っている．患者からの質問への

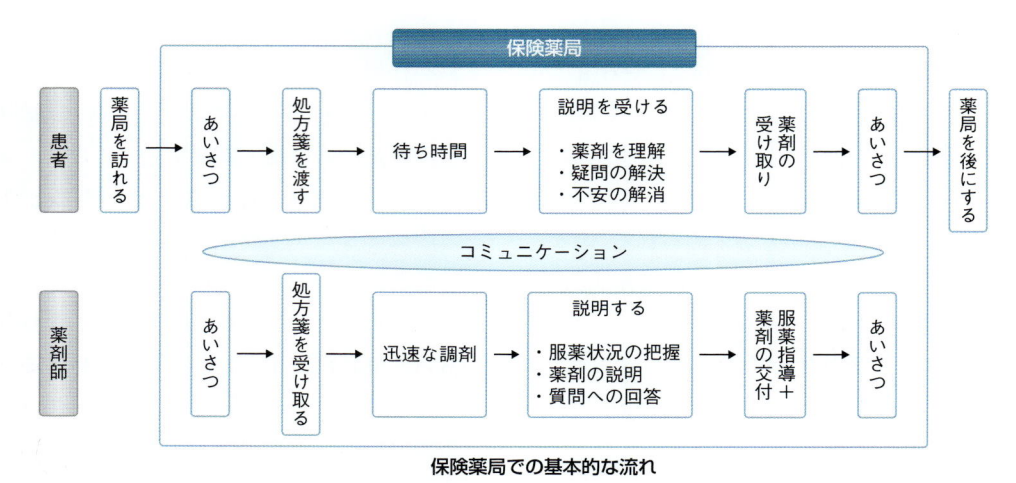

図2 ◆◆ コミュニケーションの前提となる条件

保険薬局での基本的な流れ

患者：薬局を訪れる → あいさつ → 処方箋を渡す → 待ち時間 → 説明を受ける（・薬剤を理解 ・疑問の解決 ・不安の解消）→ 薬剤の受け取り → あいさつ → 薬局を後にする

コミュニケーション

薬剤師：あいさつ → 処方箋を受け取る → 迅速な調剤 → 説明する（・服薬状況の把握 ・薬剤の説明 ・質問への回答）→ 服薬指導＋薬剤の交付 → あいさつ

回答に力点を置き，医学的に正しい健康・薬剤情報の伝達をゴールとするなら，①〜③で十分である．しかし，患者に自分の健康状態を主体的に認識してもらい，継続的で信頼感のある薬剤師-患者関係を形成し，患者の生活スタイルに相応しい健康人生への支援者になるためには，①〜⑥を組み合わせたコミュニケーション力が求められる．

薬剤師は正しい情報提供と自分の身の安全を図るために，結果として患者に安心より不安を与えることがある．薬剤師が「○○○だけは言っておかねばならない」「副作用が起こったときに備え，逃げ道をつくっておこう」という意識が働き，「できるだけ待たせないで，失礼のないよう，間違わない……」という"ない"を中心の対応をしてしまう．

しかし，真の信頼関係を構築するためには，①〜⑥をバランスよく組み合わせたコミュニケーション技法が必要であり，そのためには，一人ひとりの薬剤師が，自分の性格，日常のコミュニケーションスタイル，自分は何が得意で何が不得意なのか，自分は他者からどういった印象をもたれる傾向にあるのかなど，自分自身を見つめ直していくことが基本となる．

3 薬剤師の役割

これからの時代に薬剤師に求められている役割とは何なのであろうか．

表1に，これからの薬剤師に求められる役割をあげる．通り一遍の薬剤説明，患者からの質問に対する回答，失礼のない対応で終始するのではなく，「この薬剤師さんと話ができて，服薬意欲が高まった．薬剤に対する信頼感が増した」と実感するようなコミュニケーションを，患者は期待している．

ただし，薬剤の説明は，患者がその気になればコンピューターが代行してくれる．薬剤師に対して満足して，もっと話したくなる，元気になる，薬への信頼感がさらに増すコミュニケーションの工夫により差別化をめざすべき時代になっている．薬剤師には，薬剤を入り口にして，患者の総合的な健康をめざした関わり方が求められている．病気の軽減，治療というような健康問題の改善ばかりに固執せず，患者の健康生活につながる幅広い要求に応えられる薬剤師であることを心がけていきたい．

表1 ◆◆ これからの薬剤師に求められる役割

◎患者は薬剤師に下記のような役割を果たすことを期待している
① 薬剤の情報・知識の伝達
② 薬剤への安心・信頼性の向上
③ 健康生活の支援
④ 元気・活力の増進
⑤ 医師と患者の仲介

4 薬剤師が支援できること

患者の健康生活に向け，薬剤師は何を支援していくのか．目に見える薬剤の提供は必要不可欠なものであるが，薬局で対面のコミュニケーションをとれる薬剤師が支援できること，支援すべきこととは，

① 健康生活のための"行動"を提案
② 薬剤師-患者・家族の"つながり"を支援
③ 薬剤師"自身"の存在を活用
④ 患者の求める"安心・信頼"を提供
⑤ 将来への"健康目標や夢"を支援

などがあげられる．これらは患者にとってとても大切であり，患者が本当に求めているものである．対面でなされるコミュニケーションを通して，さらに深く，価値のあるコミュニケーションを提供することで，よりよい人間関係の形成を目指していくこととなる．コミュニケーションによって患者が見せる前向きな表情は，薬剤師が提供したコミュニケーションの効能なのである．その効能は，次第に信頼関係と健康生活をつくっていく．

5 コミュニケーションが有効な場面

患者の健康生活のためのアプローチの多くに，良好なコミュニケーションが必要である．しかし，すべての医療でおしなべて同等の効果が期待できるわけではない．医療におけるコミュニケーションが，より効果的に機能する場面がある．それは，患者の行動変容が健康問題の解決や改善に重要で，行動変容なくして解決は難しいと考えられる病気，慢性疾患にこそ効果を発揮する．服薬行動，飲酒・喫煙の制限，食事管理，運動など，日常の生活行動が健康生活に影響を及ぼす病気は数え上げればきりがない．これらはプライマリ・ケア現場でしばしば向き合うことになる健康問題である．提供した薬剤を適正に服用してもらう服薬行動も，患者の健康意識，価値観，生活行動習慣が関係する．そのため，薬剤の提供を業務とする薬剤師は，幅広いコミュニケーション力の習得が求められる．

6 行動変容をめざす

患者が行動変容を起こすためには，単にわかりやすい医学的説明と，適正な投薬を行うだけでは限界がある．薬学的説明だけでは，治療への意識が低い患者は，自分の価値観，日常の生活行動スタイルの延長で行動してしまい，後に後悔する結果になることがある．これはコミュニケーションの内容・方法が，行動変容までを目的に進められてこなかった結果である．

患者の行動変容は，自らが自覚し，主体的に行動を起こすことが基本となる．薬剤師がいかに素晴らしい指導ができたとしても，それを患者が理解して，納得し，実際の行動に移さなければ意味がない．上から目線で一方的な知識の伝達をするだけでは，一時的に行動変容はできても，継続性のある行動変容には至らない．

患者が健康課題解決のために，自らの意志で日常生活を変えていく．そのために，薬剤師はプライマリ・ケアの考え方を念頭に，行動変容に結びつくためのコミュニケーションをしていく必要がある．そのコミュニケーション技法とはどのようなものなのか．

コミュニケーション技法

1 技法習得の目的

　患者自身が健康を自分の問題として考えるためには，薬剤師と患者，患者と患者が和やかなムードのなかで本音をぶつけ合うことが大切である．必要以上に不安にさせることは，患者の能動的な発言の妨げにもなりうるし，どうしても薬剤師の知識的なアドバンテージにより，患者は受け身になりがちである．しかし多くの薬剤師はドライに業務をこなすことに違和感を覚え，"人間全体"を大切にし，"心"に配慮したいと思っている．情報の交換だけでなく，情熱の交流も合わせて，その姿勢を表現できるコミュニケーション力をもつことが，薬剤師にますます求められている．

2 コミュニケーション技法要件

　コミュニケーション技法は以下の要件によって構成されている．

> ①受容と理解により，患者と共感することができる．
> ②患者の表情や態度に示された表現を認識し，話し合いのなかで課題に取り込むことができる．
> ③患者の言語的，非言語的表現に的確に対応することができる．
> ④患者の行動目標に必要な指導を的確に行える．
> ⑤患者の健康問題に対する認識度を評価できる．
> ⑥患者が理解し，行動変容に至る指導ができる．

　これらの要件から自分に必要なものは何か整理をして，自分のコミュニケーションの強味・弱味を知った上で，コミュニケーション技法を習得していくことが大切である．

3 疎通性

　患者との意思疎通は，コミュニケーションを交わす上での必須事項である．ただ一方的に情報を伝達するだけでなく，双方向でのやり取りが行われて，はじめて疎通性をもったコミュニケーションが取れているといえる．川のように上から下へ流れるのではなく，お互いが同じ高さで，キャッチボールをするように，投げ掛け，受け止めることである．

　薬剤の副作用に対して不安を感じている患者とのやり取りを例にみていく．

> **事例1**
>
> 　わずかながら副作用の可能性がある薬剤を交付した際に，患者は自分の友人の体験談をもとに不安を述べた．
>
> 患　者「私の知り合いが，この薬で体にぶつぶつが出たんです．」
>
> 薬剤師A「添付文書には，皮膚症状が出るとは書いてないのですが，何故こうなったんですかねー．薬以外に何か原因があったのではないですか？」
>
> 薬剤師B「添付文書には，皮膚症状が出るとは書いてないのですが，早速製造販売元に問い合わせて，今後はどうしたらいいか調べます．先生とも相談しますので，少しお時間をいただけますか？」

　薬剤師Aは，患者の不安に対してマニュアルに基づいた対応をしている．薬剤師Bは自分ができる最大限の姿勢を示している．患者の立場に立って，薬剤師としてできることを提示して

いる.薬剤師Aも間違ったことは言っていないが,患者がどう感じるかは説明するまでもない.

4 受容と理解

受容のためには,まず患者そのものを理解する必要がある.理解とは,患者の言葉や状況を思い,より正確に把握することである.受容とは,患者そのものを人間として受け入れることである.しかし,それは単に患者の行動をやみくもに受け入れるということではない.例えば,慢性閉塞性肺疾患(COPD)の患者がヘビースモーカーであった場合,喫煙行動を肯定して受け入れるのは,真の受容ではない.真の受容とは,喫煙行動を肯定してはいけないが,患者の行動を批判的に評価せず,患者の考え方・生き方を受け入れることにある.科学的に正しいかどうかではなく,相手を人として認めることである.

肝障害の患者の飲酒問題に対する薬剤師の受け答えを比較してみよう.

事例2

肝障害のため禁酒の指導をすると,酒好きの患者は自身にとっての飲酒の価値と,精神面での効果を話し始めた.

患　者「肝臓にはお酒は悪いようですが,私はお酒を飲むことで気持ちが高揚したり,落ち込んだときには私の心の健康に,むしろよい薬として働くのです.」

薬剤師A「飲みたい気持ちはわかりますが,年々肝臓の機能が悪くなっていますよね.酒がすべて悪いとは言いませんが,やめるか,最低でも減酒される方がいいと思います.」

薬剤師B「確かにすべてのものには,良い点と悪い点がありますよね.肝臓を考えると酒は控えたい.しかし,あなたの心の状況によっては,酒が良薬になっていることもあるんですね.」

薬剤師Aは,理解したふりはしているが,患者の気持ちを受容しようとしていない.否定された患者は,たとえよい指導を受けても,薬剤師を感情面で受け入れにくくなる.薬剤師Bは飲酒に関して,白黒の判別をつけず,単に患者の気持ちを理解し,受け入れようとしている.その結果,患者はさらに気持ちをオープンにして,実生活での本音の問題を語ってくれる.患者のものの見方,考え方を受容しない場合,患者自身がまわりに壁をつくり,薬剤師が何を言っても「ハイそうですね」と反応するだけで,心の中まではそのメッセージは伝わらない.

5 共　感

共感とは,その問題を患者の立場から捉えられる能力であり,同時に患者を受容し,理解し,異なる立場の人間同志が気持ちを分かち合うことである.一度,薬剤師としての視点,価値観を捨て,患者の立場に立ってその問題を考えることである.「もし私が患者の立場だったらどうしただろう」「この患者の環境下で,自分が患者に言った指導内容を,もし私が逆の立場で聞かされたらどう思うだろう」と思いを巡らせる.患者のものの見方を正確に理解し,思いを共有することで共感は生まれる.

共感をもつ受け答えとそうでないものを,患者から心情を打ち明けられたケースを例に比較してみる.

事例3

患者Xは胃がんの手術をし,胃を全摘出した.退院後,抗がん薬を服用している.体調の改善が思わしく,薬剤師に語り始めた.

患者X 「抗がん薬を服用しても，転移したがん細胞全部を叩きつぶすことは無理ですよね．今は体調もよくないし，来月には少しでも改善するといいのですがね…」

薬剤師A 「抗がん薬でがんを克服した方もいらっしゃいますよ．先生も一生懸命治療してくださっていると思いますので，頑張ってください」

薬剤師B 「体調も思ったように改善しないので，今は前向きに思えないのですね．この薬と時間の経過が健康回復につながることを私も願っています」

薬剤師Aは，患者に前向きになって欲しいと願い，薬剤師が患者に期待する姿を説明している．それにより，患者がそれ以上の気持ちを表現するのを遮ってしまっている．薬剤師Bは，患者の気持ちを理解し，共感をもつことに努めている．つまり，薬剤師Bは患者を受容し，理解することにより，もっと患者の気持ちを引き出そうとしている．それにより患者からより多く本音を引き出すことが可能となり，信頼関係につながる．その信頼関係が，適切なアドバイス・医学的説明を行った際に，患者の気持ちに間接的に作用してくる．特に，頭で理解しても実践に高いハードルがある課題（食事療法，運動療法など）は，共感を基盤とした信頼関係がなければ，いくら語ったとしても患者の心には届かない．とりわけプライマリ・ケア現場では，保健医療従事者が大切にすべきポイントである．

6 信頼関係

信頼関係があると，相互の意思の疎通性がさらによくなるばかりか，薬剤師の与えた指導が相手の行動変容につながる．薬剤師が，健康問題やその状況を理解しようと，真剣に患者と向き合わなければ，患者も本音を出さなくなる．患者が薬剤師の指示に耳を傾けるかどうかは，信頼によるところが大きい．

加えて，薬剤師のもつ社会的地位，専門性も，両者の信頼関係確立に関係する．その人が医師・看護師・薬剤師のどの職種かにより，患者のその専門職に対する期待像は異なる．社会的役職だけで，ある程度の信頼関係を築くことはできるが，全人的医療，行動変容にまで至らしめる医療の実践には，とても十分とはいえない．信頼関係を築かずに医療を進めてしまった場合，患者は理論的に理解はしても，自分事として考えない．

糖尿病患者とのやり取りの例で検討する．

事例4

患者Yは，医師から糖尿病と診断を受けて，食事・運動療法の概要を聞き，内容の理解はできたが，自分のこれまでの生活スタイルを考えると，実践できる自信はない．処方された内服薬をもらうため，処方箋を持って薬局を訪れ，薬剤師に対して話し始めた．

患者Y 「主治医の先生の説明を聞くと，糖尿病治療は一見簡単そうにみえます．しかし，私の今の生活からは，かなりかけ離れたことをしなくてはなりません．会社の付き合いで週に3～4回は宴会があるし，その帰りにラーメンを食べるのは私の大きな楽しみでもあります．また，糖尿病が本当にうまくコントロールできるか疑問をもっています．というのも，糖尿病の友人で医師の指示どおり薬を飲んで，食事療法や運動を行っていたのですが，眼や心臓が悪くなった人がいます．自分は先生の

指示どおりできる自信もないし，やったとしても糖尿病をうまくコントロールできるかどうか疑問です．」

薬剤師A「あなたのご友人は，きっと食事療法や薬の内服をしっかり守っていなかったのだと思います．先生も病状に基づいた処方をされてますし，大変だと思いますが，糖尿病の治療には食事・運動療法はとても大切です．」

薬剤師B「今までの生活スタイルを変えるのは，大変なことだと思います．限られた期間だけ行うのならまだしも，長期的に取り組むとなると，不安になると思います．病気が少しでもうまくコントロールできるように，私もできることを精一杯させていただきたいと思います．これからの治療を自分なりにどうしていきたいか，もう少し聞かせていただけませんか．」

薬剤師Aの反応は，患者の友人の糖尿病治療の経緯を批判的にみて，患者を信頼していない．内服薬の大切さ，食事・運動の実践の重要性を患者にわかってほしいと，薬剤師の論理に従わせようとしている．その結果，患者は「この薬剤師には，本音を言っても無駄だな」と感じてしまう．信頼されず，また受容されなければ，患者は正直に語らなくなる．

それに対して薬剤師Bは，受け止める感性に柔軟性があり，患者のものの考え方を十分認め，継続的な内服や食事療法の困難性を受容し，患者の気持ちをもう一歩掘り下げようとしている．つまり，相手の立場に立って思考し，それを受容しようとしている．相手の価値観，思いに興味をもち，少しでも相手を知りたいという姿勢が根本にある．それは，結果的にアドヒアランスを高めることにも関係する．

困難性を正直に認めている点も重要である．正直に話すという行為は，薬剤師から患者への信頼の表現でもあり，結果的に双方向の信頼関係につながる．信頼関係は，患者の治療行動の強い動機づけになる．

コミュニケーションの運用

1 幅広い視野

コミュニケーションのベースは，医学的・薬学的知識を大いに参考にし，語り合うなかで，一緒にベストの方向性を見つけ出す姿勢である．模範回答は存在しない．薬剤師は幅広い視野と患者の状況に応じた柔軟な対応が求められる．患者の健康目標を見据え，幅広い選択肢から，最適なルートを見つけ出していく．患者の言いなりになるのではなく，全体像を見据え，この患者には何が大切かを見極める感性が必要となる．

2 無理のない実践

薬局の状況や環境，薬剤師自身の姿勢や意欲，患者との関係性などによって，対応は大きく異なってくるのは仕方のないことである．嫌悪や恐怖を感じる相手の話を，心を開いて聞くには，多大なエネルギーを要する．仮に実践できたとしても，薬剤師にとっては大きな負担となる．

また，患者はマニュアルどおりに型にはまった対応をされたり，添付文書ばかりに目がいった対応をされたりすれば，「この人は私と向き合うより，マニュアルを大切にしているな……」と敏感に受け止め，それ以上期待しても無駄と感じ，表面的なやり取りで薬局を後にする．

薬剤師からみれば，患者の性格や背景もわからない，時間も限られている，組織としても仕事をしているという状況で，うまくコミュニケーションをとるのは簡単ではない．常に変化

する状況と，異なる患者の複雑な事情を前にしながら，学んできた理想と現状との乖離に頭を悩ませている．

しかし，患者を一人の人間であると認めると同時に，自身も一人の人間であることを認め，「逃げる」「向かう」「ため込む」のバランスを考慮し，誠意をもって接する姿勢が"大切"である．薬局組織での仕事がうまく運ぶように，薬学的知識，ガイドライン，マニュアルは"必要"である．"大切"と"必要"をうまく組み合わせ，コミュニケーションを展開していくことが重要である．

ネゴシエーション（Negotiation）

1 ネゴシエーションとは

薬剤師が修得すべきは正確な知識伝達技法であるが，患者は薬剤師からのマニュアル的指示でなく，患者の状況を踏まえた服薬指導に期待している．医師・患者と薬剤師が適切な合致点をどのように見い出していくか，異なる立場の両者がいかに合致点を見い出すかについて，学習していかなくてはならない．患者の考え方をもとに，合致点を見い出し，適切な服薬行動に至るには，次に述べるネゴシエーションが重要となる．

2 ネゴシエーションのステップ

薬剤師が患者に一方的に指導をするのではなく，両者の考え方のギャップを埋めながら合致点に到達するには，次のようなステップが重要である．

①薬剤師が，患者の考える解決への道筋と，病気問題への患者の捉え方を認識する．
②得られた認識をもとに，薬剤師が患者にわかる言葉で明確に治療方針を述べる．患者にとって実行可能な範囲内で，薬剤師は自分のアイデアを患者に提示する．
③両者にギャップがある場合は，薬剤師は両者の食い違いを十分に認め，それを明確にしていく．薬剤師の提案の裏付けとなる資料やデータを示し，それに対する，患者やその家族の意見を伺う．
④考え方の相違が明確になった場合，両者がお互いに歩み寄り，望ましい方針を決定する．

薬剤師の今後

1 結果として得られるもの

患者を健康へと導くための考え方は，きっと皆さんの人生に変化を与えることとなるだろう．試行錯誤しながらでも，患者を健康へと導いていくことができれば，その結果として得られるものは，価値のあるものとなる．自分が患者にとって，薬剤を提供するだけの薬剤師ではなく，「あなたと話せてよかった．ありがとう」と心から感じてもらえる薬剤師，つまり"薬剤師自身"の存在を活用していける薬剤師が，今求められている．移り行く時代にも左右されない普遍的な価値は，同時に強い競争力をもち，新しい時代を作り上げていく．

2 時代の変化と今後

薬の販売形態は時代とともに変化してきた．今後はインターネット販売など，さらに大きな変化が起こる．対面を原則とされてきた薬剤の販売が，商品のみの流通によって，しかも価格に価値が置かれたものとなる傾向にある．薬剤師の価値より，価格価値が優先されないためにも，新しい時代にふさわしい"薬剤師から支援を受ける"ことへの新たな価値を創出していか

図3 ◆ インターネット対薬剤師

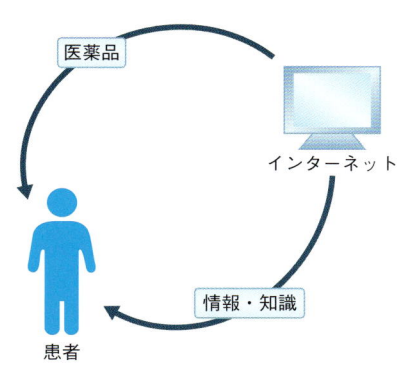

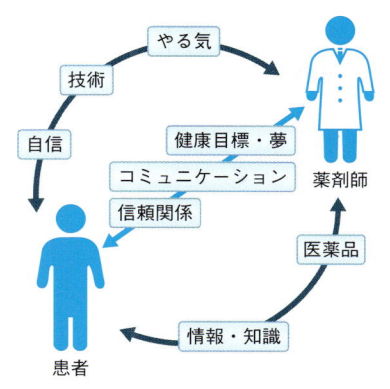

患者とインターネット販売の関係／理想的な患者と薬剤師の関係

　なければならない．本章では，インターネットでは提供できない数多くのものを提示してきた．良好な薬剤師－患者関係を築き，インターネットにはない"顔を見て，会話ができること"の価値を高め，「あの薬剤師がいるから，あの薬局に行くんだ」という気持ちを抱かせる薬剤師であることが求められる時代がやってきた（**図3**）．

　時代と社会の動きのなかで，基軸は変わらないまでも，薬剤師に求められる役割が変わりつつある．プライマリ・ケアの現場では，医学情報・技術・薬品を，単に正しく提供するだけでなく，信頼感，つながり，将来展望，自信を，患者に掴んでもらえるコミュニケーション力が必要になってきた．その，コミュニケーション力とは，単なるスキルではない．薬剤師自身の価値観，感性，姿勢，人間関係力などがコミュニケーションの基本となり，それをベースとしてスキルも必要になる．コミュニケーションの基本として，あいさつ，目線の高さ，笑顔などの目に見える項目は，もちろん必要なものである．これらの形よりも自分自身が薬剤師として，どのように人と接していきたいか，その"自分を知る"ことがコミュニケーション向上で最も重要なことである．自分の強み，弱み，人と接するときの姿勢，表情，態度，医療目標……，これらに関する自分を知り，これからどのような方向性をもっていくか見定める．情報化社会のなかで，医学・薬学知識の基本は，もっていて当たり前の時代になった．患者もインターネットなどで，専門職と同等の情報をもつことができる．薬剤師の専門性は，人間力といわれるコミュニケーション力，人間関係力が，今後さらに重要度を増していく．

　プライマリ・ケア現場に求められるコミュニケーション力を習得し，患者満足度の向上，薬局のイメージアップ，薬剤師として生きがいが実感できるよう，成長し続けていただきたい．

〔石川雄一〕

第3章

プライマリ・ケアにおける服薬指導・支援

1 服薬指導・支援の基本

プライマリ・ケアにおける服薬指導とは

よいプライマリ・ケアを実践するためには，ACCCAの5つの基本要素を備えていなければならない（**1-2** p.8参照）．服薬指導・支援は，その責任性（Accountability）にあたり，薬剤師の主要な業務である．

一般に服薬指導とは，患者が医薬品を適正に使用することができるよう，薬の服用量や服用時間・回数などの情報提供を行うほか，服用することにより起こりうる副作用や他の薬との飲み合わせの注意，また保管方法などを患者にわかりやすく説明することである．

しかし，同じ薬や処方であっても，患者の年齢・性別・薬識や病識・理解度・生活状況・身体能力など背景が多様であるため，画一的な服薬指導はあまり意味をなさない．一人ひとりの患者の状態をアセスメントし，その人に合った個別の服薬指導を行わなければならない．

コミュニケーションの基本

限られた時間で初対面の患者に対し，良好な服薬指導・支援を行うためには，優れたコミュニケーション力が求められる．コミュニケーションは非言語的，準言語的，言語的の3つの要素に分類される[1]．

- 非言語的コミュニケーション（視覚情報）：Visual…言葉以外の手段（身振り，表情，姿勢，視線）によるコミュニケーション
- 準言語的コミュニケーション（聴覚情報）：Vocal…言葉を発する際の語調（声の強弱，長短，抑揚，スピードなど）によるコミュニケーション
- 言語的コミュニケーション（言語情報）：Verbal…言葉によるコミュニケーション

メラビアンの法則

メラビアンの法則とは，アメリカの心理学者であるアルバート・メラビアンが提唱した概念（1971年）で，人が初対面で会ったときに受ける印象は，言葉で発せられるメッセージよりも表情や口調など，見た目の情報の方がより強い印象を与えるというものである．人の第一印象は最初に出会った3秒で決まるといわれている．

医療面接の開始

医療面接における導入部では，早い段階で身だしなみを整えるなど相手に安心感を与え，患者とできるだけ早く信頼関係（ラポール）を築けるように工夫することが重要である．

情報収集

服薬指導・支援をする際に，まず患者からで

きるだけ多くの情報を得る必要があるが，質問の方法によっては得られる情報が限られてしまう恐れもあるので，効果的な質問を心がけたい.

質問の方法には，「はい」「いいえ」で答えられる「閉じた質問（closed question）」と，答える本人の言葉で語られる「開いた質問（open-ended question）」に大別される.

- **閉じた質問**：「今日は，頭が痛いのですか？」「血圧は安定していますか？」
- **開いた質問**：「今日は，どうされたのですか？」「どのように痛いのですか？」

閉じた質問の特徴は，答えがYesかNoの一言で簡単なので答えやすく，短時間で必要な情報が得られるが，情報量が限られ，話が展開していかない，また話したいことが話せないことなどである.

開いた質問の特徴は，自由に話ができるので得られる情報が多く，患者の理解度を把握しやすいが，漠然として答えにくく，話が膨らみ質問の焦点にたどりつくまでに時間がかかることなどである.

以上から，閉じた質問，開いた質問を状況に応じてうまく使い分けることで，より多くの患者情報を収集できる.

しぼりこみ（open-to-closed-cone）型の質問は，開いた質問で話の概要を把握し，徐々に焦点を絞った質問（focused question）に移り，段階的に質問を閉じて行く，より効果的な質問法である．しかし，精神疾患をもつ患者やパニック状態にある患者に対しては，開いた質問ではより不安感をあおることがあるので，終始閉じた質問を中心に行うことが望ましい.

このように，患者の状況や資質に応じて質問を使い分けることが必要である.

情報提供

1 正しい言葉づかい

情報提供において注意すべき点は，常に相手が理解しやすい言葉で説明を受けられるよう心がけることである．正しい日本語，敬語の使い方にも注意する．誤った敬語は相手に不快感を与えることもあるので注意が必要である.

また高齢者に対するコミュニケーションでは，より注意深い配慮が必要となる．同じ年代でも理解力にはかなり個人差があり，安易に年齢で考えてしまうと，大変失礼な応対となってしまう．まして幼児言葉で話すことは論外である．わかりやすい言葉＝幼児言葉ではない．常に年長者への尊敬の念を忘れないで応対しなければならない.

2 専門用語を使わない

医学（薬学）的な専門用語は，できるだけわかりやすい言葉に換えて説明する．「これなら当然わかるだろう」という医療者の思い込みは禁物である．また薬の副作用については適切な情報提供が求められるが，患者の不安を助長しアドヒアランスを極端に低下させるようなコメントは避けなければならない.

行動変容

わが国の医療の歴史的経過をたどると，戦後，衛生状態や栄養状態が不良であった1950年代頃まで，結核など感染症対策が中心であった．病気をなくす・減らすことを健康目標として医療の中心は感染症撲滅を重点課題としたものであった[2].

近年，衛生状態，栄養状態が良好になり，病気の主体は感染症から高血圧症や糖尿病，脂質

異常症などのいわゆる生活習慣病にとって代わり，主要な死因は感染症から心臓病やがんに変化していった．抗菌薬のような薬で治る病気から，薬だけでは治らず，生活習慣の改善が必要不可欠となる，いわば治らない病気が大半を占めるようになった．

服薬指導において，治療者が自ら生活習慣を変える（行動変容）という困難を克服できるよう継続的に支援し続けていくことが必要となる．今までの服薬指導で，生活習慣を変えることの困難な患者に対し，「このままの状況が続けば目が見えなくなってしまう」などと脅したことはなかっただろうか？そのような脅し文句では，一時的にしか患者の意識を変えられない．そこで行動変容の手法を利用することで，患者の行動変容のステージを把握し，そのステップに応じた支援が可能になる．

行動変容の手法

1 LEARNのアプローチ

生活習慣を変える方法としては，行動変容の手法，すなわちBerlinとFowkesが提唱したLEARNのアプローチ[3,4]を用いて患者教育をする方法が適している．

> ◎LEARNのアプローチ
> - Listen（傾聴）：問題に対する患者の考えや，これからどうしたいか希望を聞く
> - Explain（説明）：問題について専門的（医学的）な立場からわかりやすく説明する
> - Acknowledge（相違の明確化）：共通点や相違点をはっきりさせ，その問題について話し合う
> - Recommend（提案）：話し合った結果，最もよいと思われる方法を提案する
> - Negotiate（交渉・調整）：患者が実行可能な方法をともに考える

患者が行動変容する過程は，無関心期，関心期，準備期，行動期，維持期のステージを段階的に経るといわれている（Prochaskaのステージ理論，**図1**）．支援者は，患者が今どのステージにあるかを適切に把握し，それにあわせた支援をしていく必要がある．

2 重要度・自信度モデル

重要度・自信度モデルはKellerとWhiteにより開発されたアプローチ法である．これは，ある行動を変えることの重要度と，その行動を変える自信度に分けて質問することで，その患者の問題を4つのグループに分けて分析することができる（**図2**）．

重要度・自信度はそれぞれ1から10のスケールを用いて，1（できる自信がない）から10（できる自信がある）まで，また1（重要だと思わない）から10（重要だと思う）で自己評価してもらう．

3 共感的コミュニケーション

行動変容のどのステージにおいても，患者の感情を共感的に受け止めることが必要である（共感的傾聴）．以下に述べる共感的コミュニケーションを通し，患者の感情を和らげることで行動変容を起こしやすくする．

①患者の気持ちをオウム返しする．→患者に理解していることを示し，患者の気持ちを確認できる．
②沈黙をうまく使う．→相手に心の整理をする時間を与える．
③患者の気持ちを探し出して理解する．

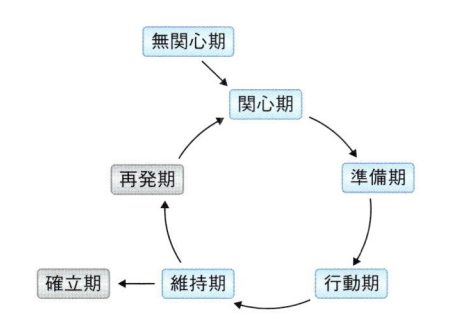

無関心期 ―「自分には関係ない」 ← くり返し興味を引く工夫をして，関心期への移行を焦らずに待つ．

関心期 ―「気にはなっているが，自分には無理」 ← 共感的傾聴姿勢で臨み，話し合う．分析した重要度，自信度を引き上げる．

準備期 ―「ちょっとやってみようかな」 ← 決断したことを支持し，励ます．

行動期 ―「うん．ちゃんとできているよ」 ← 機会あるごとに継続できていることを確認し，大いにほめる．

維持期 ―「やっていることが続いているよ」 ← 実行可能な再発予防策を本人に考えてもらう．

再発期 ―「誘惑に負けて，また振り出しへ」 ← 失敗を責めず，失敗に至るまで頑張ってきた努力をたたえ，次の関心期に戻れるようにサポートする．

確立期 ― 行動変容のゴール

図1 ◆◆ 行動変容のステージ

(文献4)より作成

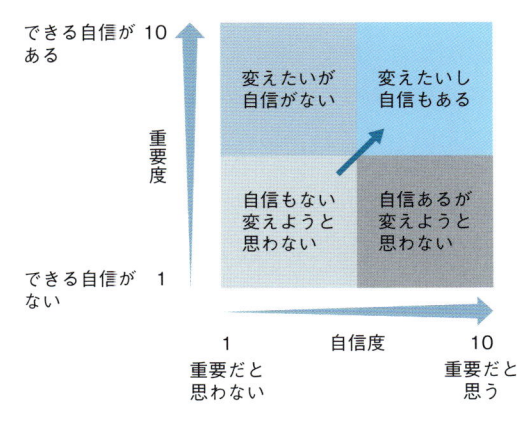

- **重要度を高めるためには**
  患者の思いをしっかり聞き，価値観を把握する．改善することによるメリットを考えさせ，それを増やすための方法を一緒に考える．モチベーションを上げる．
- **自信度を高めるためには**
  自信を低くしている原因を考え，その解決策を考える．自信を低くしている考え方を聞き出し，その思い込みについて別の考えがあることを提案する．目標(ハードル)を下げ，達成しやすいようなゴールを決める．

図2 ◆◆ 重要度・自信度モデル

(文献3, 4)より作成

服薬指導から服薬支援へ

近年，患者が医療者の指示どおり服薬を遵守するコンプライアンスから，患者が自らの意思で治療に積極的に関わり，自身で責任をもって服薬するアドヒアランスという言葉に変わってきた(**図3**)．医療者目線の服薬指導は，患者中心の服薬支援に変わりつつある．医療者と患者は対面での関係ではなく，医療者はいつも患者と同じ方向，すなわち治療という目標に向かい，患者に添って支援し続けることが大切である．そのためには患者との良好な信頼関係を保つことが必要不可欠となる．治療の主役は患者であって，医療者は常に支援者であることを忘れてはいけない．

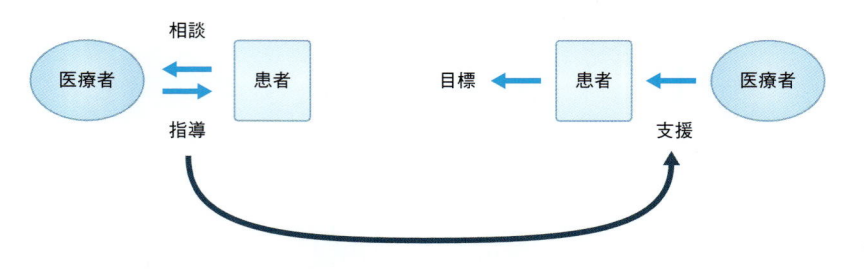

図3 服薬指導から服薬支援へ

事例

38歳男性，会社員，体重：92kg
処方薬：血糖降下薬，降圧薬，脂質異常症治療薬およびインスリン．

　糖尿病治療中．定期的に通院しており，服薬間隔，服薬状況もおおむね良好にもかかわらず，血糖コントロールは横ばい，または不良．一見してかなりの肥満体．食べることが唯一のストレスの解消法らしく，食事制限や運動など自分には絶対に無理との思いが強く，生活習慣改善への介入には強い抵抗があった．このままの状態が続き，体重が増え続ければ，血糖コントロールも悪化し，3大合併症のリスクも起こりうるとの認識も不安も本人にはあった．治療に対する重要度は服薬状況からも高いと思われたが，食事制限し，ウエイトコントロールするという自信度はかなり低かった．

　そこで，せっかく真面目に服薬治療継続しているのだから，体重を落とすと治療効果が上がるとモチベーションを上げ，食生活改善の目標を達成できそうなところまでかなり下げて提案し話し合った結果，「これならできる」と承諾を得た．食事内容は変えないで，食べる順序を変える，まず野菜からゆっくりかんで食べ，早食いを止めるという指導内容だった．

　それから数ヵ月後の来局時にお話を伺ったところ，体重が6kgも減ってHbA1cが改善したとの嬉しい報告を受けた．食事の順序を変えただけでここまで体重減少するものか，正直なところ懐疑的だったが，聞くところによると，今まで増えることはあっても減ることのなかった体重がわずかに減り，嬉しくなって夜食を止めたら，また体重が減ったという．行ってきたことに対し特に空腹感やストレスはなく，思わぬ体重の変化に本人の治療意欲が向上したと思われる．

　本人の頑張りを大いにほめ，今後リバウンドしないためにはどのようにすればよいか話し合った．維持期に入る時期に支援ができて幸いだった．今後も，本人の重要性を保ちつつ，自信を高めていけるよう支援を継続していきたい．

まとめ

　服薬指導・支援において基本となるコミュニケーションスキルや手法について述べたが，「わかってはいるけれど，なかなか机上の理論どおりに現場では事が運ばない」ことが多い．理論を踏まえた上での日々のトレーニングが必要なことは言うまでもない．

　その効果的な学習方法として，筆者はプライマリ・ケア連合学会認定薬剤師研修会への参加をお勧めする．そこではグループワークやロールプレイを中心とした学習がしっかり行えるので，「患者の生活習慣改善なんて難しい」という

思いから「自分にもできるのでは」「明日の仕事で生かしたい」と意識が変わり，まさに自分自身の行動変容を目の当たりにすることができる．

（竹内あずさ）

文献

1) 吉岡ゆうこ：OTC医薬品相談販売のためのコミュニケーション．プライマリ・ケア認定薬剤師研テキスト，2013年5月3日実施分．
2) 石川雄一：安心して病気になれる秘訣「健康設計」のすすめ，p.84，日本ヘルスサイエンスセンター，2012．
3) 石橋幸滋：行動変容を用いた生活習慣病指導．プライマリ・ケア認定薬剤師研修会テキスト，2011年2月19日実施分．
4) 松下 明：行動変容．日本プライマリ・ケア連合学会基本研修ハンドブック，p.97，南山堂，2012．

2 医薬品情報の活用

医薬品は医療に不可欠であるが，いかに有効で安全性が確保されている医薬品といえども，本来の使用方法に従って適正に使用されなければその機能は発揮されない．

ここで必要とされるのが「医薬品情報」である．医薬品を適正に使用するためには，その医薬品の情報が適切に提供され，その内容が正しく理解されなければならない．情報の提供や理解が不完全で，誤った使い方をすれば，人体に対して重大な危害を及ぼす可能性がある．このように，医薬品情報とは医薬品にとって欠くことのできない重要なものであり，処方箋の発行から使用に至るあらゆる過程において必要とされる．また，医薬品の適正使用を確実に遂行するために，薬剤師は，医薬品情報を必要としている人の目的に合わせて情報を収集し，内容を評価し，資料として加工し，相手に最適な形で提供することが求められる．

特に，保険薬局に勤務する薬剤師は調剤や健康相談を通して地域医療に貢献する役割を担っており，プライマリ・ケアに寄与することは重要な任務である．プライマリ・ケアにおいては，要指導医薬品・一般用医薬品（以下，両者を含めてOTC医薬品という），健康食品，サプリメントなどの活用が必要であり，その情報提供を含めたセルフメディケーションへの薬剤師の関与は不可欠である．ここでは，医薬品情報の活用という視点からOTC医薬品を中心に解説する．

OTC医薬品の情報

1 OTC医薬品の添付文書

OTC医薬品は，生活者が医師の処方箋によらず，薬局で自己の判断により症状にあわせて購入し使用するものである．このような性質上，OTC医薬品の薬理作用は比較的緩和なものが多い．しかしながら，不適切な使用により効果が得られなかったり，まれながら重篤な副作用が発現することもある．そのため，OTC医薬品の添付文書は，重要な情報が使用者に確実に伝達・理解され自己判断できるように，特に見やすく，わかりやすいものであることが求められる．図1にOTC医薬品の添付文書の記載項目を示す．

添付文書のなかでも，「使用上の注意」は添付文書の上段，「製品の特徴」の直後に配列されており，重要度が高いことを示している．記載内容としては，「してはいけないこと」「相談すること」「その他の注意」の3つの項目に分けて注意事項が記載されている．例えば，「してはいけないこと」では，使用すべきでない患者群や相互作用を起こしやすいため併用してはいけない医薬品に関する注意を，「相談すること」では，持病を有する者に対する医師・薬剤師などへの相談の勧奨や，副作用の初期症状と発現時の対応を記載するなど，生活者が自ら判断できるような内容に工夫されている．

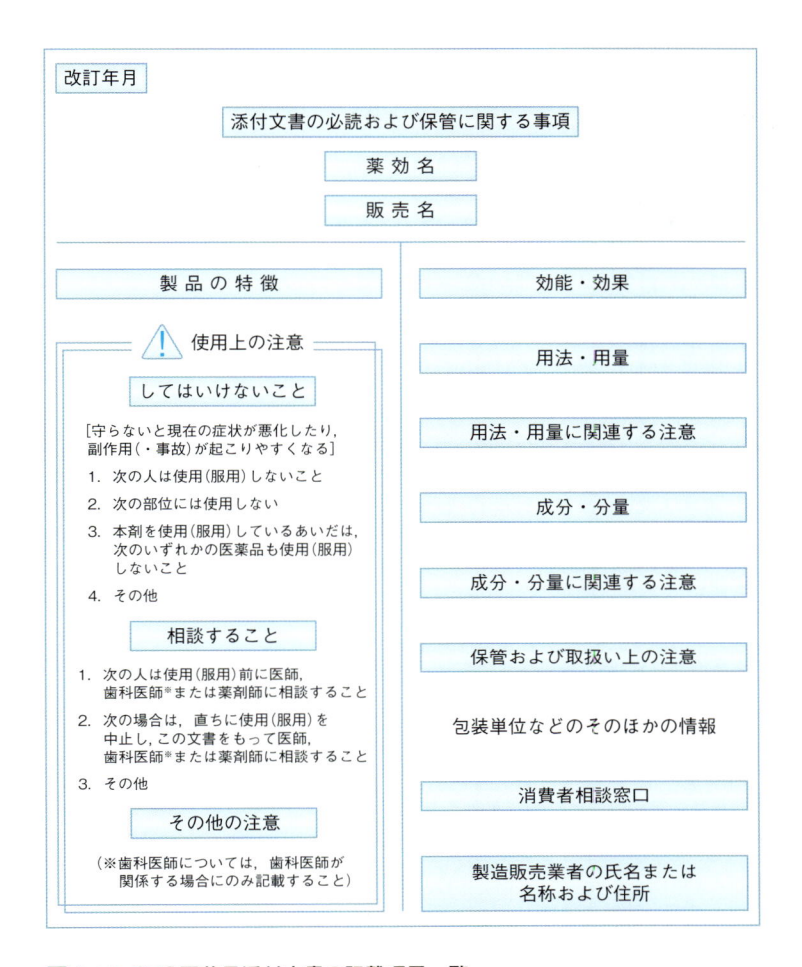

第3章　プライマリ・ケアにおける服薬指導・支援

```
┌─────────────────────────────────────────────────────────┐
│ ┌──────────┐                                            │
│ │ 改訂年月  │                                            │
│ └──────────┘   ┌──────────────────────────┐             │
│                │ 添付文書の必読および保管に関する事項 │             │
│                └──────────────────────────┘             │
│                       ┌──────────┐                      │
│                       │  薬 効 名  │                      │
│                       └──────────┘                      │
│                       ┌──────────┐                      │
│                       │  販 売 名  │                      │
│                       └──────────┘                      │
│  ┌──────────────┐        ┌──────────────┐               │
│  │  製 品 の 特 徴  │        │   効能・効果   │               │
│  └──────────────┘        └──────────────┘               │
│  ⚠ 使用上の注意                ┌──────────────┐         │
│  ┌──────────────┐             │   用法・用量   │         │
│  │ してはいけないこと │             └──────────────┘         │
│  └──────────────┘          ┌──────────────────┐        │
│  [守らないと現在の症状が悪化したり， │ 用法・用量に関連する注意 │        │
│   副作用(・事故)が起こりやすくなる] └──────────────────┘        │
│  1. 次の人は使用(服用)しないこと   ┌──────────────┐          │
│  2. 次の部位には使用しない         │   成分・分量   │          │
│  3. 本剤を使用(服用)しているあいだ， └──────────────┘          │
│     次のいずれかの医薬品も使用(服用)  ┌──────────────────┐   │
│     しないこと                    │ 成分・分量に関連する注意 │   │
│  4. その他                        └──────────────────┘   │
│  ┌──────────┐                ┌──────────────────┐       │
│  │ 相談すること │                │ 保管および取扱い上の注意 │       │
│  └──────────┘                └──────────────────┘       │
│  1. 次の人は使用(服用)前に医師，  ┌──────────────────┐      │
│     歯科医師※または薬剤師に相談すること │ 包装単位などのそのほかの情報 │      │
│  2. 次の場合は，直ちに使用(服用)を  └──────────────────┘      │
│     中止し，この文書をもって医師，  ┌──────────────┐          │
│     歯科医師※または薬剤師に相談すること │ 消費者相談窓口 │          │
│  3. その他                       └──────────────┘          │
│  ┌──────────┐                ┌──────────────────┐        │
│  │ その他の注意 │                │ 製造販売業者の氏名または │        │
│  └──────────┘                │    名称および住所    │        │
│  (※歯科医師については，歯科医師が    └──────────────────┘        │
│    関係する場合にのみ記載すること)                             │
└─────────────────────────────────────────────────────────┘
```

図1　OTC医薬品添付文書の記載項目一覧

「使用上の注意」については，薬剤師は**図2**のかぜ薬の添付文書の実例に示されるように，記載されたⓐ〜ⓘの内容について読み，理解した上で販売に対応することが求められる．特に，薬剤師にとってOTC医薬品の添付文書で最も難しい部分は使用前に「相談すること」であると思われる．ここには，生活者の判断のみでは使用することが不適当な場合について書かれており，相談すべき疾病の種類，症状，合併症，既往歴，家族歴，体質などが記載されている．なぜ，その疾病などが相談すべきものなのか，配合成分のうちどの成分に対応して書かれているのか，どの程度の病状であればOTC医薬品が使用できるのか，どういう状態なら医師・歯科医師に相談してもらわなければならないのかを薬剤師が理解しておかなければならない．**図2**のかぜ薬に含まれる成分は，イブプロフェン，ジヒドロコデインリン酸塩，グアヤコールスルホン酸カリウム，ジフェニルピラリン塩酸塩，カフェイン無水物である．これら含有成分から，添付文書の使用上の注意に記載されたⓐ〜ⓘの設定理由について，以下のように解釈しなければならない．

47

⚠ **使用上の注意**

☒ してはいけないこと
（守らないと現在の症状が悪化したり、副作用・事故が起こりやすくなります）

ⓐ 1. 次の人は服用しないでください
　（1）本剤によるアレルギー症状を起こしたことがある人。
　（2）本剤又は他のかぜ薬、解熱鎮痛薬を服用してぜんそくを起こしたことがある人。
　（3）15歳未満の小児。

ⓑ 2. 本剤を服用している間は、次のいずれの医薬品も服用しないでください
　　他のかぜ薬、解熱鎮痛薬、鎮静薬、鎮咳去痰薬、抗ヒスタミン剤を含有する内服薬（鼻炎用内服薬、乗物酔い薬、アレルギー用薬）

　3. 服用後、乗物又は機械類の運転操作をしないでください
　　（眠気があらわれることがあります。）

ⓒ 4. 授乳中の人は本剤を服用しないか、本剤を服用する場合は授乳を避けてください
　5. 服用時は飲酒しないでください

ⓓ 6. 5日間を超えて服用しないでください

■ 相談すること

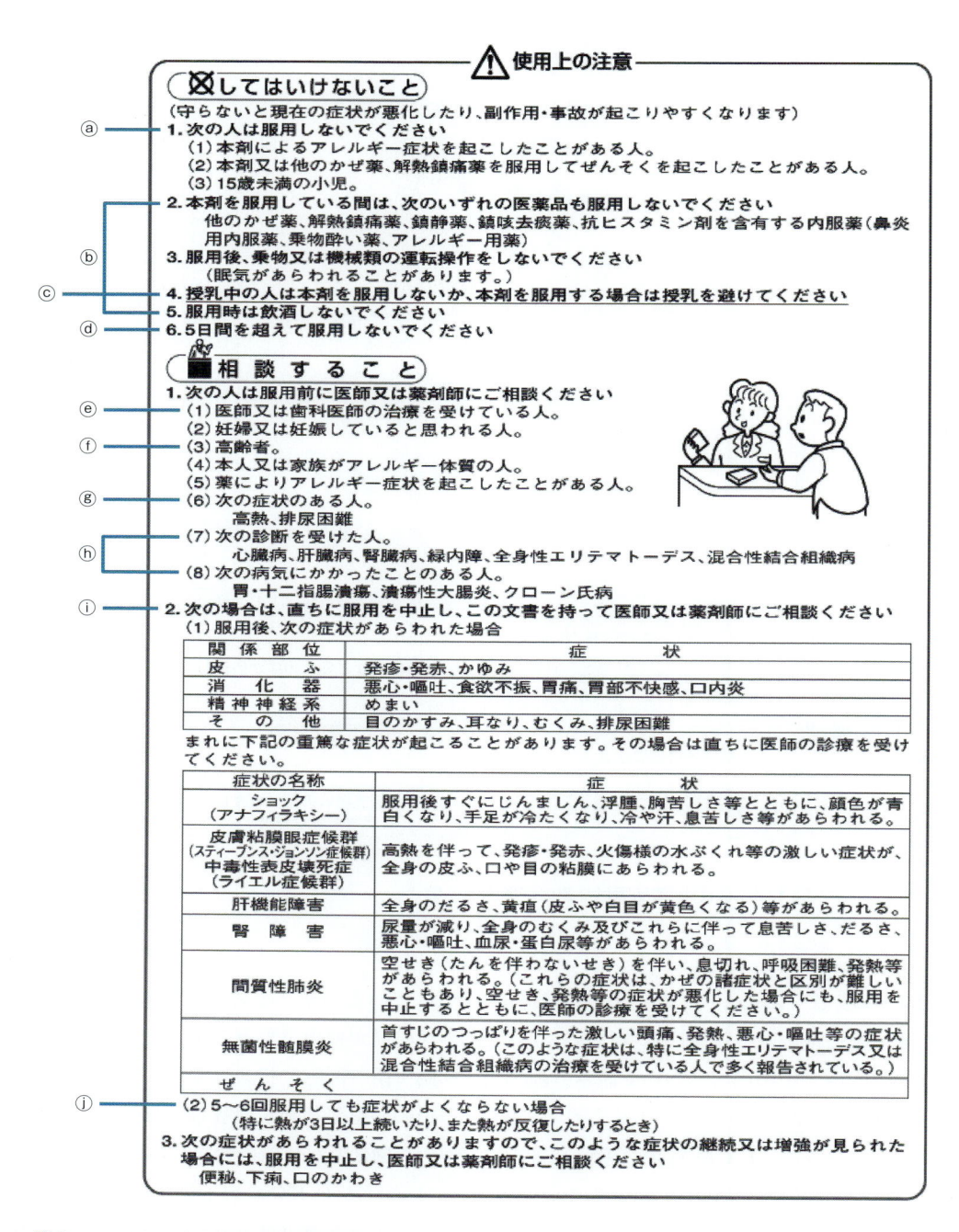

1. 次の人は服用前に医師又は薬剤師にご相談ください
ⓔ 　（1）医師又は歯科医師の治療を受けている人。
　　（2）妊婦又は妊娠していると思われる人。
ⓕ 　（3）高齢者。
　　（4）本人又は家族がアレルギー体質の人。
　　（5）薬によりアレルギー症状を起こしたことがある人。
ⓖ 　（6）次の症状のある人。
　　　　高熱、排尿困難
　　（7）次の診断を受けた人。
ⓗ 　　　心臓病、肝臓病、腎臓病、緑内障、全身性エリテマトーデス、混合性結合組織病
　　（8）次の病気にかかったことのある人。
　　　　胃・十二指腸潰瘍、潰瘍性大腸炎、クローン氏病

ⓘ 2. 次の場合は、直ちに服用を中止し、この文書を持って医師又は薬剤師にご相談ください
　（1）服用後、次の症状があらわれた場合

関係部位	症　　状
皮　ふ	発疹・発赤、かゆみ
消　化　器	悪心・嘔吐、食欲不振、胃痛、胃部不快感、口内炎
精神神経系	めまい
そ　の　他	目のかすみ、耳なり、むくみ、排尿困難

まれに下記の重篤な症状が起こることがあります。その場合は直ちに医師の診療を受けてください。

症状の名称	症　　状
ショック（アナフィラキシー）	服用後すぐにじんましん、浮腫、胸苦しさ等とともに、顔色が青白くなり、手足が冷たくなり、冷や汗、息苦しさ等があらわれる。
皮膚粘膜眼症候群（スティーブンス・ジョンソン症候群）中毒性表皮壊死症（ライエル症候群）	高熱を伴って、発疹・発赤、火傷様の水ぶくれ等の激しい症状が、全身の皮ふ、口や目の粘膜にあらわれる。
肝機能障害	全身のだるさ、黄疸（皮ふや白目が黄色くなる）等があらわれる。
腎　障　害	尿量が減り、全身のむくみ及びこれらに伴って息苦しさ、だるさ、悪心・嘔吐、血尿・蛋白尿等があらわれる。
間質性肺炎	空せき（たんを伴わないせき）を伴い、息切れ、呼吸困難、発熱等があらわれる。（これらの症状は、かぜの諸症状と区別が難しいこともあり、空せき、発熱等の症状が悪化した場合にも、服用を中止するとともに、医師の診療を受けてください。）
無菌性髄膜炎	首すじのつっぱりを伴った激しい頭痛、発熱、悪心・嘔吐等の症状があらわれる。（このような症状は、特に全身性エリテマトーデス又は混合性結合組織病の治療を受けている人で多く報告されている。）
ぜ　ん　そ　く	

ⓙ （2）5〜6回服用しても症状がよくならない場合
　　（特に熱が3日以上続いたり、また熱が反復したりするとき）

3. 次の症状があらわれることがありますので、このような症状の継続又は増強が見られた場合には、服用を中止し、医師又は薬剤師にご相談ください
　便秘、下痢、口のかわき

図2　OTC医薬品添付文書の読み方　　　　　　　　　　　（ストナ®アイビーの添付文書より引用）

ⓐ 服用不可の体質・病歴

・過敏症状は、主に解熱鎮痛成分（イブプロフェン、アセトアミノフェン、アスピリン）に起因し、これらの成分に対するアレルギー体質の人は、薬物による過敏症状を誘発しやすいので、服用できない。

- 本剤には非ステロイド性抗炎症薬が含まれている．非ステロイド性抗炎症薬による気管支喘息発作の誘発を防ぐために，服用できない．
- 一般用イブプロフェン製剤は，15歳未満は服用できない．

ⓑ 相互作用の確認
- 他のかぜ薬，解熱鎮痛薬，鎮静薬，鎮咳去痰薬，抗ヒスタミン薬を含有する内服薬（鼻炎用内服薬，乗り物酔い薬，アレルギー薬）は薬理作用が重複し，作用が増強されたり，副作用が発現する可能性が高まるので，併用不可．
- アルコールは，解熱鎮痛薬の含有成分の吸収や代謝に影響するとともに中枢抑制作用を増強させるため，同時に飲酒はしない．

ⓒ 授乳中に移行する成分は不可
ジヒドロコデインリン酸塩は，母乳を通じて乳児にモルヒネ中毒を起こすおそれがあるため，服用できない．

ⓓ 服薬期間の確認
かぜの症状は，一般的には1週間程度で改善するため，原則として，5日間を超えて使えないことを意味する．

ⓔ 医療機関受診の有無
医療機関で治療を受けている場合は，その病気や処方薬を確認し，禁忌に相当する病気がないか，さらに同種薬剤の重複投与や相互作用を防止する．イブプロフェンについて，医療用医薬品との併用で注意が必要な薬剤は，ジドブジン（併用禁忌），ワルファリン，アスピリン，リチウム製剤，チアジド系利尿薬，ループ利尿薬，タクロリムス水和物，ニューキノロン系抗菌薬，メトトレキサートなどがあり，すでにこれらの薬剤が処方されている場合は主治医へ相談する．

ⓕ 高齢者か否か
高齢者は生理機能の低下で薬の作用が強く現れることがある．

ⓖ 随伴症状を確認する
- 高熱はかぜ以外の重篤な疾患も考えられるので，状態によっては医療機関の受診が必要である．
- 抗ヒスタミン薬含有製剤ではその抗コリン作用により，もともと排尿困難な人の状態を悪化させるおそれがある．

ⓗ 現疾患を悪化させる配合成分の有無
- 心臓病，肝臓病，腎臓病，全身性エリテマトーデス，混合性結合組織病，胃・十二指腸潰瘍，潰瘍性大腸炎，クローン病↔イブプロフェン
- 緑内障↔ジフェニルピラリン塩酸塩

ⓘ 配合成分による副作用発現の可能性
- かぜ薬に配合されている成分により発現が予想される副作用（発疹，悪心・嘔吐，胃部不快感，口内炎，めまい，目のかすみ，排尿困難など）が現れたら，直ちに服用を中止し，医師，薬剤師などに相談するよう指導する．症状を放置すると，さらに悪化したり，重篤な症状に移行することも考えられる．また，一度経験した副作用を再び引き起こすことにもつながる．
- スティーブンス・ジョンソン症候群などのように発症するかどうか予測が難しい場合や肝機能障害，腎障害，間質性肺炎，無菌性髄膜炎などは，発症したときの初期症状を生活者に理解してもらい，副作用の徴候がみられたら直ちに医師の診察を受けるよう指導する．アナフィラキシーショックも予測は難しいが，過去の過敏症歴などを聴取しておくことで回避できることもある．

ⓙ 服用しても症状の改善がみられない場合
普通の感冒であれば5〜6回の服用により症状が改善または改善傾向を認めるが，改善傾向がまったくない，あるいはかえって悪化する場合には，他の疾患や合併症も考えられるので，服用を中止し，医療機関の受診を勧める．

OTC医薬品は，生活者にとって手軽に入手できるものの，他の医薬品または飲食物・サプリメントとの併用による相互作用の問題もある．さらに，OTC医薬品は複数の成分が配合されており，相互作用を複雑化している．

OTC医薬品の添付文書には，他の医薬品との「相互作用」について2ヵ所に分かれて記載されている．1つは「してはいけないこと」で，ここでは同種同効薬または相互作用を起こしやすい医薬品との併用に関する注意が記載されている．しかしこれはあくまでもOTC医薬品同士についてであり，生活者が自分で判断できる範囲の記載となっている．もう1つは，「相談すること」の「医師又は歯科医師の治療を受けている人」である．ここには，医療用医薬品との相互作用が含まれており，実際には添付文書に具体的な医薬品名は記載されていないものの，医師または歯科医師からの処方薬との間に相互作用の可能性があるということを生活者に理解してもらうことが重要である．なお，食品との相互作用は「してはいけないこと」に記載されている．

OTC医薬品については，相互作用に関する科学的根拠に基づく文献や症例報告などは少なく，これら知見を系統的にまとめた書籍も少ないのが現状である．そのため，OTC医薬品における相互作用に関する情報源として，必要に応じて同じ成分の医療用医薬品の添付文書やインタビューフォームを確認することが必要である．

2 OTC医薬品の添付文書以外の情報

OTC医薬品の添付文書だけでは情報が十分でないことも多い．その際参考になるのが，医療用医薬品の添付文書や医薬品インタビューフォームである．つまり，OTC医薬品の添付文書では十分な情報が得られない場合には，同じ成分の医療用医薬品の添付文書や医薬品インタビューフォームと照らし合わせて判断する．

一方，最近承認されたOTC医薬品（主に第一類医薬品）に関しては，医薬品医療機器総合機構（PMDA）のホームページ（http://www.info.pmda.go.jp/info/syounin_index.html）に「承認情報」が開示されており，「審査報告書」や「申請資料概要」などが閲覧できる（**図3**）．「審査報告書」は，一般用医薬品専門協議における議論を踏まえ，PMDAにより医薬品の審査経過，評価結果などをとりまとめたものである．一方，「申請資料概要」は，承認取得企業が申請資料の内容をとりまとめたものである．これら審査報告書や申請資料概要には，製品に関する開発の経緯や海外での使用状況，規格・試験方法および臨床試験などの情報を入手することができるので活用してほしい．

さらに，スイッチOTC医薬品（医療用として承認されていた成分を一般用として転用された医薬品）については，適正使用を確保するため，製造販売業者はスイッチOTC医薬品の上市に際し，各種情報ツール（薬剤師向け説明書，使用者向け説明書，セルフチェックシート，登録カードなど）を作成している．これらからも，参考になる情報が入手できる．ここ数年，第一類医薬品として承認されたスイッチOTC医薬品において作成された薬剤師向け説明書には，**表1**に示される1～8の項目について根拠とともに解説されている．

表1 ◆◆ 薬剤師向け説明書の記載項目

1. 対象疾患について
2. 成分・分量
3. 効能・効果
4. 用法・用量
5. 臨床効果・安全性
6. 使用上の注意及び解説
7. 生活上の注意
8. Q&A

第3章 プライマリ・ケアにおける服薬指導・支援

● PMDA情報提供ホームページ

① 承認情報を選択
② 一般用医薬品の承認審査情報を選択
③ 販売名または一般的名称を入力

審査報告書

申請資料概要

審査報告書の記載内容

【審査結果】
【審査報告】
1. 品目の概要
2. 提出された資料の概略及び審査の概略
3. 総合評価

申請資料概要の記載内容

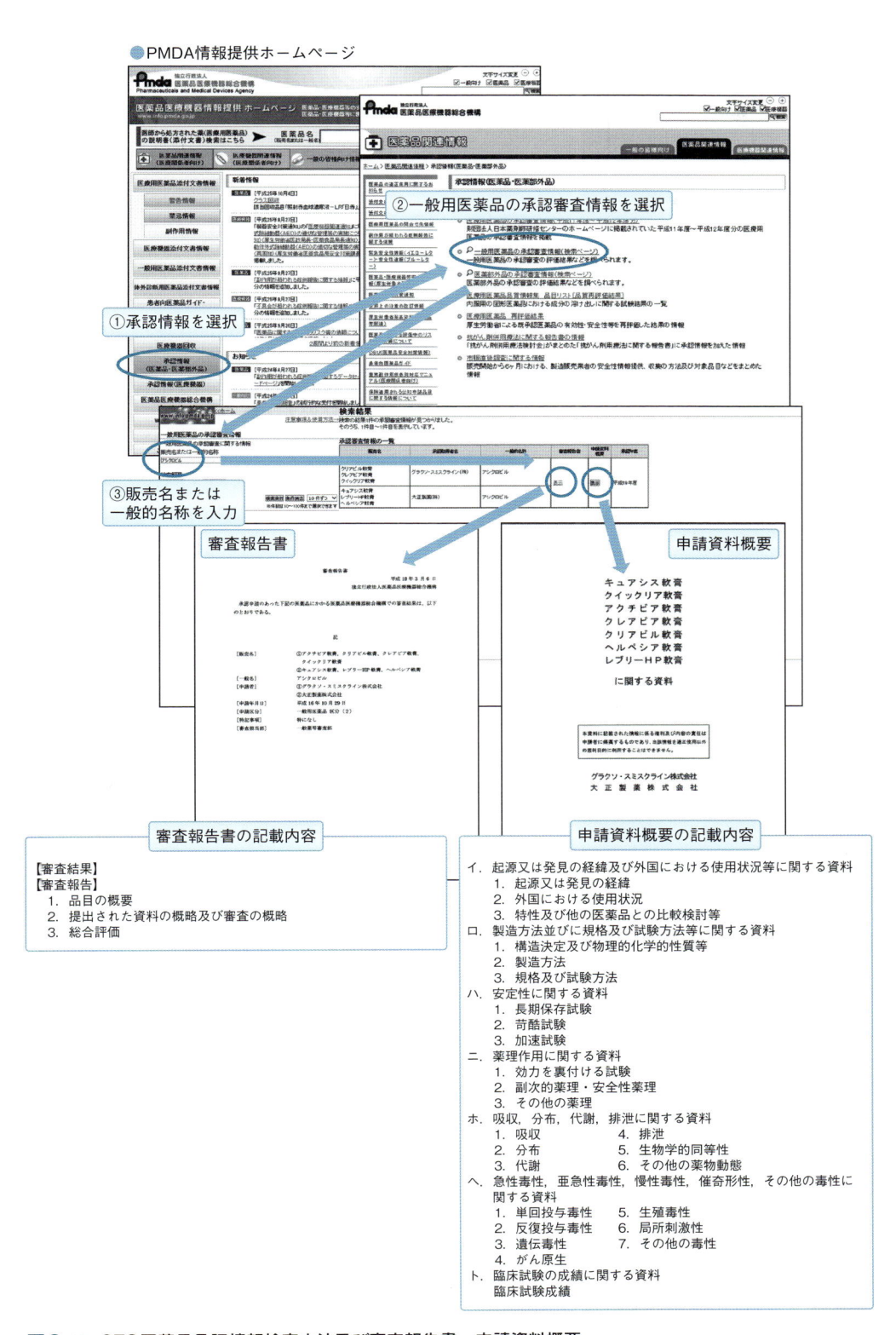

イ．起源又は発見の経緯及び外国における使用状況等に関する資料
  1．起源又は発見の経緯
  2．外国における使用状況
  3．特性及び他の医薬品との比較検討等
ロ．製造方法並びに規格及び試験方法等に関する資料
  1．構造決定及び物理的化学的性質等
  2．製造方法
  3．規格及び試験方法
ハ．安定性に関する資料
  1．長期保存試験
  2．苛酷試験
  3．加速試験
ニ．薬理作用に関する資料
  1．効力を裏付ける試験
  2．副次的薬理・安全性薬理
  3．その他の薬理
ホ．吸収，分布，代謝，排泄に関する資料
  1．吸収   4．排泄
  2．分布   5．生物学的同等性
  3．代謝   6．その他の薬物動態
ヘ．急性毒性，亜急性毒性，慢性毒性，催奇形性，その他の毒性に関する資料
  1．単回投与毒性 5．生殖毒性
  2．反復投与毒性 6．局所刺激性
  3．遺伝毒性   7．その他の毒性
  4．がん原性
ト．臨床試験の成績に関する資料
  臨床試験成績

図3 OTC医薬品承認情報検索方法及び審査報告書・申請資料概要

健康食品・サプリメントの情報

　生活者に対する適切なセルフメディケーションへの関与には，OTC医薬品のみならず，健康食品・サプリメントなどについての情報の提供も必要である．健康食品・サプリメントに関する情報源である「ナチュラルメディシン・データベース」は，健康食品の科学的根拠の指針となる健康食品データベースであり，健康食品の有効性，安全性，医薬品との相互作用や服用量の目安などを網羅しており，米国FDAやNIHをはじめ，欧米各国などの国家行政機関にも採用されている．なお，ナチュラルメディシン・データベースWEB版(http://www.nmdb.jp/group.cfm)の閲覧には会員登録が必要であるが，書籍として，「健康食品・サプリメント〔成分〕のすべて－ナチュラルメディシン・データベース－」(同文書院)がある．また，独立行政法人国立健康・栄養研究所のホームページ(http://www0.nih.go.jp/eiken/)には「健康食品」の安全性・有効性情報サイトがあり，健康食品の有効性・安全性や医薬品との併用に関する素材情報データベースや話題の食品成分の科学情報などが提供されている．さらに，データの根拠となる一次資料が参考文献としてリストされ，ハイパーリンクによりPubMedの抄録が閲覧できる．

◆◆◆ まとめ

　近年，わが国における急速な高齢化の進展や生活習慣病の増加などの疾病構造の変化，生活の質(QOL)の追求などに伴い，自分の健康に強い関心をもつ人々が増えている．

　一方，医療費の削減を背景として，専門医療に至る以前での初期自己治療や疾病予防，未病対策の必要性も重要な政策的選択肢として位置づけられるようになっている．このような背景をもとに，薬剤師による適切なアドバイスのもとで，身近にあるOTC医薬品，健康食品，サプリメントなどを利用するセルフメディケーションの考え方が広がっている．

　特にOTC医薬品は，医療用医薬品とは異なり医師の診察はなく，薬剤師などから提供された適切な情報に基づき自らの判断で購入し，自らの責任で使用しなければならない．したがって，OTC医薬品の販売においては購入者の十分な理解を得るとともに，購入者の疑問などに対しても適切に相談応需することが求められる．

　また，OTC医薬品を販売する薬剤師はプライマリ・ケアの役割を担っており，症状を訴える生活者の状態を評価し，その状態にあった医薬品および剤形などを選択し，生活者に対して情報提供を行う．生活者は提供された情報をもとに判断して購入し使用する．さらに，薬剤師はその使用結果を評価・確認しなければならない．その際，生活者の状態によっては医師への受診を勧めるなどの判断が必要となる場合がある．受診勧奨を行う場合には，「なぜ医療機関への受診が必要なのか」「なぜOTC医薬品では対応できないのか」ということを，生活者にわかりやすく，納得できるように十分な説明をする必要があり，OTC医薬品を販売する薬剤師には大きな責任がある．

　OTC医薬品に関する情報は，主に添付文書や医薬品集から得られる．プライマリ・ケアに携わる薬剤師は，これらに書かれている，成分・分量，用法・用量，効能・効果，使用上の注意を正確に理解しなければならない．また，必要に応じてOTC医薬品の承認に関する審査報告書や申請資料概要などを活用すべきである．そして，生活者の状態を評価し，受診を勧めるべきか，OTC医薬品で対応可能であるか判断できる知識，またその状態に適したOTC医薬品

の選択に関する知識,さらに使用上の注意,適用後のモニタリングに関する知識など豊富な知識を身につけ,プライマリ・ケアを実践してい くことが求められる.

（丸山順也,望月眞弓）

3 在宅での服薬指導・支援

　在宅医療は，急性期でない患者および慢性期へ移行した患者が対象であるため，在宅医療に関与する医療者は，患者を支えるにあたり「急性期治療のための医療」から「暮らしを支える医療」への発想の転換を行う必要がある．つまり，病院で行われている医療を在宅現場で行うわけではない，ということを理解する必要がある．その上で，薬剤師としては「がん（特に緩和ケア）」と「非がん（脳血管障害による寝たきりなど）」に患者を区別した上で，適切な薬物治療に関するサポート方法を選択しなければならない．

　在宅医療の現場は看取りの場所にもなりつつあり，在宅死亡率も少しずつではあるが年々上昇しているところ，川越らによると，在宅移行後亡くなるまでの期間は，がんの場合には約68日，非がんの場合には約660日と10倍の開きがある[1]．また平均年齢もがん患者は70.2歳，非がん患者は85.3歳と大きな開きがある．慢性期の状態で在宅療養を続け老衰や感染症などで亡くなる場合と比べ，がん末期の「在宅緩和ケア」の患者では患者も家族も死を受け入れる期間がとても短いので，薬剤師も含めた医療者の関わり方はまったく異なるものであり，両者を区別して考える必要がある（図1）．

在宅現場において薬局が果たす役割

　在宅現場において薬局が果たす役割（表1）について述べる．

　まず第一に考えるべきは，医薬品や医療器材の供給を司るということである（詳しくは後項で述べる）．各地域で地域医療体制は異なっていると思うが，その地域で必要とされる医薬品や医療用器材を速やかに供給できる体制を構築しなければならない．

　その上で服薬指導，副作用やアドヒアランス，医薬品保管状況・残薬のチェックを行い，さらには家族や介護者のさまざまなニーズへの対応，在宅チームへの薬学的サポートなどを行う

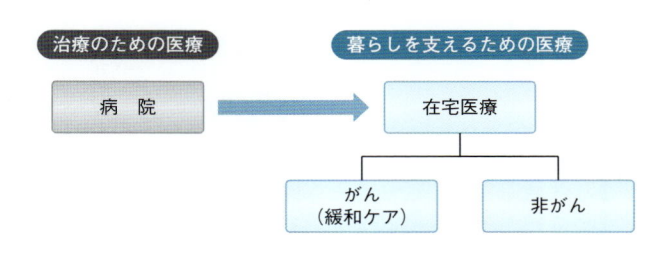

図1 ◆◆ 病院医療と在宅医療の目的の違い

表1 ◆ 在宅現場において薬局が果たす役割

- 医薬品や医療器材の供給
- 薬歴の管理（相互作用・重複投与の確認）
- 服薬指導
- 服薬状況の確認（残薬のチェックも含めて）
- 医薬品保管状況の確認（在宅における品質の管理）
- 副作用などのチェック
- 患者・介護者のさまざまなニーズへの対応（公的制度や介護制度の相談や介護用品など）
- 在宅チームへの薬学的なサポート（問い合わせへの対応・処方支援など）
- 在宅チームとの情報共有・サポート

表2 ◆ 在宅患者訪問薬剤管理指導料（医療保険）と居宅療養管理指導費（介護保険）（2014年4月時点）

	医療保険*	介護保険
個人宅	650点	503点（単位）
同一建物居住者	300点	352点（単位）

どちらの保険で算定しても
- 週に1回、月4回まで（算定する日の間隔は6日以上）．
- 末期の悪性腫瘍および中心静脈栄養を受けている者については、週2回かつ月8回に限り算定できる．
- 医療用麻薬がある場合には＋100点（単位）加算．

*医療保険で算定する場合、保険薬剤師1人につき5回/日まで．

ことが薬局の役割である．さらに、問題点を発見した場合には、速やかに関係職種に情報を伝達することも非常に重要である．

在宅医療における服薬指導に伴う保険算定（2014年4月時点）

公的保険制度を用いて薬局薬剤師が在宅訪問をする場合には、医療保険か介護保険を用いることになる．患者がどちらの保険ももっている場合には、介護保険優先の原則により介護保険による「（介護予防）居宅療養管理指導」となり、医療保険の場合には「在宅患者訪問薬剤管理指導料」により訪問料を算定する．介護保険を利用する場合には、同一建物居住者以外（個人宅など）への訪問であれば1回503点（単位）、同一建物居住者（施設など）の場合は352点（単位）となる．一方、医療保険を使用する場合には、同一建物居住者以外の場合には1回650点、同一建物居住者の場合には300点となる．なお、医療保険の場合には建物の違いに関係なく、保険薬剤師1人につき1日に5回までしか算定できないので注意が必要である．算定回数はいずれの保険も月に4回までである（高カロリー輸液を使用している場合、また末期の悪性腫瘍の場合には月8回まで．月に2回以上算定する場合には、6日以上の間隔をあける）．また、処方のなかに医療用麻薬がある場合には、その都度麻薬加算100点が加算される（**表2**）．

薬局の医薬品供給体制

在宅医療を薬剤師として支える上で最も大事なことは、必要な薬を適切なタイミングで供給できることである．外来の処方対応が多い薬局の場合、在宅訪問の時間を苦労して捻出し、訪問をしていることは承知しているが、感染症や発熱などの至急必要な薬について、可能な限り早く対応できるよう努力するとともに、処方医との日頃の連携により、至急の対応について協議しておく必要がある．

また、高カロリー輸液や医療用麻薬については、輸液であれば点滴用器材や無菌調製、医療用麻薬であれば在庫や納入のタイムラグによって対処が難しい．これも地域の在宅医と連携し対応を協議するとともに、地域のなかで薬局の機能分化を進め、慢性疾患や独居などの在宅患者をサポートする薬局と、がん末期や高カロリー輸液使用の患者など医療依存度の高い患者をサポートする薬局との「薬局－薬局連携」を構築することにより、地域のなかで医療依存度の高低に関係なく、在宅患者をサポートできる薬局としての体制を構築する必要がある．

服薬支援

在宅服薬支援を行う場合，患者・家族の意向によりヒートシールのまま投薬するのか，一包化するのか決定するのが原則であるが，独居や認知症の場合，一包化調剤をする場合が多い．また，患者のプライド，家族の理解度・精神状態・服薬サポート状態などにより，服薬カレンダー，ピルケース，チャック付きビニール袋への小分け，ときには簡易懸濁法の提案など，患者・家族のライフスタイルに合わせたデバイスの提案を行い，服薬アドヒアランスの向上をサポートする．その際には，状況に合わせて患者・家族・介護者に用法や服用日，一包化されている薬品名などを一包化の印字の濃さにも注意してわかりやすく表記するとなおよい（**図2**）．また，残薬の確認および処方調整も在宅服薬支援の大きな仕事ではあるが，患者や家族が残薬があることで安心感をもっていたり，残薬があることを責められているように捉える場合もあるので，状況をみながら慎重に行うべきである．なお，筆者はチーム全体で患者をサポートしている場合には，患者の状態によっては服薬カレンダーへのセットなどの服薬支援を必ずしも薬剤師がやらなくてもよいと考えている．「生活を支える」という視点で考えれば，関係職種の訪問頻度や患者の薬の理解度，管理の状態などにより，訪問看護師やケアマネジャー，ヘルパーに服薬に関する情報を共有しながら協力を仰げばよいと考えている．

健康食品・サプリメント

患者宅を訪問した場合，テーブルの上に健康食品やサプリメントが所狭しと置いてある場面に遭遇することは少なくない．そのような場合には，商品名・成分名などから相互作用のチェックを行うことは当然であるが，さらに主治医に健康食品の使用などを報告しているかを確認し，特に相互作用などの問題がある場合には，患者の拒否があったとしても主治医への報告をする必要がある．また，日常生活を行う上で不都合な症状が出ている場合，また，病気の予防などを目的として，その患者にあったサプリメントを主治医との連携の上で提案していくことも必要である．

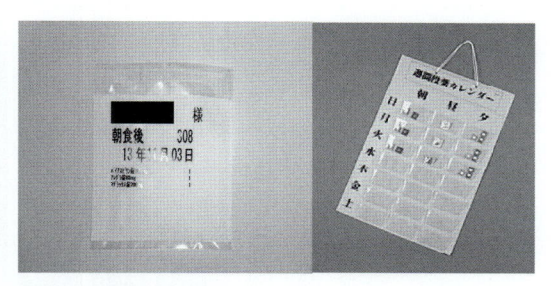

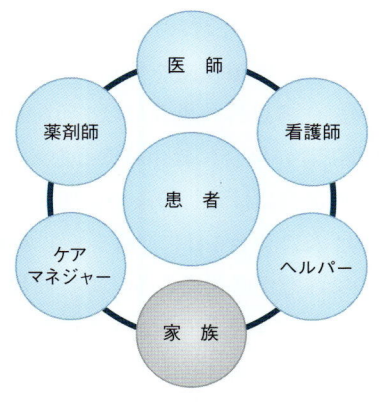

図2 服薬支援の一例

図3 家族もチーム医療の一員

家族もチーム医療の一員であると同時にケアの対象者である．

家族ケア・家族への支援

在宅医療において家族を支えることは非常に重要である．患者本人だけではなく，家族の健康状態の把握に努め，適切なタイミングでの「疲れていないか」「つらくないか」などの声掛けをすることで，服薬を含めた薬剤に関する問題点が浮き彫りになり，新たな対策を打つことができる．また在宅緩和ケアの場合には，特に最愛の家族が弱りゆく姿に間近に接することで家族の気持ちも日々刻々と大きく揺れ動いている．家族から患者情報を聞き出すだけでなく，家族の訴えを傾聴するなどサポートすることは，在宅医療の質を上げ，ひいては患者のQOL向上につながる（**図3**）．

病例1　独居患者の場合

80代女性，一人暮らし．関わりの当初，患者本人は内服薬は自分で管理できると考えていた．服用薬の名前，用法，服薬の意義などよく理解しており，医師の指示により内服薬を一包化し，一包化した薬剤を用法ごとの薬袋で渡すだけでアドヒアランスも良好であった．

認知症の症状が出始めたころ，担当ケアマネジャーから「認知症の薬を服薬した方がよいのではないかと思うが，本人のプライドが高く，容易に認めるとは思えない．どうしたらよいか，薬剤師の知恵を借りたい」と連絡あり．薬剤師より「まだ1人で暮らしていくために，認知症にならないように予防の意味で薬を飲んだら？」という呼びかけ方法を提案．ご本人も納得し，抗認知症薬の開始となった．

認知症の症状が進むにつれて，昼食後の薬をほとんど飲んでいないことが目立つようになった．そこでご本人の性格を考慮し，訪問時に服薬カレンダーを見せながら，使用方法を説明し，カレンダーセットを提案．ご本人も「それいいわねえ」と了承し開始となる．

2週間後に訪問すると，やはり昼食後の飲み忘れは改善されておらず，また服薬カレンダーから薬が取りづらい，とのことで拒否．

医師に，1日3回服用の薬を1日2回に減量できないか相談し，内服薬を朝食後と夕食後とし，今までどおり一包化薬を薬袋に入れた状態で渡した．また，ケアマネジャーと連携をとり，ヘルパーなどの訪問タイミングでの服用の呼びかけなど，協力を仰ぎ，現在アドヒアランスは問題ない状態となっている．

この症例のように，在宅現場は患者のホームであり，医療者が「医療」という名のもとに管理をする場所ではない．患者の今までのライフスタイル，性格，プライドなども考慮し，関係各職種に薬剤師としてアドバイスを行うなどして，生活のなかに医療が入っていることをあまり意識させないよう，生活に溶け込む形にアレンジして服薬支援を行う必要がある．

病例2　在宅緩和ケアの場合

50代男性，妻と二人暮らし．初めて連携する医師より「痛みが強く，せん妄状態もひどいため相談にのってほしい」と連絡あり．使用薬剤を確認したところ，3日タイプのフェンタニルパッチ（16.8mg）を1回につき10枚貼付．せん妄状態に対しては，ハロペリドール注射薬を大量に使用せざるを得ない状況とのことであった．

筆者は，①まずは痛みをとること，②フェンタニルパッチがしっかりと吸収されているか確認すること，③ハロペリドールの減量を検討することにポイントを絞り，医師・看護師とタイミングを合わせて訪問した際にチェックを行った．状態を確認し，フェンタニルが

適切に吸収されていないか，もしくはフェンタニルの天井効果を疑い，医師へモルヒネ塩酸塩注射薬へのオピオイドローテーションとその方法を提案．具体的には，フェンタニルパッチ3枚分をローテーションし，インヒューザーポンプにてモルヒネ塩酸塩注射薬を持続的に注入する方法およびレスキュー方法を提案した．

その後，この患者の痛みは落ち着き，ハロペリドールも使用せずに，家族に見守られながら穏やかに旅立たれた．

この症例では家族の疲労度も相当大きく，ねぎらいの声掛けも積極的に行った．また，医師の要望もあり処方提案も含めてかなり積極的に介入したが，在宅緩和ケアにおいては患者本人や家族の気持ちを尊重することがとても大切である．在宅へ移行してからの期間が短い在宅緩和ケアの現場にあって，医師・看護師・薬剤師・ヘルパーなど多職種が頻繁に家に出入りしたり，質問をしたりすることは，残された時間を大切に使いたいと思っている患者・家族に苦痛を与える場合がある．成熟した在宅緩和ケアチームに与している場合には，服薬カレンダーへのセット，残薬の正確な把握などは患者の部屋に入ることのできる他の医療者へ任せ，薬剤師は薬剤の供給に徹し，患者や家族が不安を吐露した場合などに丁寧な説明をすることが大きな服薬支援につながることが多い．反対に部屋に入れてもらい，その都度丁寧な服薬指導や不安へ対処するような説明を行うことも多いので，患者・家族の状況，在宅チームのバランスなどを考慮し，ケースバイケースで薬剤師の行動を変えていく必要がある．

（前田桂吾）

文献

1) 川越 厚：がん患者の在宅ホスピスケア，医学書院，2013．
2) 日本薬剤師会編：症例から学ぶ！在宅医療の基礎知識，薬事日報社，2009．
3) コムファ在宅推進委員会著，北海道医薬総合研究所監修：薬局薬剤師における在宅業務マニュアル，北海道医薬総合研究所，2010．

4 高齢者への服薬指導・支援

　高齢者とは65歳以上を指すが，特に75歳以上の人口が10％を上回り（2012年10月現在），超高齢化社会が加速化している．それに伴い，薬剤師が高齢者を支える機会は当然ながら増加している．近年平均寿命が延びているなかで，高齢者がいかに自立した生活を継続させていくかを支援することが求められている．

　一般に，高齢者は複数の薬剤を継続して服用しており，老化や廃用性の機能低下により薬剤の過剰効果や副作用といった薬剤有害作用が出やすい．この薬物有害作用は嚥下機能の低下，排泄への影響，めまい・ふらつき・筋力低下などによる転倒・骨折リスクの増大，睡眠障害などADL（日常生活動作）の低下をきたす．加えて高齢者の生理機能低下は個人差が大きく，患者個々の状態を把握し，専門的知識である薬物動態学を用いた的確な処方提案や患者支援をすることが薬剤師としての役割であると考える．

高齢者の薬物療法

　1991年に米国でBeers Criteriaが公表された．これは「65歳以上の高齢者にとって望ましくない薬剤」としてリストアップされたものである（最新版は2012年版）．日本では2005年に日本老年医学会が米国Beersリストをもとに「高齢者に対して特に慎重投与を要する薬物のリスト」（約70％が共通）を作成した．また2008年には国立医療科学院の今井博久氏がBeers Criteriaを引き継ぎ，さらに日本で使用されている薬剤を加えた「Beers Criteria Japan」を発表した．これらのリストは高齢者において，その特性（生理機能低下など）による薬物の過剰効果や副作用などの薬物有害作用を回避する1つの策として作成されたものである．

　しかしながら，医療現場ではその多くが高齢者に日常的に処方されていることが少なくなく，その有害作用に注意する必要がある．例えば長時間作用型ベンゾジアゼピン系薬により長期間にわたり鎮静作用が起こったり，降圧薬や三環系抗うつ薬によって起こる起立性低血圧は転倒および骨折リスクを増加させる．また抗コリン作用をもつ薬剤は便秘・口渇・排尿困難などを発現し，患者のADLを低下させる．ただし，このような作用は先にリストアップされた薬剤ばかりが起こすのではなく，多くの薬剤にその可能性がある．

1 生理的機能低下が薬物動態に及ぼす影響

a 腎機能低下

　加齢に伴う腎機能の変化については，30歳以上でクレアチニンクリアランス（C_{Cr}）が0.75 mL/分/年減少するという報告や，70歳以上で糸球体濾過量（GFR）が1.05 mL/分/年減少するという報告もある．

　腎機能の評価にはGFRを用いるが，実測が困難であるため，血清クレアチニン値（血清Cr）か

ら推算糸球体濾過量（eGFR）を計算して用いる．

しかし高齢者は筋肉量の減少があるため，筋肉由来のクレアチニンが影響するので注意が必要となる．

Cockroft-Gaultの換算式[1]により血清CrからC_{Cr}が計算できる．

- 男：C_{Cr}（mL/分）＝〔（140－年齢）×体重（kg）〕÷〔72×血清Cr（mg/dL）〕
- 女：C_{Cr}（mL/分）＝0.86×C_{Cr}（男）

またCockroft-Gault式との関係からGFRを推算する式は以下である[2]．

- 男：GFR＝0.789×｛（140－年齢）×体重（kg）｝÷〔72×血清Cr（mg/dL）〕
- 女：GFR＝0.86×GFR（男）

例：80歳女性，体重42kg，血清Cr 0.8mg/dLの患者にアロプリノール錠を投与する場合
C_{Cr}＝0.86×｛〔（140－80）×42〕÷（72×0.8）｝
＝37.6　添付文書によるとC_{Cr} 10～50mL/分では50～100mg 分1となる）

ただし，高齢者の感染症では抵抗力も低下していることを考慮し，抗菌薬などはあえて標準量で処方される場合がある．

ⓑ 肝機能低下

加齢により肝血流量が低下するため，肝抽出率Eh＞0.7の薬物（ベラパミル，プロプラノロールなど）[1]では初回通過効果が減少し，また肝抽出率Eh＜0.3の薬物（テオフィリン，ニトラゼパムなど）[1]では代謝酵素活性が低下するため，肝クリアランスが減少する．その結果薬物血中濃度が上昇し，薬効の過剰発現や副作用発現をもたらす．また，高齢者は多剤併用していることが多く，相互作用が薬剤代謝を複雑にするので注意すべきである．

ⓒ 血漿アルブミンの低下

高齢者では，歯を失ったり消化機能が低下するため低栄養になることも少なくない．その結果血漿アルブミンの低下がみられる．このことはタンパク結合率の低下を招き，イオン型が増えるため薬物血中濃度が上がり，薬効の増加や副作用の発現する場合があるので注意が必要である（例：ワルファリン，ジゴキシンなど）．

ⓓ 除脂肪体重の減少と脂肪組織の増加

高齢者では筋肉量が低下し，脂肪組織が増加する．よって，水溶性薬物（油水分配係数＜1，例：アテノロール0.02）の場合は分布容積の減少が引き起こされ，薬物血中濃度は上昇し，過剰効果や副作用の発現に注意が必要である．また脂溶性薬物（油水分配係数＞1，例：プロプラノロール20.2）の場合は脂肪組織の増加により血中濃度は低下するが，薬物は脂肪組織に蓄積されることにより効果の持続することがあるので注意する．

ⓔ 脳重量の低下

加齢に伴い脳重量が低下するため，血液脳関門を容易に通過する脂溶性薬物には注意が必要である．

2 薬物有害作用の影響を意識したADLの確認

高齢者では薬剤有害作用による症状が疾患の悪化や老化によるものと判断され，副作用と認識されにくい．高齢者との会話や動作，バイタルサインなどから有害作用の確認をくり返し行うことが必要である．

例えば患者との会話のなかに「食事は美味しくとれていますか？」「おしっこは出にくくないですか？」「便秘や下痢はないですか？」「よく眠れていますか？」「お薬を飲んだ後だるくなったりしませんか？」などの質問を入れ，問題がないかを確認する[3]．その際，「薬剤師によ

る食事・排泄・睡眠・運動を通した体調チェック・フローチャート」（社団法人日本薬剤師会）の使用が有用である．高齢者は頻尿を気にするあまり，水分を控え脱水や便秘を引き起こすことがある．脱水によるめまい・吐き気・頭痛や，便秘による食欲不振や腰痛など，二次的症状を引き起こすことがあるので注意が必要である．さらに利尿薬・下剤はトイレへの移動回数を増加させ転倒リスクを増大するため，特に注意が必要となる．また歩き方や患者の顔つき，触れたときの皮膚の状態などから錐体外路症状やうつ傾向，脱水状態などを判断する．このように，五感を使った薬学的フィジカルアセスメントを行い，薬剤のADLやQOLへの影響をチェックし必要であれば処方提案する．

機能低下への対応

高齢者個々に身体機能，認知機能低下の程度に違いがある．視覚・聴覚の低下や認知症などの症状から，薬剤師の説明が伝わらず誤った用法・用量で服薬されている場合もある．患者それぞれに応じた接し方や支援が求められる．

1 視 力

40歳頃から低下が始まる．距離感や青・緑・紫といった色，小さいもの，細かいものを見る能力は低下し，眩しさを強く感じるようになる．

高齢者は複数の疾患に罹患している場合もあり，服薬剤数が多くなるため医薬品の識別が難しくなり混同しやすい．さらに加齢に伴う調整力低下とともに白内障では全体が黄色がかって見え，薬剤や文字の識別が困難になるので，ヒートシールで出す場合は，特徴となる部分を示す，薬袋の文字を大きく付記する，はっきりした色で区別するなどの工夫が必要である．

2 味覚・臭覚

味蕾や臭覚のレセプターが減少するため，味覚（苦味，酸味，塩味，甘味）は50代より低下し，臭覚は60代から低下する．味覚が落ちるため，お茶やコーヒーに砂糖を多く入れたり，副菜にさらに醤油をかけるなどの行動がみられる．疾患の裏にある生活習慣について目を向け，場合によっては栄養士と連携し，食事療法などのアドバイスをすることが必要である．

3 聴 覚

60歳前後から低下し始める傾向があり，多くは高音域が聞こえにくくなる．特に女性薬剤師が話すときには声をただ張り上げるとよけい聞こえづらくなるので，低音域で話すよう意識する．高齢者のなかには何度も聞き返すことを遠慮して，投薬窓口で薬剤師の話にただ相槌をうっている場合もあるので注意したい．聞こえづらい患者には文字や絵で示すなど，伝達方法を工夫し，理解できたかも確認する．

4 触 覚

温度覚，圧覚，痛覚はすべて加齢とともに衰える．指先の感覚の衰えは，ヒートシールから薬剤の取り出しがうまくできなくなったり，出した薬剤をうまくつかめないなど，服薬に影響を及ぼす．会計時，小銭をうまく取り出せない，おつりをトレイからつまめない患者には，薬剤の服用に困っていないかを確認すべきである．

5 精神面

加齢により記憶力はある程度低下する．これは認知症とは区別するべきことで，多少思い出すのに時間がかかるということである．また高齢者は若者に比べ反応も遅い．よって，言葉を待つことを心掛けなければならない．

さらに高齢者は，退職などによる自分の居場所や役割の喪失や伴侶との死別など，喪失体験によりうつ病を発症しやすい[3]．表情の変化（無表情），来局間隔の遅延，言葉数などうつ病のサインを見逃さないようにし，関係機関との連携をとることも重要である．

また，高齢者は変化への対応がうまくできないことがあり，包装変更や後発医薬品の変更に対して十分な説明をしたつもりでも，不安を抱き新たな症状を引き起こす場合もあるので，理解しやすいていねいな説明が必要である．

6 コミュニケーション（高齢者と話すときの留意点）

まず最も重要なことは，常に高齢者に対する敬意と理解を示すことである．そのためには高齢者に対して正面を向き，できれば顔の高さを同じにする（上から見下ろすと威圧的に感じる）．聴力が低下している場合は口の動きに頼っている場合もあり，なるべく口を覆わないようにする[4]．低音域を意識してゆっくり，簡単な言葉を用い短い文章で話し，相手が答える時間を十分にとる．ときにはジェスチャーを加えることもあるが，その場合も言語的メッセージと非言語的メッセージを一致させないと混乱を招くので，注意が必要である．

服薬支援

1 嚥下障害

加齢により舌の運動機能低下，唾液分泌低下，口腔感覚鈍化などによる咽頭への送り込みの遅延に続いて，咽頭においても喉頭の位置の低下により嚥下するときの喉頭挙上が不十分となり，上部食道括約筋を閉じている筋肉の機能不全も生じ，喉頭の閉鎖が不十分になるため嚥下障害が発生する[5]．そのことを踏まえ，嚥下しやすい対策が必要となる．

a 薬剤選択

カプセル剤は残留しやすいため口腔内崩壊錠・湿性錠やゼリー剤がよいが，それ以外であれば普通錠でもなるべく小さい錠剤や投与回数の少ない薬剤を選択する．また内服が困難であればパッチ剤，坐剤や吸入剤などの外用剤の選択を考慮する．

b 内服方法

ゼリーやプリンに包む，粥などと一緒に食事中に飲む（食事による影響があるものに注意），市販の嚥下補助ゼリーの使用などがある．

c 姿勢

上を向かないようにするためにはリクライニング位，首を前屈させて飲む，鼻の部分をカットしたコップを使うなどがある[6]．

2 服薬アドヒアランスの評価

高齢者におけるノンアドヒアランスの原因は1つではない．薬剤の自己管理能力の有無や身体の状態も考えられるが，医療者側にも問題がある場合もある．

高齢者におけるノンアドヒアランスを解決しようとして一包化の提案が多いが，必ずしも一包化が高齢者に理解されやすいとは限らない．ヒートシール包装の方が識別しやすく，薬識がある患者には服薬アドヒアランス向上につながる場合もある．また一包化された薬剤を誤った用法で服用すると一度に多種の薬剤の誤りが派生するので危険であるともいえる．高齢者の処方は患者の理解力，病識・薬識の有無，身体的機能低下，介護者の有無など全体を把握した上で，用法が単純で薬剤数がなるべく少なくなるようアセスメントすることが必要である．

3 補助具の使用

服薬アドヒアランスの向上には補助具の使用が有効である．身体機能低下のため点眼薬が上

手く点眼できなかったり，軟膏が背中に塗れないなどに対応する補助具も市販されているが，それも個人によりうまく使えない場合もあるので，患者ごとにあったものの選択やオリジナルの工夫も必要となる．

また飲み忘れが多い場合には市販のお薬カレンダーやお薬ケースなどもあるが，これは一週間分のものが多く，認知機能が低下した高齢者では曜日感覚も失念していて効果がない場合もある．原崎氏は「日めくりお薬カレンダー」（**図1**）を考案し，手作りで患者に提供している．このように，補助具は患者一人ひとりにあった提案でなければならない．

4 介護者への支援

高齢者では服薬管理や与薬を家族が行っている場合も多い．その場合，介護者のライフスタイルや能力をも考慮した提案をしなければならない．

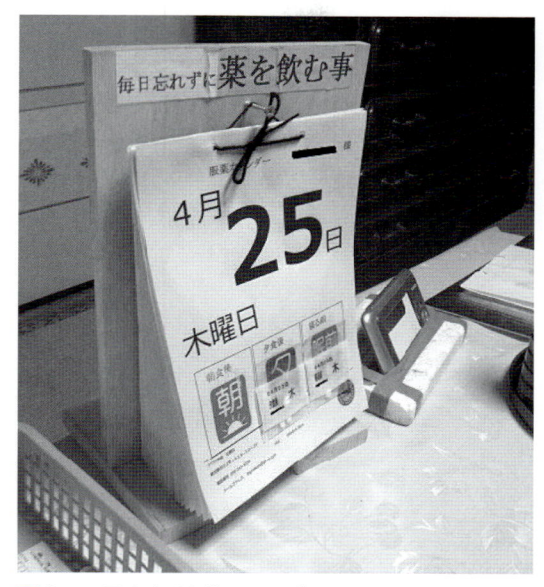

図1 日めくりお薬カレンダー
（鹿児島市アクア薬局管理薬剤師　原崎大作氏より提供）

症例

> 88歳女性．3世代同居．降圧薬2種，抗アレルギー薬1種の処方を定期的に受けている．最近，来局間隔が早くなっており，残薬の確認をしてももう1～2日分しか残っていないと返答．あまりに間隔が短くなったので，再度家で探してもらってなければ処方するということとした．
>
> 翌日お孫さんが来局し相談あり．薬を探したが出てこないこと，認知症ではないかと思う状態だが本人はその認識はないこと，以前お嫁さん（相談者の母親）が服薬管理していたがそれも拒み，脳神経科通院も行きたがらず，お嫁さんは手に余ってしまって現在は本人が自己管理しているとのことであった．こういうことがあれば過量服用が心配である．
>
> 本日医師に相談したが内臓疾患を患っており，まずはそちらの疾患の治療を優先させたいので中核病院へ紹介すると言われた．しかし本人の自覚がなく，他院への受診もしたがらない．家族としては服薬管理ができない，受診したがらないことが優先的問題点である．そこでお薬カレンダーを提案した．お薬のセットはお孫さんが行う．
>
> 最初は他人にやってもらう服薬管理に抵抗を示し，お薬カレンダーは使わないと言っていたが，薬のセットを自分でやってみることを勧めたところ非常に気に入ったようで，現在は継続して使用している．ただし，間違って入れていることもあり，お孫さんが注意して見守っている状態．他院への受診意欲も出て通院中．

高齢者への服薬指導・支援において重要視することは，QOLの維持，そしてその人らしい生き方の支援である．高齢者における薬物療法の原則としては，本当に必要な薬剤であるかを

十分に検討することである．そして患者とよくコミュニケーションをとり，薬剤がADLに影響していないかを含めアセスメントをくり返しながら"できないこと"ではなく"できること"を支えていくことも重要であろう．

(川末真理)

文献
1) 菅野　彊：薬物動態を推理する55Question, 小西廣己監修, p.69, p.89, 南江堂, 2011.
2) 日本腎臓学会：エビデンスに基づくCKD診療ガイドライン2009, p.4, 東京医学社, 2009.
3) 日本薬剤師会 職能対策委員会, 高齢者・介護保険等検討会編：薬剤師による食事・排泄・睡眠・運動を通した体調チェック・フローチャート：解説と活用, p.3, 日本薬剤師会, 2007.
4) 医療福祉生協連「高齢者にやさしい診療所」づくり小委員会：高齢者にやさしい診療所ツールキットの使い方導入マニュアル Ver.3, p.28, p.57, 日本医療福祉生活協同組合連合会, 2012.
5) 倉田なおみ編：月刊薬事2004年3月臨時増刊号　リハビリテーション領域の薬学ケア, 筒井廣明監修, p.51-52, じほう, 2004. .
6) 倉田なおみ：内服薬 経管投与ハンドブック 第2版, 藤島一郎監修, p.76-80, じほう, 2006.

5 小児への服薬指導・支援

基本的な考え方

薬物療法を適切に行うには，5つのRIGHTがキーワードになる．
①正しい薬物（Right Drug）
②正しい量（Right Dose）
③正しい方法（Right Route）
④正しい時間（Right Time）
⑤正しい患者（Right Patient）

上記を適切に実行するには，薬理学，薬物動態学，薬力学，薬物遺伝学を学習し，その知識を活用しなければならない．小児の薬物療法の実施においても，5つのキーワードに注意して実施することが重要である．小児が服薬を拒絶するなどで計画どおりに実行されていない場合も多くみられるので，薬物療法についての指導だけでなく患者の背景にも配慮し，アドヒアランスを上げるよう気をつける必要がある．

小児に対する薬物治療

小児科領域の薬物療法は十分な臨床試験が行われた上で使用されている医薬品が少ないのが現状であり，実際流通している医薬品であっても小児に適した剤型は少ない．採算が合わないなどの理由により，製薬企業には小児に適した剤形の開発が難しいのが現実である．臨床現場では，成人を対象として開発された薬剤を，他に方法がなくやむを得ず小児に対して使用していることも多い．すなわち，小児における薬物療法においては，最適薬用量に関する情報・適した剤形・適した含量の薬剤が少ないなどの難しい状況で薬物治療が設計・実施されることになる．このような状況だからこそ，臨床薬理学や薬物動態学を熟知した薬剤師が関与することにより処方の安全性をより高めることが期待されている．

1 小児と一般成人の相違

こどもが大人のミニチュア版ではないことは広く知られているところである．諸臓器の生理機能が未発達であり，成長に伴い体組成の変化が起こることなどから，小児の薬物動態もまた大きく変動する．さらに新生児では薬物代謝酵素も未発達であり，薬物動態学の知識の他に発達薬理学についても視野を広げる必要がある．また，小児領域の処方設計・監査においてインフルエンザの臨床経過中に発症した脳炎・脳症の重症化と解熱薬（ジクロフェナクナトリウム）の関係性を例にあげるまでもなく，副作用の危険が高い薬物についても当然ながら注意が必要である．

2 小児に適した剤形を理解する

ⓐ 経口剤

- **散剤**：個々の患者にあわせ投与量の調整がしやすい，複数の薬剤を混合し分包できる，錠剤・

表1 小児薬用量換算表

AugsbergerⅡ式（満1歳以上）
小児薬用量＝（年齢×4＋20）/100×成人量

Von Harnack の表　（成人を1とする）									
年　齢	未熟児	新生児	3ヵ月	6ヵ月	1歳	3歳	7.5歳	12歳	成人
小児薬用量	1/10	1/8	1/6	1/5	1/4	1/3	1/2	2/3	1

カプセルが服用できない小児にも利用できるなどのメリットがある．しかし，苦味や匂いが強い散剤は，飲みにくく，また量が多いと服薬の負担が増すデメリットもある．

・シロップ：小児用に甘く味付けしてあり飲みやすく，個々の患者に合わせ投与量の調整がしやすい．また，複数の薬剤を混合できることが多いが，長期保管が困難であること，配合変化に注意が必要な薬剤があること，1回量を正確に測り取ることが難しいなどのデメリットもある．

・ドライシロップ（用時溶解または懸濁して用いる製剤）：液剤よりも比較的保存性が高く携行性がよい．状況に応じて散剤としてもシロップ剤としても使用できるというメリットがある．

・錠剤・カプセル：1錠中の成分含量が正確であり，腸溶錠・多層錠・徐放錠・OD錠などバリエーションが豊富で味・匂い・刺激性などを緩和しているものもある．また，携帯に便利である．しかし，小児用が少なく，年齢・体重・症状などに応じた投与量の微調整が困難である．また，処方薬が増えると服用錠数の増加につながり，服薬の負担が増すというデメリットがある．

❻ 坐　剤

嘔吐や誤嚥のリスクがなく，胃障害を回避でき，即効性が期待できる剤形である．しかし，挿入時の不快感を嫌がる場合や，刺激のため便意を感じたり，吸収前に坐剤が出てしまう場合もある．また，下痢症状があるときは使いにくい．

3 小児薬用量の換算表を理解する

添付文書に小児薬用量の記載があれば，その用法・用量を参考にできる．しかし，実際には添付文書に記載されていない場合が多くある．ある調査では，小児薬用量について具体的に記載されているのは添付文書の13％に過ぎないとされている．医薬品インタビューフォームや文献情報などでも参考情報が得られない場合，一般的には成人に対する常用量から小児薬用量を算出する．**表1**に代表的な小児薬用量の算出式であるAugsbergerⅡ式と，小児薬用量の換算表であるVon Harnackの表を記載した．最近では鈴木信也らにより，従来の推定式は消失経路などの薬物側の要因をまったく考慮しておらず，単一の発達パラメータに基づく推定であるため，生理・生化学的発達の著しい小児期，特に新生児期，乳児期において適正な用量を予測できるかは疑問であるとの考えから，小児の生理・生化学的発達と薬物消失経路を考慮した新たな小児薬用量推定法〔ePPBD（estimation of pediatric doses based on physiological and biochemical development）法〕が開発・発表されている[1]ので，こちらも参照されたい．

4 小児のADMEを理解する

❶ 吸収（absorption）

経口投与された薬剤は，消化管，小腸から吸収され，薬の吸収には胃内のpHや，胃から十二指腸への通過時間などが影響する．新生児の

胃内pHは6～8と高く，その後徐々に酸性になり，生後数ヵ月～3歳で成人の値（pH1～3）となるため，弱酸性・弱塩基性薬物の溶解度に影響を及ぼすことが知られている．胃酸分泌のほとんどない時期では，フェノバルビタールやフェニトインなどの酸性薬剤は吸収率が低下し，ペニシリンなどの酸性条件下で不安定な薬剤は吸収率が高い．胃内容排出時間は，新生児期は成人より長く，生後6～8ヵ月で成人値になる．小児の消化管通過時間は成人（約24時間）よりも速く，生後3～5日では3～13時間程度である．

b 分布 (distribution)

消化管，小腸から薬剤が吸収され，門脈を通り肝臓などで初回通過効果を受け，血液中から組織内へ移行することを分布という．薬物の体内分布は，体の水分量・脂肪量，血液pH，血漿中タンパク結合，薬剤の水溶性・脂溶性などの影響を受ける．体重に占める水分量の割合は，成人が50～60％であるのに比較して未熟児では85％，新生児では75％程度であるといわれている．特に水溶性薬物を投与する場合は，体重換算で成人と同じ投与量にした場合，濃度が低くなるおそれがあるので，投与量の増量を検討しなければならない．さらに，薬物の血漿タンパク結合率の変化にも注意を払わねばならない．新生児における血清アルブミン値は乳児・学童に比較して低値を示し，薬物の総クリアランスや組織分布に影響を与えている．

c 代謝 (metabolism)

薬物は，主に肝臓の代謝酵素によって代謝され，第1相反応と第2相反応の2つに大きく分けられる．第1相反応は，酸化・還元・加水分解といった主にチトクロームP450（CYP）が関与する反応である．CYPの活性は新生児期には成人の25～50％と低く，生後6ヵ月で成人に近づく．第2相の代謝については，出生時には硫酸抱合およびグリシン抱合は成人とほぼ同等の活性が認められるが，グルクロン抱合能は低く，成人と同等になるには生後3ヵ月までかかるので，グルクロン酸抱合が主要な排泄経路である薬物（アスピリンやフェニトインなど）では消失半減期が延長し，新生児では中毒を起こしやすくなる．アセトアミノフェンは主な抱合経路は成人ではグルクロン酸抱合であるが，新生児では硫酸抱合活性の方が高いため，中毒は起こりにくい．

d 排泄 (excretion)

投与された薬物やその代謝産物の排泄経路であるが，主に胆汁中や腎臓から尿中へと排泄される．腎排泄に影響する糸球体濾過率（GFR）は，新生児では成人の約30～40％であり，未熟児ではさらに低くなる．したがって，新生児では腎排泄型の薬物の排泄速度が遅くなり，血中濃度が高くなる．未熟児や新生児，腎機能が低下している場合では，排泄が遅延する傾向があるため薬の投与量と投与間隔を調節する必要がある．

小児への服薬指導の実際

小児への服薬指導は，ほとんどの場合，本人よりも親（保護者）に対して行うことが多い．ここで重要なポイントとなるのは，親（保護者）との信頼関係の構築である．親というのは，自分のこどもに服薬させる薬には，自分自身が服薬する薬よりも真剣に向き合う場合が多い．こどもに早く治ってほしい，健康を取り戻してほしいという思いや，薬による副作用発現への恐れ，不安もあるだろう．信頼関係が構築されれば，来局初期の頃よりも質問や悩みを話されることが多くなる．飲ませ方の工夫から始まり，服用するタイミング（食事時間や授乳時間）など，小児特有の問題もある．保育園や学校での服薬についても配慮が必要なケースなど，より

患者さんの生活状況に合わせた指導が必要となる．

1 小児への服薬指導のポイント

小児が薬を飲まない・飲んでくれないという場合，飲ませ方を中心とした指導を行う．まだ言葉が通じない小児でも，親の愛情や想い・真剣さは非常に大切なエッセンスである．そして，飲めたら必ず笑顔でほめることや，受診や服薬を嫌がらないような表現・工夫をしたり，服薬の大切さを伝えることも効果的である．母乳哺育の場合は，授乳の回数や服薬のタイミングを考慮した指導を行う．小児だけではなく母親・父親の背景を把握し，必要ならフォローすることも大切である．

2 小児への散剤の飲ませ方の工夫

嚥下補助ゼリーを活用するなど，味の工夫を行う．また，空腹時服薬が問題ない薬剤の場合は授乳前や食前に試してみるなど，時間の工夫を行う．新生児・乳児の場合，散剤にわずかの水を加え練り，上あごに塗りつけたり，スプーンやスポイトを使用したり，哺乳瓶の乳首に入れて飲ませることもできる．

3 注意事項

小児の手の届かないところに置くことが大切である．1歳以下の乳児には，乳児ボツリヌス症の危険性があるので，ハチミツは用いない．食品やジュースと混ぜる場合，薬効が低下したり血中濃度が上昇する組み合わせがあることを知ってもらい，正確な情報を提供することが必要である．また，小児の兄弟が同じような症状で医療機関を受診し，同一成分の薬剤や，見かけ上類似した薬剤を調剤するような場合には，取り違えて服薬しないようにする工夫が必要である．

坐剤の使用について

小児の場合，坐剤は熱が高いときや吐き気が強いときなど，不定期に，その時の状態に応じて使うことが多いため，いざというときに使用できるよう，使用方法やタイミングをしっかり説明しておくことが大切である．

ⓐ 用法・用量の確認

どのような症状の時に使用するのか（熱が何度以上になったら，水分がとれなかったらなど）を理解しているか，医師や看護師から使用方法についてどのような説明を受けているか，複数回使用の条件や再受診について確認する必要がある．

ⓑ 坐剤を2種類使うとき

2種類以上の坐剤を使用する場合，使う順番は基剤によって決まる．坐剤の基剤には，大きく分けて水溶性のものと油脂性のものがある．小児には解熱薬，制吐薬，抗けいれん薬などの坐剤がよく使われる．また，解熱薬と抗けいれん薬，あるいは解熱薬と制吐薬というように，2種類の坐剤を組み合わせて使うことも珍しくない．しかし坐剤を併用する場合，使う順番によっては有効成分の吸収に影響が出ることもあるので十分な注意が必要である．例えば，熱性けいれんでダイアップ®（ジアゼパム）坐剤とアンヒバ®（アセトアミノフェン）坐剤が処方されている場合，まず水溶性基剤であるダイアップ®坐剤を入れ，ジアゼパムが吸収されてからアンヒバ®坐剤を入れる必要がある．また少なくとも30分以上の間隔は空けるよう説明する．

医師へのフィードバック

処方薬の使用状況については，抗菌薬や吸入薬または抗てんかん薬など，報告の優先度を共

有しておく．副作用・アレルギーについては，服薬前のアンケート情報と服薬後に起きた場合の両方である．特に患者や保護者が伝えていない場合，重要な情報となるので放置しない．他の医療機関受診情報や使用中の薬剤情報・残薬情報は，医師に伝えていない場合も多く見受けられるので，保護者にそのリスクを理解していただいた上で行うべきである．疑義照会も含めてフィードバックの重要なポイントは，報告・連絡・相談（ホウレンソウ）のマナーに注意することである．日頃から，積極的に連携を心がけ情報共有のための関係づくりが大切である．

事例　小児への服薬指導

3歳男子，体重13kg，近隣の家庭医がいる診療所を母親と一緒に受診した．中耳炎と診断される．
処方内容：クラブラン酸カリウム・アモキシシリン小児用配合ドライシロップ　2.02g
1日2回　12時間ごと食直前　5日分

服薬指導のポイント①

一般的な抗菌薬の服薬指導である「自己判断で薬を止めたり，回数を減らしたりしない」「下痢が起こりやすくなることがある（加えて，その時の対処法）」などについて理解しているか確認する．

服薬指導のポイント②

クラブラン酸カリウム・アモキシシリン小児用配合ドライシロップの特性を理解してもらう．飛散性が高く，粉末のまま服用するとむせやすいこと，水に溶かすときは空のコップに粉薬を入れ，次に飲みきれる適量の水を注いでかき混ぜること（水が先だと粉薬が浮いて溶かしにくいため）を伝える．

食直前服用の理由を理解しておくこと．配合されているクラブラン酸カリウムは，高脂肪食摂取時にバイオアベイラビリティ（AUC比）は減少し，T_{max}が遅延，C_{max}も低下するが，高脂肪食摂取開始時（食直前）に投与すると良好な吸収を示すとされている．したがって食直前服用が望ましいと考えられている[2]．

限られた短い時間のなかで，医薬品の適正使用が促進されるような服薬指導を行うには，知識と同時に優れたコミュニケーション能力が必要である．相手の理解度を素早く判断し患者さんごとの個別対応が原則である．

（田村英俊）

文献

1) 鈴木信也ほか：薬学雑誌, 129 (7)：829-842, 2009.
2) 澤田康文：日経DI薬局虎の巻シリーズ2　その薬を出す前に「処方せんチェック」虎の巻 改訂版 上, p.169, 日経BP社, 2009.
3) あすか薬局編：小児のくすりと服薬管理 改訂2版, 南山堂, 2007.
4) 上村直樹, 下平秀夫：ビジュアル薬剤師実務シリーズ1 薬局調剤の基本, 羊土社, 2008.
5) 日本薬剤師会編：第十二改訂 調剤指針 増補版, 薬事日報社, 2008.
6) 片岡 正, 原 朋邦：小児科学レクチャー, 2 (1)：1-2, 総合医学社, 2012.
7) 五味田裕, 荒木博陽：プロブレムリスト活用による小児の服薬指導—患者・家族への説明 第4版, 医歯薬出版, 2010.

6 妊産婦・授乳婦への服薬指導・支援

妊娠中は日常生活のあらゆる場面で不安を生じる．なかでも薬物治療を行うことは妊娠中，そして授乳中に至るまでも胎児や乳児の影響を考慮していく必要性があり，不安は大きい．結果として妊婦・授乳婦本人は，病気に対する服薬よりも胎児や乳児への薬物の影響を懸念し，服用を自己中断することも少なくない．しかしながらその行為は病気の症状悪化につながり，結果として胎児や乳児に悪影響を与えることも多い．

薬物治療を実施する上ではEBMが大切だが，胎児や乳児への薬物の影響は動物実験データが多く，ヒトでの影響は不明瞭な薬剤が多い．薬の専門家として薬剤師は薬物動態などから移行性・影響を推測し，専門的な知識と情報収集，そして患者の状況により最適な判断を行い，安全に治療を行える情報提供と患者を安心させるコミュニケーション能力が重要である．

妊産婦への薬物治療

妊産婦への薬物投与において胎児に与える薬物の影響は，薬剤の種類と妊娠周期に大きく影響される．また，妊娠すると母体の薬物動態にも影響を及ぼすのであわせて考慮する必要がある．

1 妊娠周期に及ぼす薬剤の影響[1〜4]

ⓐ 妊娠0〜3週まで（無影響期）

妊娠周期は，最終月経日の始まりを0週0日として数える．受精すると受精卵は細胞分裂をくり返しながら子宮へと移動し着床する．この時期は，「All or Noneの法則」が働き，薬物により大きな障害を与えられれば受精卵は死んでしまう．また小さな影響が認められたとしても，他の細胞が代償し，まったく影響がないとされている．そのため，約30日まではほとんどの薬は服用していても影響ないといわれている．ただし，蓄積性のあるエトレチナートや風疹生ワクチンは注意が必要である．

ⓑ 妊娠4〜7週目（絶対過敏期）

妊娠4〜7週目を絶対過敏期という．眼や耳，唇などのさまざまな器官ができ，胎児となる時期である．したがって薬物の服用により，組織にさまざまな影響を受けやすい時期であり，催奇形性が最も問題になる時期である．この時期は妊娠が発覚する時期であり，そうと知らずに薬物治療を継続していて胎児に影響を及ぼしてしまう時期でもある．特に注意しておきたい薬剤として，ホルモン剤や向精神薬，脂溶性ビタミンなどがある．

ⓒ 妊娠8〜15週目（相対過敏期）

妊娠8〜15週目は相対過敏期といい，奇形などの心配は妊娠4〜7週目よりは減るものの，性の分化や口蓋への影響が残る．また，薬剤に対する催奇形性の感受性が低下するだけなので，胎児への薬剤の影響がまったくないわけではない．

d 妊娠16週目〜分娩まで（潜在過敏期）

妊娠16週目以降は胎児の器官はほぼ形成が終わっているため，形態的異常はほとんど認められない．この時期の問題としては胎児毒性があり，胎児の発育が低下，羊水の減少や胎児の死亡，胎児の適応障害が問題となる．ワルファリンにて精神発達障害や胎児の出血傾向による死亡，NSAIDsで動脈管収縮・閉鎖，羊水過少の報告があり，産婦の投与においてもジクロフェナクナトリウムの投与で胎児循環持続症や新生児肺高血圧症などの報告もあり，使用しないことが望ましい．

2 薬の胎児への移行[5,6]

薬物治療で投与した薬は母体血中に取り込まれてから胎盤を通過して胎児に影響する．しかし，薬剤により胎盤の通過度は異なるため，胎児への影響を少なくするには，通過性の悪い薬剤を選択する必要がある．

薬物の移行を考える上で，当然のことながら母体の薬物血中濃度が高くなれば胎盤を通過しやすい．また，分子量が300〜600以下の薬剤は容易に通過し，1,000以上になると通過しにくくなる．ただし，ほとんどの薬剤は分子量400以下であるため，分子の大きさだけで考えるとほとんどの薬剤は胎盤を通過することになる．しかしながら，母体血内でアルブミンと結合している非遊離型薬物はみかけ上の分子量が大きくなるため胎盤を通過することができない．したがって，血漿タンパク質との薬物の結合率が高いほどアルブミンと結合し胎盤は通過しにくいことになる．しかし，一度胎盤を通過してしまうと胎児血内のアルブミンと結合するため，母体内に戻りにくくなる．

また生体膜は脂質から成り立つため，脂溶性薬物は胎盤を通過しやすい．そのため，水溶性の高いイオン型よりも脂溶性の高い分子型の方が胎盤を通過しやすく，胎児に薬物の影響を与える可能性が高い．母体血のpHは約7.4であるため，例えば弱酸性薬物であれば，pKaが7.4より大きい薬物は母体血において胎盤移行しやすい．

さらに，胎盤の状態も重要である．妊娠が進行すると胎児血液と母体血液の境界部の表面積が増大するため，薬物が通過しやすくなる．また，妊娠高血圧などは胎盤の機能低下が起こり，薬物が通過しやすくなるので注意が必要である．

妊産婦への薬物治療において，最も考慮しやすいのは投与経路である．基本的に静脈内投与＞経口投与＞局所投与の順で薬物血中濃度は高くなる．したがって，妊娠中は胎児への影響をより少なくするために，薬物血中濃度の上がりにくい吸入薬や塗り薬，点眼薬などの局所投与薬剤が第1選択薬になる．

3 母体の影響[5]

妊娠中は胎盤からのエストロゲンおよびプロゲステロンの分泌により，母体の生理学的変化が起こる．血中プロゲステロン濃度の上昇は消化管運動を低下させるため，胃内容排泄速度が30〜50％遅延する．また，腸の蠕動運動が低下することにより薬物の吸収が遅れ，そのことより薬効の発現が遅れることがある．さらには，胃内のpHの上昇により腸溶錠などの溶解や吸収に影響を及ぼす可能性がある．

また，循環血漿量の増加により血漿容積は約50％程度増加する．そのため，薬物の血中濃度が相対的に低下する．さらには，分布容積が増加することにより血中タンパク濃度が低下し，薬物の遊離型分率が増加するため，特にタンパク結合率の高い薬物は薬効や副作用が強く出る可能性がある．血漿容積増加と心拍出量の増大に伴い腎血漿流量が約25〜50％ほど増大するため，糸球体濾過率は妊娠初期から40〜

50％増大するといわれている．このように，妊娠中は生理学的変化によって体内動態が変化し，薬効や副作用の発現が通常と異なることがあることも考慮していく必要がある．

妊産婦への服薬指導・支援

妊娠中の薬物投与は胎児へのリスクをできるだけ軽減し，安心して服用してもらうよう適正な情報を提供する必要がある．安全だから薬物を使用するのではなく，必要だから使用することを理解してもらうことが大切である．服薬指導をしていく上で妊産婦本人とのコミュニケーションが第一である．妊産婦に絶対安全な薬はないが，安心して治療できる情報提供を行い，無用な心配や不安は取り除くことが重要である．また，催奇形性などの影響を考慮し，基本は単剤で治療する．さらに，催奇形性の可能性のある薬剤は妊娠の可能性のある女性への投与は避け，安全な薬を選択するのは言うまでもない．周産期によっても薬剤の影響は変化する．特に妊娠4〜7週目の絶対過敏期にはできるだけ薬物治療を避けることが望ましい．

また，母体の体調変化にも注意をする必要がある．喘息やてんかん・精神疾患などが悪化することにより母体の体調が変化すると，薬剤の害よりも胎児に影響を及ぼすこともある．このような慢性疾患でも胎児に安全なものに切り替え，薬物治療を継続することが大切であることを理解してもらう必要がある[7]．ただし，慢性疾患における薬物治療は，妊娠による母体の薬物動態変化に伴う薬効・副作用の変化も考慮しなくてはならない．それは，妊娠週数が進むにつれ体内動態も変化していくため，薬物の薬効評価，副作用チェックを毎回行う必要がある．

生活習慣指導についても注意が必要である．妊娠期は免疫低下に伴う感染予防のため，うがい・手洗いを励行する医療従事者は多いが，ヨードを含むうがい薬は局所投与ながらも胎児の甲状腺中毒を引き起こす可能性がある．そのため，水でのうがいを推奨するとよい．また，NSAIDsの貼付剤も妊娠後期の腰痛などに使用することがある．ただし，大量に使用することで皮膚から薬剤が吸収され，経口投与の場合と同様に胎児の動脈管閉鎖や羊水減少を引き起こすことがあるので注意が必要である[8]．

> **症例** 喘息疾患を患う妊婦への服薬指導
>
> 29歳女性．既往歴：喘息．妊娠以前はテオフィリン徐放錠，抗ロイコトリエン薬の内服にて治療．妊娠発覚後，外用吸入薬への切り替え．妊娠15週目にて喘息症状の増悪が認められた．主治医より内服ステロイドの追加が行われたが，投薬時に患者より聴取したところ，喘息症状が落ち着いており妊娠しているため自己中断していた．外用薬の安全性および喘息増悪時の母体や胎児への影響を説明し，安心して吸入を使用できるように指導．薬局より医師に状況を説明し，外用吸入薬の継続治療．発作消失後は吸入薬のみの使用により喘息発作は認められず，元気な男の子を出産した．

授乳婦への薬物治療

授乳中への薬物の投与も妊産婦への投与と同じように各医薬品の添付文書を参照すると，ほぼすべての薬剤において，「授乳中に移行する」や「授乳を中断することが望ましい」と記載がある．しかし授乳婦への投与においては，母乳中に薬剤が出てくるか否かが重要なことではなく，乳児が母乳を通常量摂取しても有害な事象が起こらないかどうかを判別することが大事である．

1 薬物治療における乳児側の問題点[6,9]

授乳婦への投与においては授乳中への移行性とともに乳児の条件も大きく影響する．これらを考慮した上で薬剤の選択をしなくてはならない．

乳児の月齢で考えると早産児や新生児ではリスクが高く，月齢が進み母乳の摂取量が少なくなった乳児はリスクが低くなる．また，乳児の肝・腎機能は月齢とともに成熟してくるため，月齢が進むと安全性は増す．さらに乳児の健康状態にも影響を及ぼす．基礎疾患があったり，消化器系の症状があったりする乳児では，授乳中の薬剤により影響を受けやすくなることもある．

薬剤のなかでも，特に鎮静作用のある薬剤は新生児のグルクロン酸抱合能が低いのでベンゾジアゼピン系薬物が蓄積しやすい．また，第1世代の抗ヒスタミン薬などにも鎮静作用があり使用を避けることが望ましい．特に無呼吸の既往や乳幼児突然死症候群のリスクがある場合には使わないようにする．

2 母乳への移行性[8,9]

母乳への移行に関しても，胎盤の通過性と同様に分子量と脂溶性から考慮することができる．分子量の大きなインスリンなどは母乳への移行は少ない．よって，循環血液中の薬剤はアルブミンと結合していない遊離型薬物のみが母乳中に移行するため，タンパク結合率の高いものは遊離型薬物濃度が低く，母乳中に移行しにくい．

また，一般的に脂溶性が高いほど母乳中の薬剤濃度はより高濃度にかつ移行速度も速くなる．そのため，薬剤のイオン性に関しても考慮する必要がある．母乳中のpHは血漿中と比べてやや低く，一般的に血漿内pH7.4であるのに対し，母乳のpHは7.0前後であるといわれている．イオン化されている薬剤は水溶性が大きいので通過しにくく，分子型の薬剤は通過しやすい．塩基性薬物でpKaが7.4以上の薬剤に関しては，イオン化している薬物濃度が高いため移行しにくいが，一度通過してしまうと蓄積される傾向にある（イオントラップ）．したがって，塩基性薬物よりも酸性薬物の方が乳児に与える影響は少ない．

さらに，生物学的利用能（bioavailability：BA）を考慮すると，BAが低い薬剤は摂取した薬剤がたとえ多くても，血液循環に入る薬剤は少量である．乳児が母乳から摂取しても，その薬物が乳児の血液循環に入る量もごくわずかである．乳児への薬剤の有害事象の発現を防ぐためにはBAの低い薬剤を選択する方がよい．また，薬物の半減期も薬剤を選択する上で大事なことである．薬物の半減期は短い方が乳児の母乳から摂取する薬物量が少ない．一般的に乳児は肝機能や腎機能が未発達なため，半減期が大人よりも長くなる傾向になる．よって半減期の長い薬物を長期間内服する場合には，乳児の血中薬物濃度を上げる可能性があるため，注意が必要である．

授乳婦への服薬指導・支援

授乳婦への薬物治療を考える上で，母乳に移行しにくい薬剤は安全性が高い．ただし胎児への影響と異なり，実際の乳児への影響については母乳中薬剤濃度，授乳量を考慮すると大部分の薬が安全に使用できるわけである[7]．適正な治療を行うためにも，まずは妊娠中と同じく患者の理解が大切である．心配を取り除くことにより，服用のアドヒアランス改善と授乳の中断を防ぎ，母と子の関係を崩すことなく病態の改善を行うことができる．妊娠中と同様に病態の悪化は母体のみならず，乳児にも悪影響を及ぼすため，適正な薬物治療が行えるよう指導する

必要がある．また，大部分の薬は安全に使用することができるが，それでも乳児への摂取することで起こる害を最小限にするため，小児に適応のある薬剤を選択すると乳児が摂取しても安全性は高まる．1歳を過ぎると離乳食も始まり授乳量も減少するため，相対的に薬剤の影響は軽減する．授乳間隔も伸びるため，半減期の短い薬剤を選択すると服用時間または授乳の時間を調整することで薬物の影響を最小限に抑えることができる．

薬剤の服用による影響は，乳児の観察を行い，母乳の飲み具合や眠り方，機嫌や発疹の有無などを観察することでも回避することができる．母乳の代替品は現在の世の中には存在しない．薬の影響を心配して人工乳に切り替えることによりアレルギーや成分の安全性に関するリスクが生じる．さらには授乳の中断は，搾乳などのケアを施さないと乳腺炎を引き起こすだけでなく，母乳の生産量も減ってしまう．また，乳児にとって授乳は母と子の大切なコミュニケーションの機会でもあるため，授乳は必要であることを考慮することが大切である．したがって，よほど薬による影響が想定できない限りは，薬物服用による授乳の中断をさせることは避けることが望ましいと考える[8]．

実際の妊産婦および授乳婦への薬物投与においては，薬剤師にとっても不安な部分が多い．薬の専門家として，医師および母親に適切な情報を収集・評価，伝達するために「薬物治療コンサルテーション妊娠と授乳」（南山堂）などの書籍や国立成育医療センターのホームページ（http://www.ncchd.go.jp/kusuri/index.html）より個々の薬剤に関する情報が収集できる．また，アメリカFDAの評価，オーストラリア医薬品評価委員会（ADEC）や虎の門病院の評価などをまとめて閲覧できる「お薬110番」(http://www.okusuri110.com/kinki/ninpukin/ninpukin_00top.html）も参考になる．いずれにせよ，薬物の影響による不安を取り除き，母親の希望に沿った，妊娠や授乳に影響の少ない薬剤選択・服薬指導を行うことが薬剤師の重要な役割である．

（大隅寛之）

文献

1) 林 昌洋ほか：実践 妊娠と薬 第2版, p.1-11, じほう, 2010.
2) 林 昌洋：日産婦誌, 58 (6)：77-85, 2006.
3) 北川浩明：月刊薬事, 53 (8)：1067-1072, 2011.
4) 田中憲一ほか：スキルアップのための妊婦への服薬指導, p.19-24, 南山堂, 2003.
5) 松田静治：妊婦と薬物治療の考え方－投与時の注意と禁忌－, p.21-29, ヴァンメディカル, 1996.
6) 伊藤真也ほか：薬物治療コンサルテーション 妊娠と授乳, p.9-11, p.94-103, 南山堂, 2010.
7) 村上訓子ほか：服薬指導Q＆Aシリーズ 妊婦・授乳婦編, p.92-104, 医薬ジャーナル社, 2001.
8) 中山明子ほか：妊娠・授乳婦なんて怖くない！これでアナタも母子（おやこ）のかかりつけ医, 日本プライマリ・ケア連合学会第6回春季生涯教育セミナー（愛知）, 2013.
9) 菅原和信：薬剤の母乳への移行 改訂4版, p.1-23, 南山堂, 2008.
10) 各薬剤の添付文書

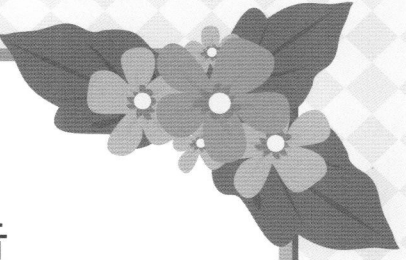

第4章

薬剤師の視点で行う
トリアージ&アクション

第4章をお読みいただく前に

　第4章では，実際に保険薬局などに来局された患者が不調を訴えている際，何をもって緊急性の有無を判断するかを解説する．患者の状態に異変を感じたとき，われわれ医療従事者は緊急性を動きながら考えなければならない（トリアージ＆アクション）．考えた後に動くのでは遅い．例えばショック，急性冠症候群，髄膜炎，脳卒中などの緊急疾患は，われわれがもたもた考えている間にも病状は変化する．目の前に不調を訴えている患者がいたら，その患者がどんな疾患を発症しているかの鑑別診断を考えるのではなく，その患者が緊急性であるか否かを3分以内に判断（臨床判断）する．その具体的な行動指針が，救急初療ユニバーサルアルゴリズム（図1）である．

動きながら考えるトリアージ

　このアルゴリズムの特徴はステージⅠ＜動き出すステージ＞にある．患者を診察する際の一般的なアプローチは，①病歴聴取→②身体所見→③検査→④診断という流れである．しかし，緊急性のある患者を目の前にした際，このアプローチ法では不十分である．なぜなら，患者の病歴を詳しく聴取している間にも，緊急疾患の病状は刻々と進行しているからである．患者の緊急性を把握する（トリアージする）ためには，まず患者に触れてABC（A：Appearance，B：Breathing，C：Circulation）を確認しなければならない（STEP1）．Appearanceでは意識レベル，見た目の緊急性，そして顔面蒼白，四肢末端の冷感，冷や汗などを確認する．Breathingでは気道と呼吸の変化を確認する．Circulationでは脈の微弱，脈の速い遅いなどを確認する．そこで緊急性があると判断したら患者を安定化させよう．医療機関で安定化させるためには，呼吸と循環状態を保つために酸素投与，モニター装着，点滴（静脈路確保）を行う．しかし，薬局ではそのような医療機器がないため，患者を臥位（仰向けに寝かせる，嘔気や嘔吐があるときは左側臥位またはうつ伏せに寝かせる）にさせて主要臓器の保護を行う（STEP2）．臥位にさせた後，薬局に血圧計や酸素飽和度測定器があれば異常なABCをバイタルサインとして数値化する．例えば，意識の状態が悪い→JCS：Ⅱ－10，呼吸が早い→呼吸数24回／分，脈が速い→110回／分，脈の触れが弱い→血圧80/50mmHgなどである．しかし，バイタルサイン数値はあくまでも目安であるため，数値が破綻していなくても異常なABCが続いていれば緊急性があると判断してよい．なぜなら，バイタルサインが破綻した後では手遅れとなる場合があるからだ．図2にステージⅠ＜動き出すステージ＞の流れと，異常なABCとバイタルサインの一例を示す．これらの1つでも続いていれば，帰宅させることは困難と判断する．

第4章 薬剤師の視点で行うトリアージ&アクション

```
ステージⅠ＜動き出す＞
STEP1：緊急度の把握＜トリアージ＞
   安定  ／  不安定
          ↓
   STEP2：状態を安定化させる＜アクション＞

ステージⅡ＜考える＞
STEP3：鑑別診断と情報収集
STEP4：臨床推論

ステージⅢ＜決断する＞
STEP5：最終方針の決定
STEP6：特異的治療
```

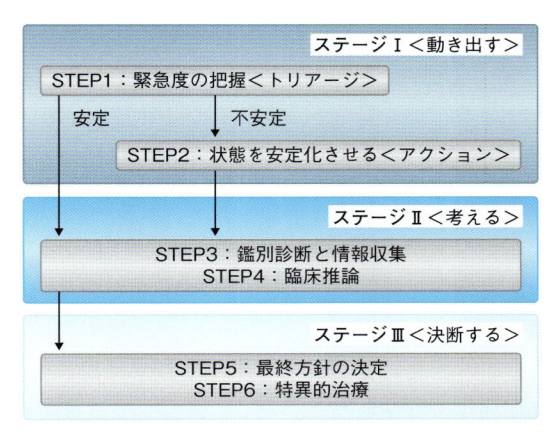

図1 ◆◆ 救急初療ユニバーサルアルゴリズム

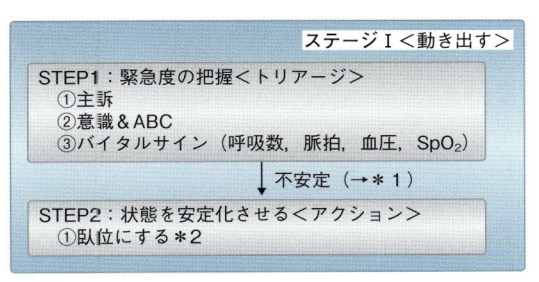

```
ステージⅠ＜動き出す＞
STEP1：緊急度の把握＜トリアージ＞
 ①主訴
 ②意識＆ABC
 ③バイタルサイン（呼吸数，脈拍，血圧，SpO₂）
        ↓ 不安定（→＊1）
STEP2：状態を安定化させる＜アクション＞
 ①臥位にする＊2
```

＊1：不安定なサイン

危険な主訴				
胸痛，呼吸困難，意識障害，けいれん，麻痺，構音障害				
Appearance (意識レベル, 見た目)	Breathing (呼吸)		Circulation (循環)	バイタルサイン
JCS ≧Ⅰ桁	声が出にくい いびき音	息苦しい 会話ができない	顔面蒼白 チアノーゼ 冷や汗	呼吸数＜8回/分 呼吸数＞30回/分 脈拍＜50/分 脈拍＞120/分 血圧＜90mmHg SpO_2＜93％ ※体温は評価しない
顔面蒼白 四肢末端の冷感 冷や汗	唾液分泌物増加 Stridor（喘鳴，ぜいぜい音）	呼吸音減弱 陥没呼吸 不規則な呼吸パターン 呼吸補助筋の使用	脈の微弱 脈の速い遅い	

＊2：医療機関におけるSTEP2は以下を行う.
 ①臥位にしてO・M・I（酸素投与，モニター装着，静脈路確保）
 ②必要なら救急処置（気管挿入，緊急脱気など）

図2 ◆◆ ステージⅠ：動き出すステージ＝ Triage & Action

鑑別診断を考えるのではなく緊急性を判断する

ステージⅠで患者をトリアージ&アクションした後，可能であれば緊急性の疾患を思い浮かべつつ素早く病歴聴取を行う（ステージⅡ：考えるステージ）．しかし，ここに時間をかけ過ぎてしまうと緊急疾患が進行してしまい，適切な救急搬送や医師への伝達が遅れてしまうことがあるため，5分以内に的を絞った情報収集を行うことが必要となる．詳細は次章以降の各論に譲る．そして，どの患者も最終的には帰宅さ

せるか，救急搬送または医療機関への受診を勧めるかを決断する（ステージⅢ：決断するステージ）．ここで大事なことは，少しでも帰宅させることに不安を感じるようであれば，全員に医療機関への受診を勧める程度のオーバートリアージの精神である．緊急疾患の受診を勧めて異常がなかった時の患者や医療機関・医師の手間を考えるよりも，医療機関を受診して異常がないことを確認してもらう姿勢が大切である．なぜなら，緊急疾患は適切に医療機関を受診するタイミングを逃してしまうと命に関わる状態に陥ってしまったり，機能障害（意識障害の遷延，麻痺など）を残してしまう場合があるからだ．最後の判断は薬剤師のあなたにある．ステージⅠからステージⅡまでを手際よく行っても，最後の判断を間違ってしまったら患者の命は救えないかもしれない．判断に迷ったら，患者にとって最善の選択である医療機関への受診を勧めよう．

薬剤師を対象とした日本プライマリ・ケア連合学会主催のプライマリ・ケア認定薬剤師研修会では，緊急性を見極める行動手順を歌（ラップ♪）で覚えていただいている．それがT＆A（Triage & Action）ラップといわれる次の歌だ．「ABCがおかしいぞ♪ 臥位にして♪ バイタルチェックだ ドクターコール！」

この歌はこれまで解説した，患者のABCの異常から緊急性を判断する行動手順を現場で想起できるための歌である．もし，あなたが緊急患者を目の前に動揺してしまい，頭の中が真っ白になったとき，緊急性を判断する魔法の歌の存在を思い出してほしい．自分がどこまでできており，どこができていないかの自己チェックにも使うことができる．

（齊藤裕之）

1 救急初療のアプローチ
― 緊急疾患を見極める ―

ポイント
- 緊急性を見極める徴候（sign）を知ることができる
- 緊急性を見極めるアプローチ（ABC）を知ることができる
- 緊急性を見極め，救急要請または医師への連絡を判断することができる

　薬局の待合室で，体調の悪そうな患者さんに調剤処方を渡した経験は薬剤師なら誰しもがあるはずだ．「このまま帰宅させていいのかな？」「処方箋を出した医師に報告しておいた方がいいのかな？」そのような思いを巡らせながら患者の顔色を伺い，何となく帰宅させてしまったことがないだろうか？この言葉にできない「何となく」が緊急疾患を見極めるキーワードであり，「何となく」を言語化し，医療従事者同士でコミュニケーションが取れるようになると，予防できる死（preventable death）や急変を防ぐことができる．ここでは，保険薬局に薬を受け取りに来た「何となく」体調が悪そうな患者に対して，何をもって緊急性を判断するべきかを解説することとする．

シナリオ

　あなたは，とある保険薬局で働く薬剤師．今日も薬局内は，薬を受け取りに来る患者さんで混み合っている．次の患者さんは，42歳，男性の山田太郎さん．昨日からのお腹の痛みで胃薬が処方されているようだ．初診の患者さんのため詳しい情報はわからない．薬の準備ができたので呼んでみることにした．

薬剤師：山田さーん，お薬ができました．
山　田：はい……（苦悶の表情を浮かべている）
薬剤師：今日はどうされました？
山　田：昨日からのお腹の痛みが，まだ続いているんです．医師からは胃潰瘍かもしれないと言われたのですが，まずは薬を飲みながら様子をみようと言われました．
薬剤師：お顔が青白いですね．立ち上がった時，少し立ちくらみも感じていたようですが……，もう一度，脈拍と血圧を計ってみましょうか．

バイタルサイン：意識は清明，脈拍 96/分，血圧 96/50mmHg，酸素飽和度 98%
身体所見：顔面蒼白，四肢の末梢は冷たい，顔面と手に冷や汗あり

　あなたは患者をこのまま帰宅させてよいか判断に迷ったが，状態が悪くなったら医師に連絡するようにと説明し，いったんは帰宅させた．帰宅させても問題ないと判断したからである．その理由は，血圧も脈拍も一般的にショック状態といわれる「収縮期血圧90mmHg未満」，「脈拍数100回/分以上」を満たさなかっ

表1 ◆◆ 数値化できる・できないバイタルサイン

- 数値化できるバイタルサイン
  意識レベル，呼吸数，酸素飽和度，脈拍，血圧，体温，etc
- 数値化できない不安定なバイタルサイン
  顔面蒼白，肩呼吸，陥没呼吸，鼻翼呼吸，呼吸補助筋の使用，脈の微弱，四肢末梢の冷感，冷や汗，etc

たからだ．それと，もし本当に緊急性を要するのであれば医師がその場で救急要請したであろうと推測し，医師への連絡をためらったこと，緊急性を医師に伝える自信がなかったことも本心としてはあった．

「何となく」心配だなと思っていた山田さんは，帰宅して数時間後にショック状態で，救急搬送となった．

「緊急性を見極める」ということは，状態の悪くなった患者を診察し，救急要請するだけではない．これから状態が悪くなるかもしれないという徴候（sign）を見極め，急変する前に医療機関につなげるという判断も含んでいる．実は，シナリオの患者も，これから状態が悪くなりそうな徴候をいくつか発信していた．それを応対した薬剤師が見極められなかったのである．何が緊急性を見極める徴候なのか，一般的な手順に沿って解説していくこととする．

バイタルサインは共通言語

医療従事者にとって，患者の緊急性を伝える時に共通言語となるのがバイタルサイン（vital sign）である．バイタルサインは人間が生きている証としての徴候と定義されるが，実際にはどのようなものがあるだろうか．血圧，脈拍数，呼吸数，体温，意識状態，尿量，顔面の青白さ，手先の冷たさ，冷や汗などバイタルサインといわれるものはさまざまある．実際の臨床現場で

意識状態を確認し，→ Appearance
冷や汗や冷感を感じ，
呼吸回数を数え，→ Breathing
脈拍数を数えて，→ Circulation
医師に連絡！

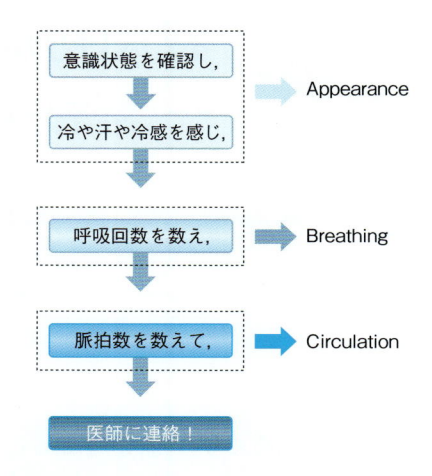

図1 ◆◆ 緊急疾患を見極めるアプローチ

は，患者の状態を見て・聴いて・触れて・嗅いでと五感を働かせて緊急性を判断する．そして，バイタルサインには数字で表されるものと，表されないものが存在する（**表1**）．一般的に，患者が緊急疾患に罹患し，その状態が進行している場合，数字で表されないバイタルサインが先に破綻し，次いで数字で表されるものが破綻する場合が多い．そのため，何となく体調が悪そうな患者を目の前にした場合，数字で表されない不安定なバイタルサインの存在を見極めることが重要となる．

また，バイタルサインは数多く存在するため，毎回，系統立ったアプローチを行わないと，重要な徴候を見落としてしまう．そこで，心肺蘇生や救急医療でも一般的なアプローチである「A（Airway：気道）→ B（Breathing：呼吸）→ C（Circulation：循環）」の手順がここでも役に立つ．ただし，保険薬局や診療所などのプライマリ・ケアの現場は，重症患者が運び込まれる救急医療の現場とは患者の受診状況が違う．それは緊急疾患を発症して間もなく受診する場合が多いため，患者の意識レベル，脈拍，血圧は変化していないことが多い．そのため患者を担当した医療従事者は，緊急疾患の初期の変化を見

表2 ◆ Japan Coma Scale（JCS）

0　意識清明					
Ⅰ　覚醒している		Ⅱ　刺激すると覚醒		Ⅲ　刺激をしても覚醒しない	
1	意識清明とはいえない	10	普通の呼びかけで容易に開眼する	100	痛み刺激に対し払いのけるような動作をする
2	見当識障害がある	20	大きな声またはからだを揺さぶることで開眼する	200	痛み刺激で少し手足を動かしたり顔をしかめる
3	自分の名前，生年月日が言えない	30	痛み刺激を加えつつ呼びかけをくり返すとかろうじて開眼する	300	痛み刺激にまったく反応しない

極める能力が求められる．プライマリ・ケアの現場では，緊急性を見極めるアプローチである「A→B→C」のA（Airway：気道）をAppearance（意識レベル，見た目の緊急性）に置き換えることで，初期の変化を見逃さない視点を養うことができる（図1）．

A（Appearance：意識レベル，見た目の緊急性の評価）

緊急性の見極めは，意識レベルの評価から始める．評価方法はJapan Coma Scale（JCS）とGlasgow Coma Scale（GCS）の2つがあるが，プライマリ・ケアの現場ではJCSを用いることが多い（表2）．JCSの意識評価は，まず大枠として意識清明は0，覚醒している場合はⅠ（臨床現場では一ケタと呼ぶ），刺激すると覚醒する場合はⅡ（臨床現場では二ケタ），刺激しても覚醒しない場合はⅢ（臨床現場では三ケタ）と捉えておくと，医師や救急隊への連絡の際に便利である．もちろんJCSの詳細な評価基準を知っておくと，より詳しい意識評価ができるが，評価に時間をかけるよりも緊急性を素早く察知し，スムーズな救急搬送を行うことが病院前評価の鉄則である．そのため，意識状態の評価は一ケタから三ケタの大枠でもよいので，30秒以内に済ませることを目標としたい．

加えて，JCSはⅠ-1（意識清明とはいえない）を表現できることが特徴の1つである．プライマリ・ケアの現場では，明確な意識障害とはいえないが「何となく」意識が清明とはいえない患者に遭遇することがある．髄膜炎の初期や電解質異常が原因で意識障害をきたしている場合，ボンヤリしているだけの軽い意識障害を認めることがある．この状態を"意識清明（JCSで0）"と伝えるのと，"軽度の意識障害（JCSでⅠ-1）"と伝えるのとでは連絡を受ける側の印象が変わる．過大評価（over triage）となることを恐れずに，意識清明（JCS：0）と軽度の意識障害（JCSでⅠ-1）の線引きをしっかり行う姿勢が大切である．

A（Appearance）の評価では，患者の意識状態を評価した後に，見た目の緊急性も確認する．では，見た目で緊急性がありそうな状態とはどのような状態であろうか．それは交感神経緊張症状がキーワードとなる．交感神経の緊張とは，心筋梗塞や脳梗塞または重度の感染症が発症した場合に，交感神経を高めるホルモンや神経伝達物質が放出され，全身（特に四肢末梢）の血管が過度に収縮した状態である．その結果，患者の徴候として顔が青白い（顔面蒼白），皮膚を触った時に冷たい（四肢末梢の冷感），冷や汗などの症状が出現する．この交感神経緊張症状は，緊急性を判断する際に非常に重要な情報となりうる．実際の臨床現場でも，心筋梗塞の患者が，胸痛を認めずに交感神経緊張症状の顔面蒼白と冷や汗のみで受診することもあ

る．患者の顔色から顔面蒼白の有無を確認した後，実際に患者の手足に触れてみて，四肢末梢の冷感と冷や汗を確認しなければ，この変化には気づかない．

B（Breathing：呼吸）

　緊急疾患を発症した場合，呼吸と循環の変化は，まず呼吸（B：Breathing）の変化から始まり，次いで脈拍・血圧などの循環（C：Circulation）へと変化することが多い．つまり，呼吸の変化をいち早く察知することが，緊急性を見極める手助けとなる．呼吸の変化は**4-6 図2**（p.103）のような肩呼吸，陥没呼吸，鼻翼呼吸，呼吸補助筋の使用など，患者の見た目からも判断することができる．薬局では服を脱いでもらうことは難しいかもしれないが，服を着たままでも肩呼吸の有無や首元の陥没呼吸は確認することができる．

　さらに，呼吸の評価を行う際は必ずその患者の「呼吸数」を把握しておく．成人の呼吸数は1分間に14〜19回であり，吸気と呼気の時間は1：2の比となっている．しかし，緊急疾患を発症した場合，呼吸数はこの正常範囲から外れる．特に「呼吸数20回/分以上」の見極めが臨床現場では重要となる．呼吸数20回/分以上とは，言い換えると3秒間に1回の呼吸回数である．正常の人が実際に体験してみると，過換気のような息苦しさを感じ，数分間続けるだけでも呼吸筋の疲労を感じ始める．しかし，心筋梗塞，脳卒中，重度の感染症など緊急疾患を発症した患者は末梢組織まで酸素を供給させようという代償反応が働き，まずは呼吸数を増やし始める．そのため，呼吸数の増加が緊急疾患の超初期に認められるのである．その後，心臓や脳などの重要臓器に十分な酸素が供給されなければ，次第に脈拍，血圧の異常をきたし始める．

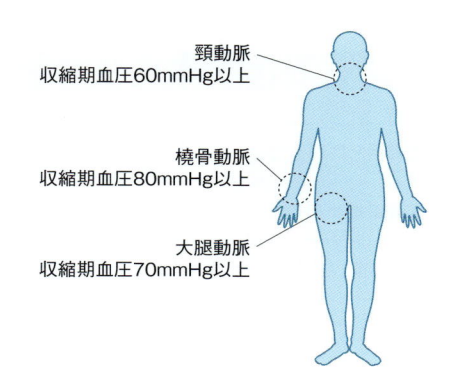

図2 拍動を触知する動脈

頸動脈　収縮期血圧60mmHg以上
橈骨動脈　収縮期血圧80mmHg以上
大腿動脈　収縮期血圧70mmHg以上

緊急疾患の見極めに重要な呼吸数は，脈拍や血圧より先に確認する習慣をつけておくとよい．

C（Circulation：循環）

　循環の確認とは，主要臓器に有効な循環血液量が流れているか否かの確認である．では，目の前に顔色が悪く苦しそうな表情で患者が座っていたら，どのような方法で循環の徴候を確認したらよいだろうか．循環を確認する際，まずは最低限の血圧が保たれているか否かを判断する．つまり脈の触知を確認する．脈を触知する部位は3ヵ所あり，**図2**に示されている橈骨動脈，大腿動脈，頸動脈である．触知する動脈は，薬局に歩いて来局される程度の循環が保たれている患者には，病歴を聴取しながら橈骨動脈から確認すればよい．しかし，心肺停止を疑わせるような重症患者には頸動脈の拍動を確認する．それは橈骨動脈，大腿動脈，頸動脈が触知できれば，それぞれ収縮期血圧として80mmHg，70mmHg，60mmHg以上が保たれていることがおおよそで推測できるからである．

　橈骨動脈の触知は，**図3**のように患者の前腕・橈骨側（親指側）に第2〜4指の指先を軽く添えると拍動を触れる．その際，脈の強弱，リズムが一定間隔であるかを評価し，次いで1分

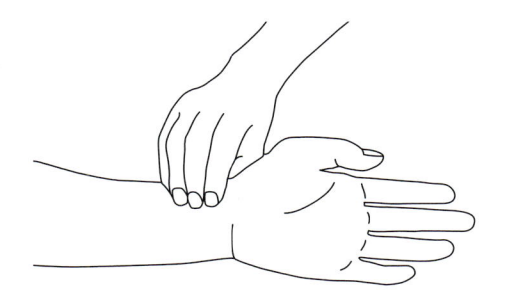

第4章 薬剤師の視点で行うトリアージ&アクション

図3 橈骨動脈の触知

表3 バイタルサインから緊急性を判断する

・意識レベル	JCS	Ⅰ-1以上
・呼吸数	＜9	＞20
・酸素飽和度(room air)		＜90%
・心拍数	＜51	＞110
・収縮期血圧	＜101	＞200

上記の基準を2つ以上満たす，もしくは患者の状態に懸念を抱いた場合，医師に報告または救急要請を行う．

間の脈拍数を測定する．脈拍数は一般的に100回/分以上を頻脈，50回/分以下を徐脈と判断する．特に，脈拍数が110回/分以上または50回/分以下が続いている場合は循環不全の存在を疑い，緊急性を高くする判断が必要である．

血圧は触診だけではなく，血圧計があれば正確な数値（収縮期血圧と拡張期血圧）も確認する．ただし，血圧の数値はあくまでも緊急性を推測する数多くの情報の1つであるため，数値にこだわり過ぎないという姿勢が大切である．例えば，ショック状態の患者は収縮期血圧が90mmHg未満の低血圧を示す場合が多い．しかし，普段の血圧が160mmHgと高い患者が苦悶の表情を浮かべて顔面蒼白となり，四肢末梢が冷たく，冷や汗をきたしている場合は収縮期血圧が110mmHgであっても臨床像からショック状態と診断する．つまり，けして収縮期血圧が90mmHg未満でないからといって安心してはいけない．短時間で病状が進行している時間経過とABCの異常が続いているという臨床像のほうが緊急性を判断するうえでは優先される．それを踏まえた上で，意識状態，脈拍数，血圧，酸素飽和度など数値化できるバイタルサインから緊急性があると判断できる基準を**表3**に示す．

振り返り ≫ わかっているけど，できない緊急疾患の見極め

山田さんを担当した薬剤師は，自分が対応した時の状況をまとめてみることにした．緊急性の徴候には下線を引いている．

山田太郎　42歳 男性，主訴：腹痛
A（Appearance）：意識清明（JCS：0）．
　自力歩行可能．
　顔面蒼白（＋），四肢末梢の冷感（＋），
　冷や汗（＋）
B（Breathing）：肩呼吸（＋），陥没呼吸（－），
　呼吸補助筋の使用（－）
C（Circulation）：橈骨動脈の触知（＋），
　脈の微弱（＋），リズム整
　バイタル：呼吸数　20回/分，酸素飽和度　98%（room air），脈拍96回/分
　血圧 96/50mmHg（普段の血圧 140/70mmHg）

振り返ると，交感神経緊張症状が出現し，呼吸と循環にも異常があることが確認された．腹痛は薬局に来局された時も続いていたため，緊急疾患が進行していた可能性がある．腹痛自体の診断ははっきりしないが，緊急性があることは判断できたため，その時点で医師に一報入れるべきだったと反省できた．

緊急疾患の見極めは頭ではわかっているが，実際に遭遇すると体が動かないことが多い．臨床の現場は，頭の理解ではなく体の理解が必要となる．考えてから動くのではなく，動きながら考えられるように，いつでも心の準備はして

おきたい．緊急疾患の患者は，今日もあなたの前に現れるかもしれない．

（齊藤裕之）

文献

1) Jones DA, et al：N Engl J Med, 365(2)：139-146, 2011.
2) Hillman K, et al：Lancet, 365(9477)：2091-2097, 2005.
3) Bellomo R, et al：Critical Care Med, 32(4)：916-921, 2004.
4) Buist M, et al：Resuscitation, 62(2)：137-141, 2004.
5) Priestley G, et al：Intensive Care Med, 30(7)：1398-1404, 2004.
6) 德田安春：Dr. 德田のバイタル・サイン講座, 日本医事新報社, 2013.

2 ショック状態を見極める

ポイント
- ショック状態がどういうものかを知り，評価できるようになる！
- ショック状態に陥る前のプレショック状態で危険を察知し，アクションを起こす！
- ショック状態の原因を知る！
- 全身状態が悪く，ショック状態の存在を疑ったときには医療機関への搬送を素早く行うべきである！

薬をもらいにきた患者さんの具合が悪くなった場合，保険薬局で可能なことは非常に限られている．しかし，そのまま自宅に帰宅させてはいけない患者さんを見抜くことはきわめて重要である．

ここでは，"薬剤師の視点でショック状態を見極める"という観点から，保険薬局に勤務する薬剤師の皆さんに最低限知っておいていただきたいことに焦点をしぼって記載した．皆さんの目の前に具合の悪い患者さんがやってきたときに，勇気をもって初期対応ができるようになっていただければ幸いである．

ステージⅠ-1：ショック状態を見極める（トリアージ）

具合が悪い患者さんたちのなかで，見逃してはいけないのは，ショック状態に陥っているか，そのまま放置するとショック状態に陥ってしまうプレショック状態にある患者さんたちである．

ここでは，ショック状態を"全身性の循環不全により，組織や細胞レベルで栄養，酸素が供給されていない状態"と定義する．この状態を放置すると不可逆性の臓器障害が発生する可能性が高い．

最も大事なことは，ショック状態に陥る前にプレショック状態の段階でアクションを起こすことである．血圧低下，血圧と脈拍の逆転（Shock Index：脈拍/収縮期血圧＞1）などが確認されなければショック状態ではないと認識している医療者もいるが，実際にはプレショック状態の段階で早めのアクションを起こすことが大切である．

まずはショック状態を認識することが第一歩である．全身状態を見て，具合が悪そう（general impression，第一印象が悪い）と思われた場合には，ショック状態を疑って症状，身体所見に注意を払う必要がある．

ショック状態の症状については，交感神経の緊張によるものであり，症状としては，意識レベルの変化，呼吸苦，気分不良などがあげられる．

また身体所見としては，頻呼吸，低血圧，徐脈，頻脈，低酸素血症，冷や汗，四肢末梢の冷感などがあげられる．

ポイント
- 血圧低下がなくてもショックが始まっている可能性があり，注意が必要である！

- ショック状態に陥る前のプレショック状態で危険を察知し，アクションを起こす！

ステージⅠ−2：救急初期対応をすぐ開始する！（アクション）

実際には，下記のような手順でショック状態への評価・対応を行う．

① まずはA：Appearance（意識レベル，見た目の緊急性），B：Breathing（呼吸），C：Circulation（循環）の評価を行う
② 臥位（もしくは安楽な姿勢）を取り，バイタルサインでABCを数値化する
③ バイタルサインで異常（意識レベル，呼吸数，脈拍，血圧の変化）がある場合には安楽な姿勢にして，早期に救急車要請を行う
④ 救急車到着までに，可能な範囲で情報収集を行う

目の前に具合の悪い患者さんが現れたら，まず，A（意識レベル，見た目の緊急性），B（呼吸），C（循環）の評価を行う．各項目の評価については後述する．

診療所，もしくは病院内などでない限りはバイタルサインの数値化，治療的な介入は困難である．このような状況では，ショックもしくはプレショックを疑った段階で早期に救急車の要請を行い，待機している間は継続的に本人の様子を観察することが大切である．

バイタルサインの測定器具がなくても，意識・呼吸・脈拍・血圧などの観察は可能である．安楽な姿勢（基本は仰臥位）をとり，評価を行う．

意識については，目線が合うかどうか，呼びかけに対しての反応がどうかを評価する．また，意識状態が悪化し，呼びかけへの反応が悪くなった場合には，呼吸・血圧が保たれているかどうかを，一回だけでなく経時的に観察することが大切である．

呼吸に関しては，見た目に胸郭がきちんと動き，有効な換気が行われているかを評価する．舌根沈下などがあり有効な換気が行われていないと思われたときには，顎を上に引き上げる下顎挙上を行って気道確保を行う．また，嘔吐の危険性がある場合には回復体位をとるのも，気道確保として有効である．1分間の呼吸回数も合わせて評価を行う．12〜20回/分程度が正常範囲であるが，必ずしも1分間数える必要はなく，10〜15秒数えて不足分を追加することで1分間の呼吸数の代用とすることが可能である．

脈拍については，脈拍が触知可能かどうか，触知可能なら脈の強さはどうかを評価する．触知部位についてはどこで評価を行っても問題はないが，一般的には橈骨動脈での評価を行うことが多い．仮に橈骨動脈で触知困難な場合には頸動脈，大腿動脈（鼠径部）などで評価を行っても構わない．1分間に60〜100回程度が正常範囲である．患者さんの具合が悪く，極端な徐脈（40回/分以下），極端な頻脈（120回/分以上）の時には，循環動態は不安定になっている可能性が高い．

血圧については触診での数値化はなかなか難しい．簡易的に，橈骨動脈触知で80mmHg，頸動脈触知で60mmHgは保たれていると考えられるが，現実には"脈が触れるかどうか"以上の評価は困難なことが多い．

なお，意識がなく，気道確保を行っても呼吸が確認できず，脈が触れない（血圧が保たれていない）状態は心肺停止状態と評価すべきであり，心臓マッサージの適応がある．病院外での心肺停止については，救急車到着までの数分間にbystander CPR（そばにいる人が行う蘇生処

置）が行われなければ予後は非常に悪いものとなる．勇気を出して蘇生処置を行うことが必要である．

患者の全身状態が悪い場合には，"観察していれば改善するかもしれない"という判断が致命的な状況を引き起こす可能性がある．結果としてオーバートリアージとなることはありうるが，勇気をもってアクションを起こすことが大切である．

上述の項目での意識，A（意識と見た目），B（呼吸），C（循環）のいずれかが悪い場合，その他交感神経の緊張による症状・所見が認められた場合には，目の前の患者さんはショックもしくはプレショック状態にあると考え，ためらいなく救急車要請を行うことが必要である．

ポイント
- オーバートリアージは許容される！
- 患者の全身状態が悪いと判断した場合には，アクションを起こす！

ステージⅡ：ショックの原因を考える

ショックの原因としては，①Cardiogenic shock（心原性ショック），②Obstructive shock（閉塞性ショック），③Distributive（分配性ショック），④Hypovolemic shock（循環血液量減少性ショック）の4つがある．4つのショックの原因部位を簡単に図示する（**図1**：①〜④がそれぞれの障害部位に対応している）．

ショックの原因の基本的な考え方として，全身に血液を駆出するポンプの役割をしている心臓，供給路となる血管，血管内にある液体の量や分配のいずれかに問題が起こっている可能性を考える．

心臓そのものに問題があり，ポンプ機能を果

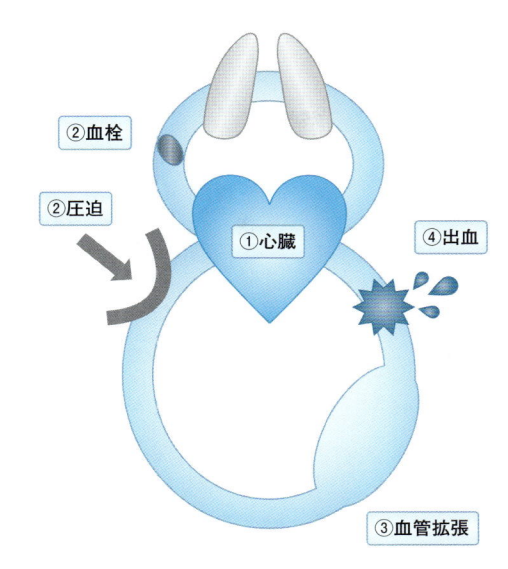

図1 ショックの原因と障害部位

たすことができない状態を"心原性ショック"と定義する．原因としては，心筋そのものの収縮不全，弁膜症の悪化，不整脈などがあげられる．

血管に問題がある場合には2つの原因が考えうる．1つは，血管が血栓もしくは壁外などからの圧迫などにより閉塞し（肺塞栓症），心臓の圧が高くなり膨らまなくなる（心タンポナーデ，緊張性気胸）などして心臓に血液が戻れなくなった状態である．この状態を"閉塞性ショック"と定義する．

また，不適切な血管拡張が起こり，血液の分布が必要なところに供給されなくなった状態を，"分配性ショック"と呼ぶ．アナフィラキシー，神経原性ショックなどが原因となりうる．

血管内にある液体の量に問題があり，ショック状態に陥った状態を"循環血液量減少性ショック"と定義する．出血以外にも，脱水をきたしうる疾患全般，もしくは血管外の3rd spaceに血液が漏れでてしまう全身性疾患などで同様の状態に陥ることがある．

また，ショックの分類と原因疾患については，

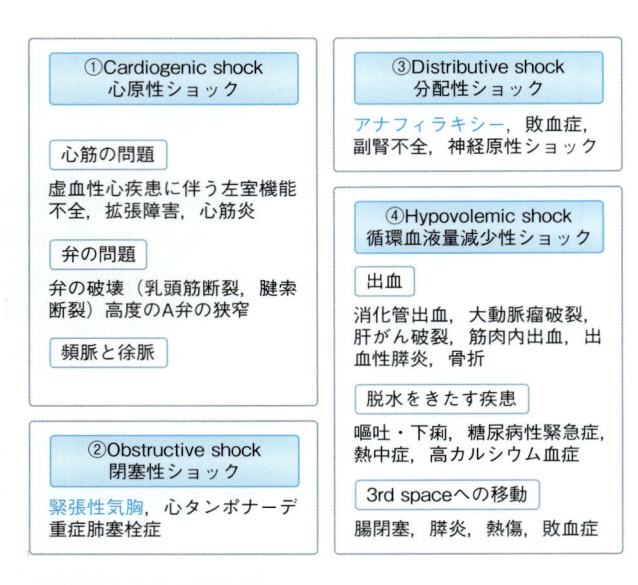

```
┌─────────────────────────┐  ┌─────────────────────────┐
│ ①Cardiogenic shock      │  │ ③Distributive shock     │
│   心原性ショック         │  │   分配性ショック         │
├─────────────────────────┤  ├─────────────────────────┤
│ 心筋の問題              │  │ アナフィラキシー, 敗血症,│
│ 虚血性心疾患に伴う左室機能│  │ 副腎不全, 神経原性ショック│
│ 不全, 拡張障害, 心筋炎   │  ├─────────────────────────┤
│ 弁の問題                │  │ ④Hypovolemic shock      │
│ 弁の破壊（乳頭筋断裂, 腱索│  │   循環血液量減少性ショック│
│ 断裂）高度のA弁の狭窄    │  ├─────────────────────────┤
│ 頻脈と徐脈              │  │ 出血                    │
└─────────────────────────┘  │ 消化管出血, 大動脈瘤破裂,│
┌─────────────────────────┐  │ 肝がん破裂, 筋肉内出血, 出│
│ ②Obstructive shock      │  │ 血性膵炎, 骨折           │
│   閉塞性ショック         │  │ 脱水をきたす疾患         │
├─────────────────────────┤  │ 嘔吐・下痢, 糖尿病性緊急症,│
│ 緊張性気胸, 心タンポナーデ│  │ 熱中症, 高カルシウム血症 │
│ 重症肺塞栓症            │  │ 3rd spaceへの移動        │
└─────────────────────────┘  │ 腸閉塞, 膵炎, 熱傷, 敗血症│
                              └─────────────────────────┘
```

図2 ショックの分類と原因疾患

図2のとおりである．ただし，ショックの病態は単一ではなく，複数の要因が重なっていることがあるので注意が必要である．

ショック状態に陥っている場合に早期治療が必要なものとして，アナフィラキシーショック（図3）をあげる．ただし，アナフィラキシーショックの既往がありエピペン®を処方されている場合を除いて，診療所や病院などの医療施設外での対応はほぼ不可能である．

参考として，アナフィラキシーショックの特徴としては，

- アレルゲンへの曝露のエピソード
- 息を吐くのがつらそう（上気道・下気道閉塞の存在）
- 全身の皮膚が紅色
- 末梢が温かい

などがあげられる．

食物，薬物などで以前にアレルギー症状（発熱，皮疹など）をきたしたことがあり，今回も摂取・内服歴があった上でショック状態に陥っている場合には，アナフィラキシーショックの存在が疑われる．

アナフィラキシーショックの場合に致死的となるのは上気道・下気道の閉塞機転であり，"非常に苦しそうに息を吐いており，息を吐くのがつらそう（呼気が延長している）"なときには注意が必要である．

全身の皮膚色調は紅色になり，強い瘙痒感を訴えていることが多い．一見じん麻疹のように思われることもあるが，状態が悪い場合にはアナフィラキシーショックの存在を考えるべきである．

また，他のショックとは違い，末梢（手足）を触ると温かみを感じることがアナフィラキシーショックの特徴である．

ただし，いずれにしても重要なことは早期の転送の準備である．保険薬局で診断をつけることにこだわる必要はまったくないことに留意されたい．

> **ポイント**
> - ショックの原因を知る！ショックに対する治療としては，全身状態の改善と，原

図3 ショックの原因別初期治療

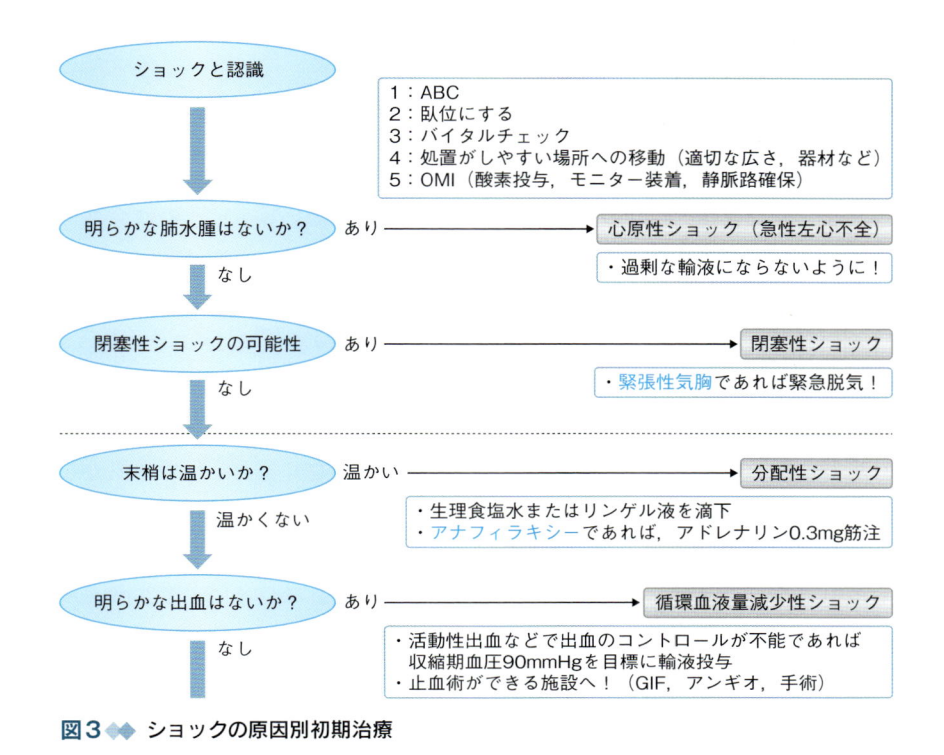

```
ショックと認識
   │
   │   1：ABC
   │   2：臥位にする
   │   3：バイタルチェック
   │   4：処置がしやすい場所への移動（適切な広さ，器材など）
   │   5：OMI（酸素投与，モニター装着，静脈路確保）
   ▼
明らかな肺水腫はないか？ ──あり──▶ 心原性ショック（急性左心不全）
   │                              ・過剰な輸液にならないように！
   なし
   ▼
閉塞性ショックの可能性 ──あり──▶ 閉塞性ショック
   │                              ・緊張性気胸であれば緊急脱気！
   なし
   ▼
末梢は温かいか？ ──温かい──▶ 分配性ショック
   │                          ・生理食塩水またはリンゲル液を滴下
   温かくない                  ・アナフィラキシーであれば，アドレナリン0.3mg筋注
   ▼
明らかな出血はないか？ ──あり──▶ 循環血液量減少性ショック
   │                              ・活動性出血などで出血のコントロールが不能であれば
   なし                             収縮期血圧90mmHgを目標に輸液投与
                                  ・止血術ができる施設へ！（GIF，アンギオ，手術）
```

因検索・治療を同時並行で行う必要がある．ショックは単一の原因ではなく，複数の原因が重なって起こっている可能性がある．

ステージⅢ：現場～診療所，病院で行われる初期治療

ショックの4つの原因別の初期治療については，**図3**のとおりである．あくまで一例であるが，実際にショック状態の患者に対応するときには，医療機関では**図3**のような評価のもとで評価と治療介入が行われる．

ショックの原因検索とともに，ショックに対する補助療法（酸素化維持のための酸素投与，循環動態維持のための補液，昇圧剤投与）を並行して進めることが原則となっている．

ステージⅣ：救急車での搬送の基準

1 救急車を要請する基準は？

前述のとおり，全身状態が悪く，A（意識レベル，見た目の緊急性），B（呼吸），C（循環）のいずれかが悪い場合，その他交感神経の緊張による症状・所見が認められた場合には，目の前の患者さんはショックもしくはプレショック状態にあると考え，ためらいなく救急車要請を行うことが必要である．

2 救急車を要請すべきと判断したら？

すぐにスタッフへの宣言を行う．日常の診療業務のなかで，救急車の要請，救急隊到着までの本人の管理，家族への可能な範囲での連絡などが発生する．これは診療業務を行いながらでは困難であり，スタッフと目標を共有して素早

く行動することが必要である．

3 必要な情報提供は？

　救急隊が収集する情報としては，通院中の病名，通院先，これまでの既往歴，現在服用中の服薬歴などである．これ以上詳細な医療情報については，平時の通院先へ情報提供の依頼が行われる．

　搬送までの間にもし余裕があれば，上記内容について本人からの情報収集を行っておくことを検討したい．患者家族への連絡についても可能であれば行いたいが，救急隊到着までの時間は意外と短く，また業務と並行して行う都合上，不可能な場合も多い．

> **ポイント**
> - 全身状態が悪く，A（意識レベル，見た目の緊急性），B（呼吸），C（循環）のいずれかが悪い場合，その他交感神経の緊張による症状・所見が認められた場合には，目の前の患者さんはショックもしくはプレショック状態にあると考え，ためらいなく救急車要請を行うことが必要である．
> - 救急車を要請すべきと判断したら，スタッフに宣言を行い，協力しながら目標を達成することが重要である．搬送までの間に可能であれば，通院中の病名，通院先，これまでの既往歴，現在服用中の薬歴などの収集を行うことを検討したい．

（綿貫　聡）

3 危険な胸痛を見極める

ポイント
- 胸痛でも，まずはABCから！
- 問診と身体所見から危険な胸痛を見極めよう．
- 自分しか見ていない現場での情報を確実に伝えよう！

ある日の薬局で…

うららかな昼過ぎ．ぽかぽかとした日差しと爽やかな風が気持ちよい．もう少しで昼休みだ．調剤待ちのお客さんも今日は少なく，皆テレビを何となく眺めながら待っている．「ABCがおかしいぞ♪ 臥位にして♪～」あぁ，あれは最近SUKIYAKI以来の全米チャート1位を獲得した歌．思わず口ずさんでしまう名曲だ．毎日こんな穏やかな日ならいいのに．

なんて思っていたら，小太りの中年男性のお客さんが「うっ！」と胸を押さえて，突然前向きに倒れ込んだ．「胸が，胸が……．」えっ？胸？胸が何？こんな時どうするんだっけ？救急車？いや，とりあえず助けを呼ばなきゃ！誰かっ!!

ステージⅠ：胸痛患者の緊急性を見極める（トリアージ）

このようなとき，「なんでこうなったんだろう？どうしたらいいだろう？」と普通の人は思うところだ．しかし，急変対応時，この思いを封じ込めるのが大事である．そして，深呼吸し，心を落ち着かせて，型どおりにABCのアセスメントを行うのである〔A：Appearance（意識レベル，見た目の緊急性，B：Breathing（呼吸），C：Circulation（循環）〕．危険な胸痛を見極めるのに診断は必要ない．

「ABCがおかしいぞ♪ 臥位にして♪ バイタルチェックだ ドクターコール！」急なことで何をすべきか迷ったら，この全米No.1ソングに立ち返ってほしい．ABCの安定化を図りながら，危険な胸痛か否かを考えよう．具体的な方法は他稿でも触れられているので，ここでは割愛する．

ステージⅡ：危険な胸痛を判断する ―胸痛＋αで考える―

1 胸痛＋冷や汗

このときの胸痛は，「締め付けられるような」「象に踏まれたような」「胸が詰まるような」といった表現を使われることが多い．冷や汗とは，皮膚が冷たく湿っている状態であり，意外と量が多くて，服が濡れてしまうくらいである．使い古された表現ではあるが，「患者さんが冷や汗を呈していたら，医療従事者も冷や汗が出てくる」のである．

病歴としては，胸痛の持続時間が長くなった，胸痛の頻度が増えた，胸痛の程度が強くなった，ニトログリセリンの効きが悪くなった，といったエピソードが重要であり，診察をしなが

らいかに聴取できるかがポイントだ．
- **考えられる疾患**：急性冠症候群，大動脈解離，肺塞栓症など

2 胸痛＋肩（両肩or右肩）/首/歯の痛み

　胸痛とともに肩が痛くなったり，重く凝ったような感じになるのも，危険な胸痛のサインである．左肩よりも両肩，両肩よりも右肩の方が危険度が高い．肩よりも危険度は下がるが，首や歯の痛み，腹痛や嘔気を訴える人もいる．胸痛だけでなく，胸を取り囲む部位の痛みにも十分な注意を払おう．
- **考えられる疾患**：急性冠症候群，大動脈解離など

3 胸痛＋痛みの移動

　痛みが上から下へ移動していくような胸痛は，ほとんどが突然発症であり，「裂けるような」といった表現を使われることが多い．また，胸痛とともに背部痛・腹痛・下肢痛や血圧の左右差を呈することがある．臥位にした後，両側橈骨動脈または鼠径動脈を触知して，血圧の左右差がないか確認しよう．場合によっては，片側の脈拍が弱いどころか，触れないこともある．
- **考えられる疾患**：大動脈解離など

4 胸痛＋神経所見

　麻痺，脱力，痺れ，瞳孔不動があったからといって，頭蓋内病変に飛びついてはいけない．もしその症状が出現する前後に，突然発症の胸痛を認めた場合，その神経症状は胸部の疾患が原因であることがある．脳梗塞と決めつけてヘパリンを使ったがゆえに，傷病者の状態をより悪化させてしまったというケースが今でも散見される．このタイプの場合，裂けるような胸痛であったり，痛みが移動することがあり，脈拍触知で左右差がないか診察するのが重要である．
- **考えられる疾患**：大動脈解離など

5 胸痛＋呼吸苦

　このタイプの胸痛も突然発症で，痛みが患側に寄っていることが多い．身体所見では，患側の胸郭運動低下を認め，胸郭の上がり方に左右差がみられる．呼吸苦の他によくみられる症状としては，空咳，頸静脈怒張，失神などがある．「喫煙者，やせ型長身の若年男性，子宮内膜症の既往がある女性」などに多くみられるので，外表面上の特徴や，喫煙歴，服薬歴，既往歴にも注目しよう．
- **考えられる疾患**：緊張性気胸など

6 胸痛＋片側の下肢腫脹および把握痛

　このタイプの胸痛の性状は，非特異的でありこれといった特徴がない．＋αの症状は，片側の下肢腫脹および把握痛，息切れ，頻脈がよくみられる．把握痛とは筋肉を握ったときに痛みが生じることで，下肢の場合はふくらはぎを握る．整形外科疾患で手術をした，ギプスを巻いていた，寝たきりなどで下肢を長時間動かしていなかった，妊娠している，などが代表的なエピソードである．
- **考えられる疾患**：下肢深部静脈血栓症を伴う肺塞栓症など

7 ＋αのみの場合

　ここまで色々と胸痛＋αについて学んできた．しかし，世の中には胸痛を呈する疾患を発症したはずなのに，胸痛を主訴とせずに＋αの部分だけ訴える人がいる．こういった人は痛みに強い．注意すべきキーワードは，「女性・高齢者・糖尿病患者」である．例えば，急性心筋梗塞の場合，85歳以上の高齢者の最も多い主訴は胸痛ではなく「息切れ」である．こういった患者群が目の前で＋αの症状を呈した場合，自分の警戒レベルを上げる必要がある．

- **考えられる疾患**：急性冠症候群，大動脈解離，肺塞栓症，緊張性気胸など

ステージⅢ：帰宅または救急要請を決断する

1 ステージⅢ-1：救急車を呼ぶ基準

　上項で述べた所見を認めた場合，バイタルサインが異常値の場合，ショック状態を疑った場合は，すぐに救急要請しよう．急変時のオーバートリアージは許容されるので，迷ったら呼ぶこと！

　救急要請を決めた場合，応援要請することが重要である．ただでさえ傷病者対応だけでも大変なのに，その間に調剤待ちの患者さんは続々とやってくるのである．こういった状況に対応できるように，日頃から応援体制や報告経路を決めておく必要がある．

　応援に来た同僚との情報交換や，救急隊との引き継ぎの際，しっかりと情報を伝えることが大切であるが，最近医療現場でよく使われる伝達方法を1つ紹介する．その名も「SBAR」という．ぜひ，有事の際に備えて，職場で正確かつ迅速に報告する練習をしてほしい．

SBAR

Situation, Background, Assessment, Recommendationの略．この4つの要素を原則として省略せず，この順番に伝える．医療の質，安全，効率を改善する為に米国で開発されたTeam STEPPSのなかのスキルで，状況を適切に伝えて相手の的確な行動を引き出すのが目的である．

Ⅰ：状況（Situation）
　まず自分が名乗って相手を確認．
　次に，傷病者に何がどのように始まったかを簡潔に伝える．
　例：「私は，（職場・職種）の（自分の名前）です．
　当薬局に来局された，中年男性の方について報告します．
　調剤を待っている間に，冷や汗を伴う胸痛が急に始まりました」

Ⅱ：背景（Background）
　今の状況に関連する傷病者の情報を伝える．
　例：「意識はJCS 1で，呼吸数は30回と頻呼吸を認めます．
　脈拍数も120回程度，頻脈を認めます．不整はありません．
　橈骨動脈の触知は良好で，左右差はありません．
　体温は体温計がないので，計測できていません．
　胸痛の程度に変化がなく，服が濡れる程の冷や汗を認めています．
　現在，薬局のソファで臥位で休んでもらっています．
　本日は降圧薬，インスリン，抗血小板薬をもらいに来たようです」

Ⅲ：評価（Assessment）
　何が問題だと思うのか，自分の考えや判断したことを伝える．診断名は必要ない．
　例：「何が問題かわかりませんが，傷病者の容態は悪化しています」
　「リスクファクターがある方の突然の胸痛であり，ACSの疑いがあります」

Ⅳ：提案（Recommendation）
　どうしてほしいのか，自分の提案を述べる．
　例：「119に電話してください」
　「私が救急要請および傷病者対応をするので，その間の通常業務を代わってください」

表1 ◆◆ OPQRST

Onset	発症様式
Provocation and Palliation factor	寛解／増悪因子
Quality	性状
Region/Related symptom	部位／随伴症状
Severity	程度
Time Course	時間経過／持続時間

表3 ◆◆ GUMBA

Genin	原因
Uttae	訴え
Meshi	飯
Byoureki	病歴
Arerugi-	アレルギー

表2 ◆◆ SAMPLE

Signs / Symptoms	主訴，症状
Allergies	アレルギーの有無，何によるアレルギーか
Medications	薬の服用の有無
Pertinent past medical history	既往歴（かかっている病気，手術歴など）
Last oral intake	最後に食事を摂取した時間，食事量
Events leading to the injury or illness	現病歴（何をしていたか，いつからか）

2　ステージⅢ-2：救急隊に伝えること

　病院が欲する情報は，主に既往歴，服薬歴，かかりつけの医療機関名，家族の有無である．また，余裕があれば，OPQRST（**表1**）で症状の詳細を，SAMPLE（**表2**）もしくはGUMBA（**表3**）の項目で傷病者の背景を聞けるとなおよい．

　しかし，救急隊が現場に到着するまでの時間は短く，これらの情報は調べるとわかることも多い．最低限，自分しか見ていない現場の状況をSBARを使って救急隊に伝えてほしい．

〔上杉泰隆〕

文献

1) Pope JH, et al：N Engl J Med, 342 (16)：1163-1170, 2000.
2) Chun AA, McGee SR：Am J Med, 2004 Sep 1;117 (5)：334-343, 2004.
3) Hagan PG, et al：JAMA, 283 (7)：897-903, 2000.
4) Klompas M：JAMA, 287 (17)：2262-2272, 2002.
5) Carter EJ, Ettensohn DB：Chest, 98 (3)：713-716, 1990.
6) Hsu CC, et al：Emerg Med J, 22 (6)：415-417, 2005.
7) Wells PS, et al：JAMA, 295 (2)：199-207, 2006.
8) Stein PD, et al：Chest, 100 (3)：598-603, 1991.
9) Le Gal G, et al：BMJ, 330 (7489)：452-453, 2005.

4 危険な発熱・頭痛を見極める

ポイント
- 発熱・頭痛を知る！
- 発熱・頭痛の緊急性を見極める！
- 危険な発熱・頭痛はまず主治医に連絡をする！

症例

あなたは保険薬局の薬剤師．今日は80歳で一人暮らしをする患者Aさんの訪問薬剤指導の日．糖尿病・高血圧で通院中であり，物忘れも少し進んできているので，薬が飲めているか心配している．家に伺うと，調子が悪そう．3～4日前からかぜ気味で，昨日から頭痛と発熱（38度）があり，吐き気もあり食欲もないとのこと．普段のお薬は何とか飲めている様子．顔色も少し悪そうだったので，心配である．

はじめに
～発熱・頭痛を知る～

高齢化社会を迎え，今後ますます在宅医療が増えていくなかで，薬剤師の役割も今まで以上に広がっていくと考えられる．外来通院患者の服薬管理・服薬指導のほか，在宅での患者の服薬指導など，今後ますますその活動・役割は期待されている．薬局から地域の医療現場に出ていくなかで，医療現場に遭遇する場面も増加することが考えられる．チーム医療が叫ばれるなか，疾患に罹患した患者に遭遇した場合，薬剤師にも一人の医療者としてその対応を求められる可能性がある．今回"薬剤師の視点で危険な発熱・頭痛を見極める"というテーマのもと，医療の現場に遭遇した場合，どのように考え・行動したらよいかを述べていく．

発熱・頭痛に出会ったら

発熱・頭痛に限らず，疾患に遭遇した場合，頻度・緊急度という2つの軸で考えていくのが重要である．頻度の軸とは，"よくある病気はよくある"という考えに基づくもので，一般的に発熱・頭痛をきたす疾患の多くは"ウイルス性の上気道炎"や"副鼻腔炎"である．これらの疾患は特別な治療が必要な場合は少なく，自然経過とともに軽快していくことが大多数である．一方，緊急度の高い発熱・頭痛を伴う疾患の代表は"髄膜炎"である．これは頻度こそ前述の疾患と比べて少ないが，見逃した場合致死的となる場合がある．医療現場において，ありふれた疾患を想定しながらそこに隠れる致死的な疾患を見逃さないように鑑別し，診断・治療に結びつけていくことが重要である．また，致死的な疾患を想定させる場合，次に必要なのは適切な行動を行うことである．今回薬剤師として致死的な疾患である髄膜炎を除外するための

方法（トリアージ）と，遭遇した場合に次に行うべき行動（アクション）を紹介する．

髄膜炎に関して

髄膜炎は主に細菌性髄膜炎と無菌性髄膜炎に分けられる．季節的には細菌性髄膜炎は通年性だが，無菌性髄膜炎は夏に多い[1]．細菌性髄膜炎は依然として死亡率の高い疾患であり，また後遺症を残すこともあるため緊急度の高い疾患である．そのため，疑った場合は早期に診断し，適切な治療を行う必要がある．髄膜炎が疑われる場合は医療機関に早期に相談し，受診を促す必要がある．

髄膜炎の古典的な3大徴候は発熱・項部硬直・頭痛である．しかしすべてがそろっている髄膜炎はきわめて少ない．また，嘔気・嘔吐もその出現率は30％程度といわれており，確実に診断に至る所見はない[2]．そのため，髄膜炎は総合的に判断する必要がある．

ステージⅠ-1：危険な発熱・頭痛を見極める（トリアージ）

通常，医療現場で診断・治療に携わることがない薬剤師にとって，疾患を確実に診断するもしくは除外することは困難である．髄膜炎は医師のなかでもその診断は困難を極める．確定診断に至るためには腰椎穿刺しか方法はなく，その必要の可否は症状や診察所見など総合的に判断していく．そのなかでも危険な徴候を察知して，的確にトリアージし医療機関に相談する為の方法を2つ紹介する．

> **髄膜炎を考える上で重要な2つの情報**
> ①（質問）——"このような頭痛は初めてですか？もしくは人生最大の頭痛ですか？"[3]
> ②（診察所見）——Jolt accentuation[2,4]

①は頭痛のRed flag（これがあったら危険信号という意味）で有名な質問である．患者から"そういえば，こんなに頭痛がひどかったのは今まで一度もない"という答えを聞いたら，髄膜炎に限らず危険な頭痛と判断して，すぐに医療機関に相談すべきである．

また，②のJolt accentuationは，患者に頭を2〜3回水平に素早く振ってもらう方法である．髄膜炎では頭を振るとより頭痛が増悪する．Jolt accentuationの感度は97％，特異度は60％と感度の高い検査である．頭を横に振ってもらうだけなので特別な知識や技術もいらない．もしJolt accentuationが認められなければ，髄膜炎の可能性はかなり低くなる．①，②どちらか一方でも当てはまる場合は，すぐにアクションを起こす．

ステージⅠ-2：初期対応を開始する（アクション）

1 ABCを確認する

A：Appearance（意識レベル，見た目の緊急性），B：Breathing（呼吸），C：Circulation（循環）を確認する．

「大丈夫ですか？」と問いかけ，何か返答すれば気道は開通し，脳に最低限の酸素は供給されていることになる（A，Bの確認）．同時に手を握り，脈拍，末梢冷感，冷や汗の有無を確認する（Cの確認）．ショックの徴候があると判断したら，安静体位（ショックの場合は臥位）をとる[5]．

ショック（全身性の循環不全により，組織や細胞レベルで栄養，酸素が供給されていない状態）の症状と身体所見の例は以下のようなものがある．

- **症状**：意識障害（話しかけても反応がない，何かおかしいなど），呼吸困難感，胸痛，気分不良など
- **身体所見**：呼吸が荒い，冷や汗，顔面蒼白など

2 バイタルサインを測定する

　患者の全身状態の把握を可能にし，医師への情報提供として有用な所見に"バイタルサイン（血圧・脈拍・酸素飽和度など）"がある．通常は薬剤師の業務でバイタルサインを測定する機会は少ないと考えられるが，危険な状態の患者を見抜くのに簡便で有用な方法である．血圧の測定や脈拍の測定など普段から行っていないと測定するのが難しく感じるかもしれないが，血圧は現在自動血圧計が広く利用されており，特別な技術も必要ないので利用することをお勧めする．また酸素飽和度モニターを用意しておくと患者の酸素飽和度・脈拍など多くの情報を得ることが可能である．訪問薬剤指導の際や，薬局で患者が急変した場合など，利用価値は高いのでぜひ用意しておきたい．ただしその評価は難しいため，判断が困難な場合は記録し必要に応じて医療機関へ相談する．

3 髄膜炎の可能性が高いと判断したら

　髄膜炎の可能性が高いと判断したら，すぐに医療機関へ相談する．ABCの異常，ショックを想起させる症状・身体所見を認めた場合も同様にすぐに医療機関へ連絡する．ウイルス性髄膜炎でも突然けいれんを起こしたり後遺症を残したりする可能性があるため注意が必要である．

症例のその後

　やはりAさんの症状のことが気になったあなた．Aさんは"頭痛がこんなにひどいのは初めてだね．普段は頭痛なんてまったくないのに"という．頭を横に2～3回程振ってもらったら，途中で「いたたっ……」と振れない様子．手元にあった血圧計と酸素飽和度モニターで測定したら血圧80/60mmHg，SpO_2 98％，脈拍120回／分と普段高血圧のAさんの血圧が低い．脈も早く，手を触ると冷や汗も認めた．すぐにかかりつけの先生に相談したところ，かかりつけの先生がすぐに訪問してくださり，髄膜炎疑いで病院へ紹介となった．

（遠井敬大）

文献

1) 国立感染症研究所ホームページ　http：//www.nih.go.jp/niid/ja/diseases/sa/bac-megingitis.html
2) 林 寛之：ステップビヨンドレジデント 2 救急で必ず出合う疾患編，p.130-132, 羊土社, 2006.
3) Clinch R：Am Fam Physician, 63（4）：685-693, 2001.
4) Uchihara T, Tsukagoshi H：Headache, 31（3）：167-171, 1991.
5) 救急初療プライマリ・ケアコース開発有志の会：救急初療 プライマリ・ケアコース．

5 在宅の意識障害を見極める

ポイント
- ABCチェック→一次救命処置とバイタルサインの数値化→意識障害の評価，の順に行う
- 意識障害の原因は緊急度・重症度の高い疾患が多く，救急搬送が原則である
- 意識障害は両側大脳皮質，脳幹の障害，全身性疾患のいずれかによって生じる

表1 ◆ 意識障害をきたす疾患の病変部位

①両側大脳皮質・視床の障害	脳梗塞＋脳ヘルニア，くも膜下出血，脳挫傷など
②脳幹の障害	脳幹出血，脳幹梗塞など
③全身の代謝障害	低血糖，電解質異常，ショックなど

（文献2）より一部改変して引用）

意識障害とは

意識は「清明度」と「広がり」と「質的」の三要素で構成される．意識障害は一般に「清明度」の低下を指すが，「広がり」の低下（意識狭窄）である催眠，昏睡，半昏睡，昏迷，失神，「質的」の変化（意識変容）であるせん妄，もうろうも意識障害である．

意識障害のメカニズム

意識の中枢は上行性網様体賦活系（ascending reticular activating system；ARAS）である．ARASは脳幹被蓋，橋と中脳に広がり[1]，さらに両側大脳皮質へと伸びている．両側の大脳あるいは視床の病変で意識障害は生じる（表1）．片側の中大脳動脈領域の脳梗塞では意識障害は起こら ず，もし起きていれば脳ヘルニアによる両側大脳・視床機能の障害を疑う必要がある[2]．ARASは脳幹，両側大脳，視床の病変だけではなく，低血糖や低血圧，電解質異常，ショック，薬物中毒などの全身性疾患，代謝性疾患でも障害される．

したがって，意識障害をみたら両側大脳皮質，脳幹の障害，全身の代謝性疾患のいずれかを考える．表2に意識障害の鑑別疾患を示す．"AIUEO TIPS"を唱えながら鑑別すると見落としが少ない．

意識障害をきたす疾患は緊急度・重症度が高く，常に迅速な対応が求められる．

ステージⅠ：意識障害のトリアージ＆アクション

1 意識障害患者への病院前対応

意識障害の患者を発見したら，まずA（Appearance：意識レベル，見た目の緊急性），B（Breathing：呼吸），C（Circulation：循環）をチェックする．

表2 意識障害の鑑別疾患（AIUEO TIPS）

A：alcoholism	急性アルコール中毒
I：insulin	インスリン（低血糖・高血糖）
U：uremia	尿毒症
E：epilepsy, encephalopathy, electrolyte, endocrine	てんかん，脳症，電解質異常，内分泌疾患
O：overdose, oxygen, opiate	薬物中毒，低酸素血症，麻薬
T：trauma, temperature, tumor	外傷，体温異常，脳腫瘍
I：infection	脳炎，髄膜炎
P：psychiatric, porphyria	精神疾患，ポルフィリア
S：shock, syncope, stroke, SAH	ショック，失神，脳卒中，くも膜下出血

異常があれば直ちに一次救命処置（Basic Life Support；BLS）を開始する．BLSの詳細はJRCガイドライン http://jrc.umin.ac.jp/pdf/BLS0615_c.pdfを参照されたい．直ちに主治医と連絡をとり，救急搬送を考慮する．同時にバイタルサインを数値化し，緊急度を評価する．バイタルサインに意識障害の鑑別にきわめて有用とされている[3]．脳血管障害が存在する陽性尤度比は，収縮期血圧（mmHg）が160〜169で4.31，170〜179で6.09，180以上で26.43と報告されている[3]．脳血管障害の急性期は血圧が上昇することが多く，ショックでは血圧が低下する．脳血管障害もショックも緊急度は高く，主治医と連携して直ちに救急搬送を行う．

2 糖尿病による意識障害

在宅の症例では病歴と薬歴が事前にわかっていることが多く，糖尿病の病歴やインスリンなどの処方歴があれば必ず血糖値を測定する．低血糖は緊急度が高いため，医師と連携してブドウ糖を補給する．低血糖でも眼球偏位や片麻痺がみられることに留意する．

1型糖尿病患者の糖尿病性ケトアシドーシス（diabetic ketoacidosis；DKA），2型糖尿病患者の高血糖高浸透圧症候群（hyperosmolar hyperglycemic syndrome；HHS）も緊急度の高い意識障害である[4〜6]．

DKAはクスマウル呼吸（Kussmaul's respiration：異常に深い呼吸が規則正しく連続）とケトン臭が特徴的であり，注意深く患者を観察すれば疑える可能性がある．ときに激しい腹痛を認め，急性腹症として扱われることがある．

HHSは著明な高血糖，浸透圧利尿に基づく高度の脱水，高血糖と脱水に基づく高浸透圧血症を呈する．脱水の程度はDKAよりも高度であり，ケトーシスの程度は軽度にとどまることが多い．インスリン分泌が保たれている2型糖尿病患者が急性感染症，脳血管障害，心血管障害，手術，高カロリー輸液，利尿薬やステロイドホルモンの投与で高血糖をきたした場合に発症しやすい．高齢者に多く，意識障害と多飲，多尿，体重減少，倦怠感が特徴的である．一般に血圧は低下し，脈は速くなり，皮膚と口腔粘膜の乾燥が認められる．低血糖と同様に片麻痺，一側性の腱反射亢進，病的反射などの巣症状を認めることがある．DKAが急速に発症するのとは対照的に，HHSは発症まで数日の時間を要することが多い．

3 意識障害の評価

意識障害の程度はGlasgow Coma Scale（GCS）（**表3**），またはJapan Coma Scale（JCS）（**表4**）

表3 Glasgow Coma Scale (GCS)

開眼 E		最良言語反応 V		最良運動反応 M	
4	自発的に開眼	5	見当識あり	6	命令に応じて可
3	呼びかけにより開眼	4	混乱した会話	5	疼痛部へ
2	痛み刺激により開眼	3	不適当な発語	4	逃避反応として
1	なし	2	理解不明の音声	3	異常な屈曲運動
		1	なし	2	伸展反応(除脳姿勢)
				1	なし

E, V, M の合計点数で評価. 正常では15点, 深昏睡では3点.

(文献7)より引用)

表4 Japan Coma Scale (JCS)

0 意識清明					
I	覚醒している	II	刺激すると覚醒	III	刺激をしても覚醒しない
1	意識清明とはいえない	10	普通の呼びかけで容易に開眼する	100	痛み刺激に対して払いのけるような動作をする
2	見当識障害がある	20	大声で呼びかけたり強く揺するなどで開眼する	200	痛み刺激で手足を動かしたり顔をしかめたりする
3	自分の名前, 生年月日が言えない	30	痛み刺激を加えつつ呼びかけをくり返すとかろうじて開眼する	300	痛み刺激にまったく反応しない

表5 シンシナティ病院前脳卒中スケール(CPSS)

①	顔面の下垂 "Face"	歯を見せるように, あるいは笑顔を指示	正常:両側が等しく動く 異常:片側がもう一側のように動かない
②	上肢の動揺 "Arm"	目を閉じさせ, 10秒間上肢をまっすぐに伸ばすよう指示	正常:左右とも同じように挙がる, または左右ともまったく挙がらない 異常:片方が挙がらないか, もう一方と比べてふらふらと下がる
③	言語 "Speech"	「るりもはりも照らせば光る(例)」をくり返すよう指示	正常:正しい言葉を明瞭に話す 異常:不明瞭な言葉, 間違った言葉, またはまったく話せない

どれか1つでも異常を認めた場合には, 脳卒中を強く疑う.

(文献8)より引用)

で評価する. 簡便なJCSがわが国では汎用されているが, GCSの方が正確に意識障害を評価できるため, GCSにも習熟しておきたい.

4 脳血管障害による意識障害

在宅患者で頻度の高い脳梗塞は, 発症後4.5時間以内に血管内治療室に収容できれば血栓溶解療法(t-PA)を実施できる可能性があり, 一刻も早い搬送が求められる("Time is Brain"). 正確な発症時刻または症状がないことを確認した最後の時刻(最終無事確認時刻)を聴取することが肝要である. 脳梗塞はくり返すことが少なくないため, 脳梗塞の既往があれば事前確率は高くなる. 脳梗塞を疑う指標としてシンシナティ病院前脳卒中スケール(CPSS)が簡便で広く使われている(**表5**). Face, Arm, Speech, Time(発症からの時間)の頭文字をとった "FAST" は脳血管障害の早期発見, 早期治療のキーワードとして英米では広く社会に浸透している.

5 薬剤による意識障害

薬剤性のせん妄に留意する. 抗コリン薬, H_2ブロッカー, 抗不安薬, 抗うつ薬, ジギタリス, β遮断薬, 利尿薬などよく使われる薬剤がしば

しば高齢者にせん妄を起こす原因となる[9]．高齢者が陥りやすい低ナトリウム血症がせん妄を助長することに留意する．アルコール多飲・離脱例や極端な偏食傾向のある在宅独居患者ではビタミンB_1欠乏によるWernicke脳症（意識障害，外眼筋麻痺，小脳失調）がみられることがある[9,10]．睡眠薬など薬物の大量服用にも注意する[10]．

6 その他の在宅患者の意識障害

在宅患者の意識障害には原疾患の亜急性進行に基づく治療が難しい患者も存在する．慢性呼吸不全によるCO_2ナルコーシス，嚥下障害による誤嚥，窒息，喀痰喀出困難による低酸素血症，慢性心不全の急性増悪，肝不全による肝性脳症，脳腫瘍，がん性悪液質などである．主治医と訪問薬剤師，訪問看護師など多職種が連携して吸引を行ったり，経管栄養，気管カニューレ，人工呼吸器を管理する症例がある一方で，事前指示に基づいて経管栄養や気管切開を希望しない事例も散見される．そのため，意識障害がある患者をすぐに救急搬送すべきかが問題となる．治療すれば回復できる場合でも，その回復の程度によっては必ずしも喜ばれないことがあり，病院の医師に負担を強いることにもなりかねない．

終末期医療における事前指示の是非をめぐってはさまざまな立場があり，非常に難しい問題である．平時から患者，家族，医療チームがface to faceで話し合いを重ねながらインフォームドコンセントを図っていく以外にないと思われる．

専門職である訪問薬剤師には医療チーム，多職種連携の一員として大きな役割が期待されており，摂食嚥下障害，経管栄養，中心静脈栄養，呼吸不全，褥瘡のケア，そして緩和ケアなど，在宅医療のさまざまな局面で高い専門性を発揮する場面が今後増えると予想される．

臨床倫理をめぐる諸問題にもプライマリ・ケア認定薬剤師の積極的な関わりを期待したい．

〈土肥直樹〉

文献

1) Posner JB, et al：Plum and Posner's Diagnosis of Stupor and Coma, 4th ed, Oxford University Press, 2007.
2) 野寺裕之：Medicina, 46 (2)：220-222, 2009.
3) Ikeda M, et al：BMJ, 325 (7368)：800, 2002.
4) Kitabchi AE, et al：Diabetes Care, 27 (Suppl 1)：S94-102, 2004.
5) Kitabchi AE, et al：Diabetes Care, 24 (1)：131-153, 2001.
6) Stoner GD：Am Fam Physician, 71 (9)：1723-1730, 2005.
7) Teasdale G, Jennett B：Lancet, 2 (7872)：81-84, 1974.
8) Kothari RU, et al：Ann Emerge Med, 33 (4)：373-378, 1999.
9) 新田國夫：注意すべき病態の急変とその対応 意識障害. 在宅医療－午後から地域へ, 日本医師会生涯教育シリーズ, p.220-224, 2010.
10) 石原正樹, 山口修平：Medicina, 49 (4)：565-567, 2012.

6 見逃せない小児の危険な状態

> **ポイント**
> - こどもの全身状態をみて・聞いて判断する！
> - 熱性けいれんの初期対応を身につけよう！

ここでは，こどもの危険な状態を判断するにはどのようなポイントを見て，どのような話を家族から聞くべきなのかについてまとめた．また，目の前で熱性けいれんが起きた時の初期対応についても簡単に説明する．

こどもが1人で薬剤師のもとを訪れることは通常ないだろう．1人で来ることができるぐらいの状態であれば，まず問題ないと言っても過言ではない．たいていの場合，家族と一緒に市販薬を買いに訪れるか，処方箋を提出し処方を待っていることが多いのではないだろうか？

ポイント1：こどもの全身状態を見て・聞いて判断する！

すべてのこどもが自分の症状を正確に訴えられる訳ではなく"何となく不機嫌"だったり"泣き止まない"など，家族が感じる違和感を相談されることがある．母親が感じている状態をわれわれはどう捉えてよいのか悩むことも多い．こどもを診る際には，疾患という面から捉えるだけではなく，こどもの全身状態にも注意して診ていく必要がある．

今回，ここではこどもの全身状態を短時間で把握するポイントをまとめてみた．

1 全身状態について

まずは，"こどもらしさ"がきちんと生活のなかでみられるか判断する．

ここでいう"こどもらしさ"とは「食う」「寝る」「遊ぶ」のことであり，こどもの状態をみて，家族から話を聞くことでこどもの全身状態を素早く把握したい．

こどもの全身状態を把握する際に，見た目の評価項目としてTICLS[1]やPALS[2]という語呂が用いられている（表1）．PALSはパルスチェックと言いやすいのと同時に，それぞれを構成する単語がシンプルなのが使いやすい．

上記に示したように，こどもの全身状態といっても，実はこれだけのことを一瞬のうちに評価している．そのため，冒頭に書いたように，1人で病院や薬局に行くことができるとなると，上記の項目はほぼクリアしているのではないだろうか．

乳児の場合には，表1以外に食事摂取量や哺乳状況（飲み，時間など）を確認し，夜間はきちんと寝ているかを確認することも大切である．鼻汁の増加により哺乳量が低下していたり，仰向けに寝かせると咳嗽が強く，夜間も不機嫌な状態が続いているなどの話もしっかりと確認したい．

ここまで全身状態をみて，聞いて評価できれば十分と言いたいところであるが，実はこれだけでは不十分である．実は，みて，聞いてわか

第4章 薬剤師の視点で行うトリアージ&アクション

表1 ◆◆ 全身状態把握のための語呂

TICLS	
Tone（筋緊張）	動いているか？ ぐったりしていないか？
Interactive（周囲への反応）	周囲に気を配っているか？ おもちゃで遊ぶか？
Consolability（精神的安定）	あやすことで落ち着きを取り戻すか？
Look/Gaze（視線／追視）	視線が合うか？ ぼんやりしていないか？
Speech/Cry（会話／啼泣）	こもった，かすれた声をしていないか？ 強く泣いているか？

PALS	
Play	遊んでいるか？ 周囲に興味を示すか？
Activity	手足の動きは？ ぐったりしていないか？
Look	目線は合うか？ こちらへ視線を向けるか？
Speech/Smile	声は変じゃないか？ 笑顔はあるか？ あやすと笑うか？

TICLS：英語の"tickles"という「くすぐったい」の発音から由来している．
PALS：アメリカ心臓学会の小児救急コース名"PALS"から由来している．

（文献3）より引用）

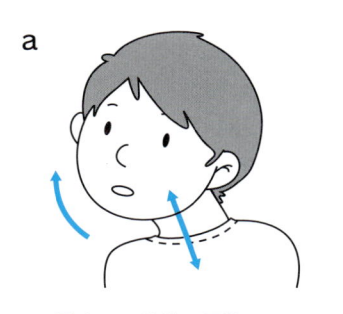

図1 ◆◆ 姿勢の異常
a：sniffing position．頸部を屈曲して頭部を伸展している．
b：tripod position．腕を前に出して体を支えている．

（文献1）を参考に作成）

る呼吸状態がある．ここも確認してほしい．

2 見てわかる呼吸の異常

ⓐ 姿勢の異常

sniffing position も tripod position（**図1**）も，閉塞しつつある気道を何とか開通させようとする姿勢であり，これを見逃すと呼吸停止がその先に待っている可能性がある．呼吸をする姿勢がおかしいな？と思ったら，すぐに対応してほしい．

ⓑ 呼吸の異常

上記の呼吸の異常のなかでも，洋服を着ていてもわかるものは，
①呼吸と一緒に鼻がピクピクする「鼻翼呼吸」

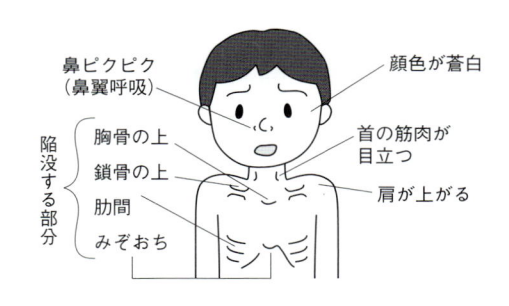

図2 ◆◆ 外から見てわかる呼吸の異常

（文献4）より引用）

②呼吸と一緒に肩が上がる「努力呼吸」
③息を吸った時に胸骨の上が陥没する「陥没呼吸」
の3つなので，ぜひ確認してほしい（**図2**）．

また呼吸音については，聴診器を使わないと

103

わからないと感じる方も多いかと思うが，聴診しなくても明らかに聞こえる呼吸音があり，以下の3つが代表的である．

① ゼーゼー ⇒ 喘鳴
② ケンケン ⇒ 犬吠様咳嗽
③ ぐーぐー ⇒ 気道異物を疑わせる（いびきのような呼吸音）

最近では，インターネット上で検索すれば呼吸音を簡単に聞くことができる．よく聞くことがある①と②の異常呼吸音について，喘鳴ならhttp://www.youtube.com/watch?v=YG0-ukhU1xE&translated=1，犬吠様咳嗽ならhttp://www.youtube.com/watch?v=CXOxb_2OA_cで聞くことができる．

全身状態と呼吸状態がおかしいなと思えば，最後に一番こどもの重症感を強く示唆する末梢循環の確認を行う．ここでは，capillary refill time（毛細血管再充満時間）を紹介する（図3）．外傷の際のトリアージでご存知だったり，耳にしたことがある方も多いかと思う．

自分でやってみればわかるが，ほとんどの人は1秒もかからずに赤く戻るのではないだろうか？ もし2秒以上かかる場合は，著明な脱水があったり，隠れた重症感染症を疑う．

ポイント2：熱性けいれんの初期対応を身につける！

診察が終わって薬を待合室で待っていると，突然こどもがけいれん！ 家族はわが子のけいれんを目の当たりにし，不安と驚きのため愕然とし，現場は騒然としているところに遭遇したことがある方もいるかと思う．そのため医療者としては騒然とした現場で冷静に適切な対応をとれるよう，普段からイメージしておく必要がある．また，困惑した家族の代わりに医師に状況が伝えられるよう，熱性けいれんが起きている際に何を確認すべきか知っておきたい．

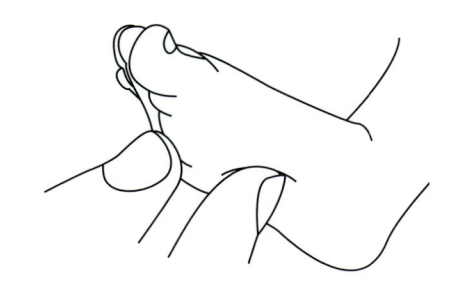

図3 ◆◆ capillary refill time
方法：爪もしくは手足を白くなるまで押して，赤く戻るまでどのくらい時間がかかるかを測定する．（ポイント：爪もしくは手足を圧迫する際は，心臓より高い位置で）
結果：正常であれば，2秒以内に赤く戻る．

（文献5）を参考に作成）

1 熱性けいれんとは？

熱性けいれんは，一般的には6ヵ月〜6歳児の高熱に伴って起こるけいれんで，さまざまな報告があるが，日本では10人に1人と海外の報告より頻度が高いといわれている．特に熱の上がりだす時に起こることが多く，そのほとんど（70％）は発熱後24時間以内にけいれんを起こしている．

2 初期対応は何をしたらよいか？

①静かに平らなところに寝かせる
　けいれんの時には，衣服をゆるめる．
②口の中に物や指を入れない（もしやっていたら，やめさせる）
　けいれんの時に口の中に物や指を入れると，吐いた物がのどにつまり窒息することがある．また，けいれんの時に舌や唇を咬むことがある．これはけいれんの初めに起こることで，けいれんの途中で舌や唇を咬むことはないので，結局のところ，口の中に物や指を入れても咬むことは防げない．

> ③ 5分以上続く場合には，医師に連絡する．もしくは，救急車を呼ぶ

多くの場合，①，②の対応や指示をしているうちに時間が経っていく．人が多くいる場合には，けいれんが起きた段階で医師に連絡する方がよいかと思われるが，もし1人で対応しないといけない場合は，①～③の手順に沿って対応することが望ましい．

初期対応をマスターした人はさらに上のレベルをめざすと，ポイント2の冒頭でも述べたように，**熱性けいれんが起きている時に何を確認したらよいのか**知っておいてほしい．

3 熱性けいれんの様子を観察する（アドバンス）

> ① **時計を見て時間を測る**
> けいれんが起きた時に大切になるのが「けいれんの持続時間」である．
> ② **どのようなけいれんをしていたか見る**
> 手足の動き：両側同じようにけいれんしていたのか？片側だけではなかったか？
> 眼球の動き：眼球上転していたか？どちらか一方向に眼球が寄っていなかったか？
> 顔色（特に唇）：チアノーゼがなかったか？（プールから出たあとのような紫色）
> ③ **けいれん後の様子**（自然に止まった場合）
> けいれん直後にこどもが泣いたか？呼びかけてきちんと目が合うか？

ここでは，こどもの危険な状態を判断するには，全身状態を判断するためにどのようなポイントを見て，呼吸の異常にどのように気づくのかについてまとめた．また，目の前で熱性けいれんが起きたときの初期対応と医療者間で情報を共有するときに，どこに注目すべきなのかについてまとめた．ここに記載した内容が少しでも皆様のお役に立てば幸いである．

（茂木恒俊）

文献
1) 吉田一郎監訳：小児救急患者の評価：APLS小児救急学習用テキスト，原著第4版, p.18-48, 診断と治療社, 2006.
2) 小児救急初療コース テキスト Ver.5.2
3) 茂木恒俊：小児のコモンディジーズ，提言―日本のコモンディジーズ Vol.3, p.80-87, 尾島医学教育研究所, 2013.
4) 清水 巍ほか著：小児喘息患者学入門, 合同出版, 2006.
5) 我那覇仁：小児内科, 41 (4)：559-562, 2009.

第5章

薬剤師が関わる生活習慣指導

1 食事指導

　高血圧や高コレステロール血症の薬物療法は飛躍的に進歩し，一昔前と比べると管理目標値へ到達することもそれほど難しくはなくなってきた．しかし，糖尿病やメタボリックシンドローム（特に，高中性脂肪血症）治療の基本は今でも食事療法であることに変わりはない．糖尿病薬を服用していても，食事療法をおろそかにしていては，良好な血糖コントロールはなかなか得られない．しかし，糖尿病患者のなかで「食事療法を完全に守っている」と答えた人は3割未満にすぎず，残りの人は健康的な食事（節酒も含めて）を実践したり，それを継続することに悩んでいる．薬局薬剤師は，服薬指導の際に食事についての質問を受ける場合も多い．また，糖尿病の薬を飲んでいる患者では，低血糖予防のためにもどのような食生活を送っているかについて，薬剤師は把握しておく必要がある．特に，薬局においては糖尿病をはじめとする生活習慣病の継続指導をする機会が多い．地域医療の担い手として期待される薬剤師には，「プライマリ・ケア能力」，すなわち患者を総合的に見て必要な対策が取れる能力，多職種と連携する能力などを高め，薬学的視点で問題を解決する活動の実践が求められている．オーストラリア，英国，米国などでは薬局における療養指導の研究が進んでおり，日本での研究も始まっている[1]．また，日本でも1型糖尿病の人に対するカーボカウント（炭水化物量を計算）とそれに伴うインスリン自己調節をしている人も増えてきた[2,3]．薬剤師には，ますます食事指導に対する知識をもつ必要性が出てきた[4]．そこでここでは「食事指導」と題して，薬剤師が知っておきたい食事指導に役立つ知識やスキルについて概説する．

薬局でよく聞かれる質問とNGワード

　患者は食事指導の専門家ではない薬剤師に，食事療法に対する本音をもらすことがある．薬局でよく聞かれる食事に関する質問例を表1に示す．これらの質問，もしくは愚痴ともとれる言動に対して「医師の指示どおり，3食きちんと食事をとって，間食を止めてください」「食事については管理栄養士に尋ねてください」と返答すると，二度と薬剤師に食事について相談しなくなる（表2）．また，「菓子パンは止めま

表1　薬局で聞かれる患者の愚痴：食事編

- 「先生から，もっと食事に気をつけるように言われたが……」
- 「食事に気をつけているのに，体重がなかなか減らない」
- 「先生から間食を止めろと言われたが，どんな間食ならいいの？果物はいいの？」
- 「どんな酒（アルコール）なら糖尿病にいいのか？」
- 「薬に頼らないで食事だけで，何とかよくする方法はないのか？」

第5章　薬剤師が関わる生活習慣指導

表2　食事指導のNGワード

- 「菓子パンは止めましょう！」（指示）
- 「間食はしていないですか」（質問ではなく，詰問）
- 「間食をすると，血糖値が上がって，眼が悪くなりますよ！」（医学的おどし）
- 「早食いを治すには，1口30回かむといいですよ」（理想論の提示）
- 「……について知っていますか？」（上から目線の質問）
- （寝る前にアイスを食べるのがよくないのかしら……）「それが原因ですね．それはすぐに止めた方がいいですよ」（原因追究と指示）

表3　生活習慣病と注目すべき栄養素や方法

生活習慣病の種類	注目すべき栄養素など	注目すべき食品や方法
肥満症	エネルギー制限（標準体重×25 kcal/kg など）	低カロリー食品の紹介，体重測定（セルフモニタリング），刺激統制法
糖尿病	適正な炭水化物 食物繊維	炭水化物の重ね食いを止める，野菜をご飯より先に食べる，15/15ルール，カーボカウント
高血圧症	塩分	減塩
脂質異常症（LDL-コレステロール）	飽和脂肪酸 コレステロール	菓子パンやアイスを減らす．卵は1日1個まで，牛乳は1本（200 mL）まで．
脂質異常症（中性脂肪）	アルコール 炭水化物	アルコール依存症は禁酒，それ以外は節酒（日本酒換算1合以下）．炭水化物の重ね食いを止める（ラーメン＋半チャーハン＋餃子，カうどんなど）

しょう！」（指示）や「間食をすると，血糖値が上がって，眼が悪くなりますよ！」（医学的おどし）などの声かけは逆効果である．それでは，どんな声のかけ方が食事療法の成功に結びつくのであろうか．そのためには，食事指導に役立つ知識や注目点を知っておく必要性がある（表3）．

減量を希望する患者の食事指導の例

肥満を伴う生活習慣病患者が医師から減量を指示されるが，それに対して，薬局では「先生から，痩せろと言われたんだけど……」「先生には言っていないのだけど，おやつは止めないといけないかしら……」などともらすことがある．管理栄養士から専門的に食事指導を受けた患者でさえ，「栄養指導を受けたのだけど，食品交換表は難しくて，よくわからなかった」などとつぶやくことがある．しかし減量を組み合わせることで薬の効果が高まったり，不要となるケースは決して少なくない．以下の症例を通じて，減量を目的とした食事指導について考えてみよう．

症例

56歳女性

診断：2型糖尿病，高血圧症，脂質異常症

病歴：48歳時に糖尿病と診断

検査：身長152 cm，体重65.2 kg，BMI 28.2 kg/m^2（肥満度Ⅰ），血圧128/78 mmHg，HbA1c 7.8%，LDL-C 114 mg/dL，HDL-C 43 mg/dL，TG 224 mg/dL

薬剤：メトホルミン750 mg，シタグリプチン50 mg，エナラプリル5 mg，アトルバスタチン10 mg

生活：喫煙なし．あぶらものは控えているが，間食がなかなか止められない．「先生から食べなきゃ痩せる，ご飯を減らせ，間食は止めなさいと言われているんだ

けど……」と愚痴られた.

成功例

患　者「先生から痩せなさいと言われて,食事に気をつけているんだけど,なかなか痩せなくて……」(困った顔)

薬剤師「どんなことに気をつけていらっしゃるんですか?」(開いた質問)

患　者「ご飯は減らしているんだけど,野菜も食べているし……」

薬剤師「ご飯の量には気をつけておられるんですね」

患　者「そうなのよ.やっぱり,おやつが多いのかしら? ご飯を減らすとお腹がすくのよね」

薬剤師「確かに,小腹がすきますよね.つい食べたりして……」

患　者「そうなのよ.何を食べたらいいかしら?」

薬剤師「低カロリーでおいしいおやつがありますよ」(前置きする)

患　者「それは何ですか?」(興味津々)

薬剤師「ゼロキロカロリーゼリーです.おやつをこれに変えると,カロリーが減ると思いますよ」

患　者「それいいわね.名前を教えて,今度,試してみるわ」

おやつが止められないと悩む患者は多い.食事療法には「止める」「減らす」だけでなく,低カロリー食品を紹介するなど「変える」や,たっぷり野菜を食べるなど「増やす」という方法もある(**表4**).また,「食前に水を飲む」「栄養成分表示をみる」など,新しいことを始めるというのもよいアイデアである.

食事指導に役立つ行動変容の技法

　食事指導に役立つ行動変容の技法[5]を覚えることで,食事指導が楽になる(**表5**).肥満ではない人は,空腹になってから食べ物を探し,満腹になると食べ終わる.それに対して,肥満の人は空腹ではないが眼の前においしそうな物があると食べ始め,満腹になっても食べ終わらない.皿の上に物がなくなるまで,すなわち,食べたくなる刺激がなくなるまで食べ続ける.この食べたくなる刺激を減らす工夫を一緒に考えるとよい.チェック表を用いてもよい(**表6**).「すでにできている」ことは大いにほめ,「するつもりはない」項目については触れない.「頑張ればできそう」という項目が最初の行動目標になる.「するつもりはあるが,自信がない」という項目は,指導する時間が十分にあるときに行う.食後すぐに歯を磨く習慣をつけると,食べたくなっても「もう歯を磨いちゃったから食べるのはよそう」という気持ちが起きるわけである.また,太っている人は基本的に体重計にのりたくないものだが,体重測定の習慣をつけることで体重管理に役立つ.朝と晩に体

表4 4つの食事指導:増やす,変える,減らす,止める

方　法	具体例
増やす	野菜をたっぷり食べる
変える	おやつをゼロキロカロリーゼリーにする.アルコールゼロのビールに変える.野菜を先に食べる.おやつを果物に変える
減らす	菓子パンを減らす,アイスを減らす
止める	炭水化物の重ね食いを止める

「食前に水を飲む」「栄養成分表示をみる」など,新しいことを始めてもらうのもよい.

表5 食事指導に役立つ行動変容の技法

問題例	具体例
菓子類をつい食べてしまう，残り物を食べてしまう（外発的摂食）	菓子類の買い置きをしない，目のつくところに置いておかない，仏さまには饅頭を供えない，おいしそうなパン屋の前は避けて遠回りして帰る（刺激統制法）
寝る前に小腹が空いて何かつまんでしまう	食後すぐに歯を磨く，早目に寝る
大き目なものを選ぶ（ポーションサイズ*が大きい）	小さな茶碗に変える，弁当箱を1まわり小さなものにする，大盛りから中盛りにする，小袋の菓子に変える（ポーションコントロール）
寂しいと食べてしまう（情動的摂食）	誰かに相談にのってもらう，食べること以外でストレス解消法を探す（ストレスマネージメント）

＊：一皿分の盛り付け量のこと

表6 痩せる工夫

No.	工夫	するつもりはない	するつもりはあるが，自信がない	頑張ればできそう	すでにできている
1	空腹時に買い物をしない	1	2	3	4
2	菓子類は見えない所に置いて置く	1	2	3	4
3	テレビを見ながらの「ながら食い」をしない	1	2	3	4
4	周囲の人にダイエット宣言をする	1	2	3	4
5	家族や知人に，おみやげに菓子類を買わないように頼む	1	2	3	4
6	箸おきを使って，ゆっくり食べる	1	2	3	4
7	食べ終わったらすぐに食器をかたづける	1	2	3	4
8	残り物に手を出さない	1	2	3	4
9	食後すぐに歯磨きをする	1	2	3	4
10	朝と晩に体重計にのる	1	2	3	4

重を測定することで，太りやすい食べ物，痩せやすい食べ物を発見する手がかりとなり，食事指導にも役立つ．

成功例

患　者「先生から痩せろと言われたんだけど，カロリー計算とかはできないし，いい方法はありますか？」

薬剤師「それなら，いい方法がありますよ」（前置きする）

患　者「それ，教えて」（興味津々）

薬剤師「朝と晩に体重計にのることです」

患　者「朝と晩に体重計にのる！？」

薬剤師「そうです．太っているとき，食べ過ぎたときは体重計にのりたくないのが人間の心理ですね」

患　者「確かに，食べ過ぎたときは体重計にはのりたくないですね」

薬剤師「朝と晩に体重計にのると，太りやすい食べ物や痩せやすい食べ物がわかりますよ」

患　者「どんなものを食べると，太るんですか？」

薬剤師「カレーライス，寿司，ラーメンなどを食べたときに体重が増えると言う人が多いですね．太る食べ物の回数を減らして，痩せる食べ物の回数を増やしていけば，徐々に体重が減ってくるか

患　者　「それなら頑張って体重計にのってみ
　　　　　もしれませんよ」
患　者　「それなら頑張って体重計にのってみ
　　　　　ます」
薬剤師　「この用紙を使ってもらって，体重を
　　　　　記録すると励みになりますよ」（記録
　　　　　用紙を手渡す）
患　者　「へぇー，よく知っているわね．また，
　　　　　いろいろ教えてね」（嬉しそうな顔）

患　者　「やっぱり，私も塩辛いものが好きだ
　　　　　からね．漬物を止めようかしら」
薬剤師　「それはいいですね．漬物を減らすだ
　　　　　けでも，塩分が減って，むくみが少な
　　　　　くなるかもしれませんよ．他にも塩分
　　　　　を減らす工夫がありますので，チェッ
　　　　　クしてみてください」（**表7**を用いて）
患　者　「なるほど．練り製品が多いのね．ちょっ
　　　　　と，やってみるわ」（嬉しそうな顔）

減塩が必要な患者への食事指導

　高血圧や心不全，むくみをきたしやすいピオグリタゾンを投与されている糖尿病患者に，減塩の食事指導が必要となる．具体的な会話例をみてみよう．

薬局での会話例
患　者　「この薬を飲むと，むくみが出る感じ
　　　　　がします」
薬剤師　「そうでしたか．大変でしたね．これ
　　　　　は，むくみが出やすい薬の1つです．
　　　　　特に，塩分をよくとっている人はむく
　　　　　みがひどくなるそうです」

まとめ

　薬剤師が上手に食事指導を行うことで，生活習慣病薬の効果を高め，副作用を軽減する可能性がある．まずは食事についての悩みを聞き取り，普段の対処法を尋ね，食事成功に向けて一緒に考える姿勢が大切である．「～しなさい」という指示や「～しましょう」というアドバイスではなく，患者とコミュニケーションをとりながら効果的な食事指導ができるようになっていただきたい．そのためには，生活習慣病関連の小冊子や間違い探しなど媒体の活用をするのもよい．そして，困ったときに相談できる管理栄養士を作っておくことが大切である．

（坂根直樹）

表7 減塩する工夫

No.	工　夫	するつもりはない	するつもりはあるが，自信がない	頑張ればできそう	すでにできている
1	麺類の汁は残す	1	2	3	4
2	ちくわ，かまぼこ，ハム，ソーセージ，ベーコンなど加工保存食品をとりすぎない	1	2	3	4
3	塩魚（塩さけなど），乾物（めざしなど）を食べすぎない	1	2	3	4
4	寿司，炊き込みご飯，丼ものなどをとり過ぎない	1	2	3	4
5	カレーライス，煮物など塩分の多いメニューを減らす	1	2	3	4
6	おかずにしょうゆ，ソース，塩をかけすぎない	1	2	3	4
7	漬け物，佃煮など塩分の多いものを控える	1	2	3	4
8	みそ汁，スープなどの汁物を1日1杯以下にする	1	2	3	4
9	お酒を飲むとき，塩やしょうゆ味のおつまみをとり過ぎない	1	2	3	4
10	ノンオイルドレッシングにしたからといって，かけ過ぎない	1	2	3	4

文献

1) 岡田 治:行列のできる薬剤師3☆(スリースター)ファーマシストを目指せ!, じほう, 2013.
2) 坂根直樹:Dr.坂根のやる気がわいてくる糖尿病ケア, 医歯薬出版, 2009.
3) 坂根直樹:Dr.坂根のクイズでわかる糖尿病カーボカウント 初級編, 医歯薬出版, 2011.
4) 坂根直樹:クイズでわかる保健指導のエビデンス50, 中央法規, 2013.
5) 福島 統編:医療面接技法とコミュニケーションのとり方(新・基礎臨床技能シリーズ), メジカルビュー社, 2009.

2 禁煙支援

　日本人の死亡の原因を分析した最近の研究によると，喫煙による超過死亡数は約13万人で，高血圧の約10万人と並んで，死亡原因としての寄与が大きいことが改めて確認された[1,2]（**図1**）．たばこ消費量は近年減少傾向にあるが，過去のたばこ消費による長期的な健康影響と急速な高齢化により，たばこ関連疾患による死亡数は今なお増加傾向にある．

　2006年度の診療報酬の改定において，ニコチン依存症が新たな治療の対象となる病気として位置づけられ，「ニコチン依存症管理料」が新設され，健康保険による外来での禁煙治療が可能になった．2013年8月末現在，全国の登録医療機関（いわゆる禁煙外来）の数は約14,600施設まで増加した．禁煙治療においては，禁煙補助薬として，ニコチンパッチと内服薬のバレニクリンが保険薬として処方可能である．また，一般医療用医薬品として，ニコチンガムとニコチンパッチが薬局・薬店において市販されている．

　このように禁煙治療の環境整備が進むなかで，喫煙者の命を守るために禁煙を推進するに

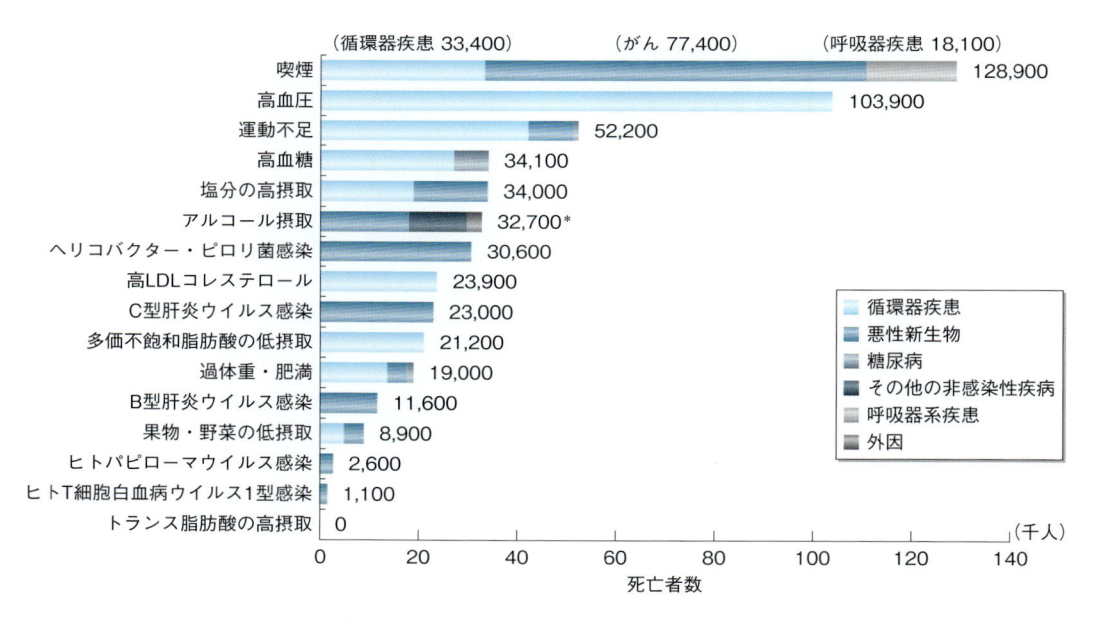

リスク要因	死亡者数
喫煙	128,900（循環器疾患 33,400／がん 77,400／呼吸器疾患 18,100）
高血圧	103,900
運動不足	52,200
高血糖	34,100
塩分の高摂取	34,000
アルコール摂取	32,700*
ヘリコバクター・ピロリ菌感染	30,600
高LDLコレステロール	23,900
C型肝炎ウイルス感染	23,000
多価不飽和脂肪酸の低摂取	21,200
過体重・肥満	19,000
B型肝炎ウイルス感染	11,600
果物・野菜の低摂取	8,900
ヒトパピローマウイルス感染	2,600
ヒトT細胞白血病ウイルス1型感染	1,100
トランス脂肪酸の高摂取	0

（内訳：循環器疾患，悪性新生物，糖尿病，その他の非感染性疾病，呼吸器系疾患，外因）

図1 わが国におけるリスク要因別の関連死亡者数—男女計（2007年）
＊：アルコール摂取は，循環器疾患死亡2,000人，糖尿病死亡100人の予防効果が推計値として報告されているが，図には含めていない．
（文献1，2）より作成）

は，日常業務のなかで出会う喫煙者に対して禁煙の働きかけを行うことと，そのような取り組みを他のスタッフや禁煙外来などの関係機関と一緒になって組織的に実施できる体制を整えることが大切である．

日常業務のなかでの禁煙導入の方法

1 禁煙の重要性を伝える

まだ禁煙しようと思っていない喫煙者に対して禁煙の気持ちを高める上手な声かけのポイントは，喫煙者の病状や健康への関心事，社会的立場などを踏まえて，それぞれの喫煙者に合った禁煙の必要性を説明しながら，禁煙すべきことを「はっきりと」伝えることと，禁煙が重要かつ優先順位の高い生活習慣の改善であることを伝えることである．例えば，たばこを吸っている糖尿病の患者には，「主治医の先生からお話を聞いておられると思いますが，糖尿病と喫煙が重なると，脳梗塞や心筋梗塞などの血管が詰まる病気にかかりやすくなります．また，喫煙は血糖値を上げたり，膵臓から出るインスリンの効きを悪くします．血糖のコントロールをよくして合併症を防ぐためには，食事や運動と合わせて，禁煙することが重要なんですよ．お手伝いしますから，禁煙を先送りせずに，できるだけ早いうちに禁煙しましょう」と働きかける．

禁煙後の体重増加の問題のほか，喫煙が一見ストレス解消になるように思えることも喫煙者が禁煙に積極的になれない主な理由の1つである．喫煙者が感じる喫煙によるストレス軽減効果は，あくまでニコチン切れ（血中濃度の低下）に伴う離脱症状の緩和にすぎないことがわかっている．ストレスを理由にしている喫煙者に対しては，「禁煙によって離脱症状から解放されることでむしろストレスが低下し，精神的健康度も改善することがわかっています．喫煙する

と，うつ病や自殺のリスクが高まるという研究報告もあり，心の健康にも禁煙することが大切ですよ」と声かけを行うとよい．

医療従事者からの禁煙についての「あいまいな」メッセージ，例えば「できれば禁煙した方がよい」といったアドバイスに対して，患者は「必ずしも禁煙しなくてもいいんだ」と都合よく解釈してしまうので，言葉遣いに注意する必要がある．

2 禁煙の解決策を提案する

一般に喫煙者は喫煙を嗜好や習慣と捉え，意志を強く持って自分の力で禁煙しようと考える傾向がまだまだ根強く，このことが禁煙を阻む大きな原因になっている．喫煙者に対しては，喫煙習慣の本質はニコチン依存症という「脳の病気」であり，自分の力だけで治そうとすると，離脱症状のために苦しかったり，何度も喫煙の再開をくり返すために時間がかかったり，たとえ禁煙できても大幅な体重増加がみられる場合があるため，治療を受けることを積極的に勧めるのがよい．

そして，禁煙するのであれば，今や有効な禁煙方法があるので，それを利用するように勧める．喫煙者の禁煙に対する基本ニーズは，「楽に自然に苦しまずにやめたい」であるので，このことを踏まえて情報提供をすると受け入れられやすい．具体的には，「禁煙をするなら禁煙補助薬を使うと楽に確実に，しかも体重をあまり増やさずにやめられます．禁煙は自力でも可能ですが，禁煙外来や禁煙補助薬を利用すると，ニコチン切れの症状を抑えることができるので，比較的楽に，しかも自力に比べて3～4倍禁煙しやすくなることがわかっています（**図2**）[3]．健康保険が使える場合，1日20本のたばこ代に比べて1/3～1/2の安い費用で医療機関での禁煙治療を受けることができますよ．

●1ヵ月間禁煙

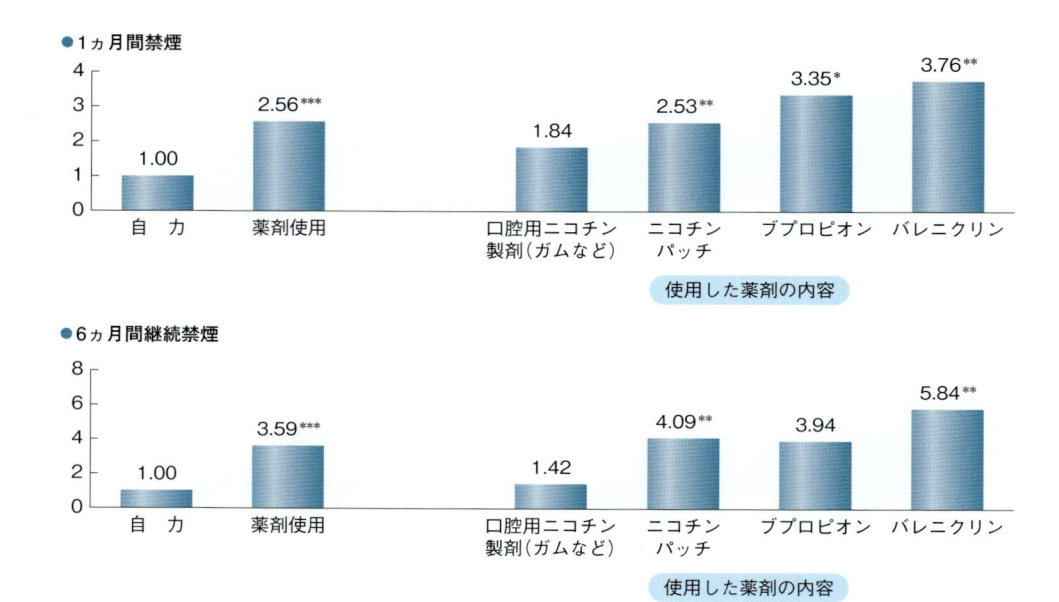

自力	薬剤使用	口腔用ニコチン製剤(ガムなど)	ニコチンパッチ	ブプロピオン	バレニクリン
1.00	2.56***	1.84	2.53**	3.35*	3.76**

使用した薬剤の内容

●6ヵ月間継続禁煙

自力	薬剤使用	口腔用ニコチン製剤(ガムなど)	ニコチンパッチ	ブプロピオン	バレニクリン
1.00	3.59***	1.42	4.09**	3.94	5.84**

使用した薬剤の内容

図2 禁煙補助薬を用いた禁煙治療の効果―自力禁煙との比較
*$p<0.05$, **$p<0.01$, ***$p<0.001$
注：ブプロピオンは日本では未発売．

（文献3）より引用）

お知り合いの医療機関や産業医の先生に相談して処方してもらってください」と伝える．

ただし，禁煙に関心のない人にいきなり禁煙方法について説明すると，相手は反発しやすい．そのため，相手が禁煙をする意志がないことを認めた上で「今後，もし禁煙をしようとする場合に覚えておくといいですよ」と前置きをして，上述の禁煙に関心のある人に対して行っている情報提供と同じ内容を伝えている．そうすれば相手は抵抗感なく耳を傾けてくれる．

動機の高まった喫煙者への禁煙支援のポイント

1 禁煙開始日の設定

まず第1のポイントは，禁煙したいという喫煙者の気持ちを行動に移すための「橋渡し」をすることである．そのための効果的な方法は，禁煙開始日を具体的に話し合って決めることである（目標設定）．目標設定することにより，実行にむけての動機がさらに高まるだけでなく，目標が明確になり，取り組みのきっかけとなる．禁煙開始日は2週間以内が理想的である．あまり仕事などが忙しくなく，ストレスが少ない時期を選ぶ方が禁煙しやすいと考えられる．禁煙外来の受診者の場合，禁煙の動機が特に高まっているので，禁煙開始日を初回受診日の翌日に設定することが多い．

2 問題解決カウンセリング

第2のポイントは，禁煙にあたって喫煙者が不安に思ったり，心配していることを聞き出し，その解決策を一緒に考えることである（問題解決カウンセリング）．これは禁煙に伴う喫煙者の不安を軽減し禁煙に対する自信を高め，その結果禁煙の実行と継続に役立つ．

例えば糖尿病で治療中の患者では，「禁煙すると体重が増えるのではないか」と心配することがよくある．これに対して，「禁煙すると体

第5章 薬剤師が関わる生活習慣指導

> Framingham offspring studyのデータ（1984〜2011年）を用いて解析．4年ごとに調査を行い，喫煙状況と6年間の心血管イベントの関係を分析．
> 禁煙後4年間の体重変化が禁煙と心血管イベントの関係に及ぼす影響を検討．

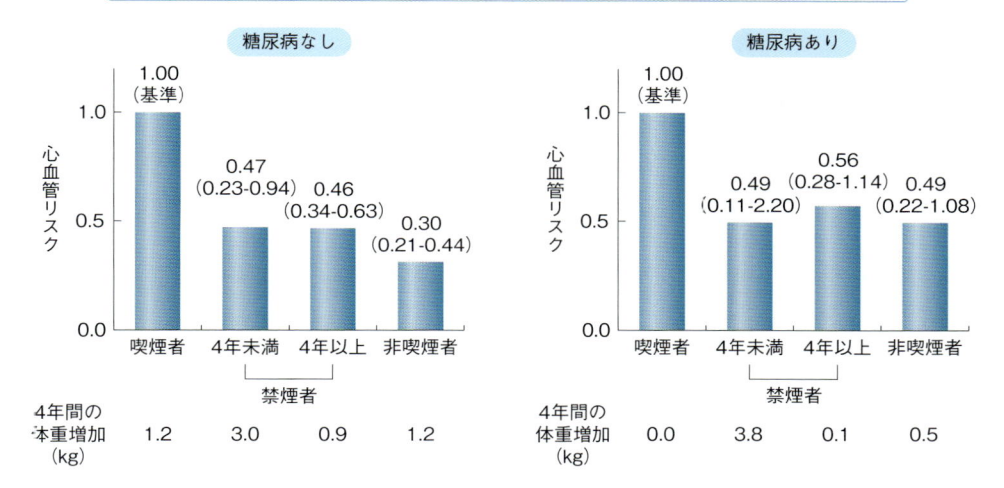

糖尿病なし

心血管リスク	喫煙者	4年未満 禁煙者	4年以上 禁煙者	非喫煙者
	1.00（基準）	0.47 (0.23-0.94)	0.46 (0.34-0.63)	0.30 (0.21-0.44)
4年間の体重増加（kg）	1.2	3.0	0.9	1.2

糖尿病あり

心血管リスク	喫煙者	4年未満 禁煙者	4年以上 禁煙者	非喫煙者
	1.00（基準）	0.49 (0.11-2.20)	0.56 (0.28-1.14)	0.49 (0.22-1.08)
4年間の体重増加（kg）	0.0	3.8	0.1	0.5

図3 禁煙後の体重増加と心血管疾患リスクへの影響

（文献4）より引用）

重は増加しやすいですが，たとえ体重が増えても禁煙の効果の方がはるかに大きいことがわかっています．できるだけ体重を増やしたくなければ，禁煙と同時に運動などをして身体活動量を増やすようにすればよいと思います．また，禁煙補助薬であるニコチン製剤には体重の増加を遅らせる効果が期待できますので，このお薬をできるだけ長く使って，その間に運動や食事を見直されるのもいいと思いますよ」とアドバイスをする．

　禁煙すると約8割に平均2kgの体重増加がみられ，5kg以上の増加が約1割にみられる．しかし，体重が増加しても禁煙による健康改善効果がはるかに大きい．最近の研究によって，体重増加によってリスクが上昇しやすい循環器疾患に限っても，禁煙して体重が増加しても心筋梗塞や脳卒中のリスクが半減することが明らかになっている（**図3**）[4]．

3 治療者としてのソーシャルサポート

　第3のポイントは，治療の一環として指導者としての手段的な支援だけでなく，情緒的な支援を行うことである（治療者としてのソーシャルサポート）．具体的には喫煙者のことを気にかけていることを態度や言葉で表現しながら，喫煙者を励ましたり，禁煙できたことをほめることである．また，喫煙者が禁煙の経過について本音を話せるような雰囲気や関係を構築しておくことも大切である．

　問題解決カウンセリングと治療者としてのソーシャルサポートは，禁煙率を高める効果が確認されているカウンセリング技法であり，2008年のアメリカの禁煙治療ガイドラインにおいて推奨されている[5]．これらの技法は短時間の簡易な禁煙治療だけでなく，時間をかけて行う集中的な禁煙治療においても有用である．このほか，電話による支援も有効であることが同ガイドラインのメタアナリシスで明らかにさ

表1 禁煙支援に役立つ行動療法の主な方法論

技法	具体例
目標設定	禁煙開始日を決める
行動契約	禁煙宣言書を取り交わす
セルフモニタリング	禁煙に先立ち喫煙行動を手帳などに記録して自己観察する 禁煙の達成状況を手帳などに記録して，達成状況をモニタリングする
刺激統制法	喫煙のきっかけとなる環境や状況を避け，喫煙の頻度や欲求をコントロールする
逆条件づけ	たばこが吸いたくなったら，たばこに代わる別の健康的な行動をして，喫煙の欲求をコントロールする
オペラント強化法	禁煙できたら，まわりからほめる 自分で自分をほめたり，自分にほうびを与える
問題解決カウンセリング	禁煙にあたっての問題点を聞き出し，解決策や対処法を一緒に考える
社会技術訓練 　自己主張訓練 　再発防止訓練	たばこを勧められたときに上手な断り方を身につけておく 喫煙を再開しやすい状況をあらかじめ予測し，その対処法を練習しておく
認知再構成法	禁煙の妨げになっている思い込みを把握し，その修正を行う
ソーシャル・サポート 　周囲の者 　治療者	家族や友人・同僚などの協力が得られるようサポート体制をつくる 治療の一環として指導者としての励ましや賞賛などの情緒的な支援を行う

禁煙の動機が高まった喫煙者に対する支援においては，行動療法の技法が役立つ．行動療法の技法のうち，目標設定，セルフモニタリング，オペラント強化法は基本的な技法であるが，問題解決カウンセリングや社会技術訓練は現実場面での対処に直接役立つ実践的な技法である．ソーシャルサポートには治療の一環として行うサポートと周囲の者からのサポートがあり，両者を組み合わせて用いるのがよい．

れている[5]．

上述の方法論のほか，動機の高まった喫煙者への禁煙支援に用いられる行動療法の主な方法論とその具体例を**表1**に示す．

4 禁煙補助薬による薬物療法

禁煙補助薬であるニコチンパッチなどのニコチン製剤やバレニクリンの特徴をよく理解して，喫煙者に合った薬剤を選択し，その使用を積極的に勧めることである．健康保険による禁煙治療において保険薬として薬価が収載されているのは，ニコチンパッチとバレニクリンである．これらの禁煙補助薬はいずれもニコチン離脱症状を抑制して禁煙しやすくするが，バレニクリンでは喫煙した際の満足感を抑える作用もある．ニコチンパッチの使用期間は8週間が標準であるが，必要であれば12週間の保険治療の期間中は処方できる．バレニクリンの標準使用期間は12週間である．

前述のアメリカの禁煙治療ガイドライン[5]において，ニコチンパッチ単独と比べて有効性が高い禁煙補助薬は，バレニクリン，ニコチンパッチの長期治療（14週以上）とニコチンガムまたは鼻腔スプレーの併用である．持続補給型のニコチンパッチは禁煙後のニコチン離脱症状を全体的に緩和するものの，突然生じる強い喫煙欲求（breakthrough craving）に対しては効果がないので，breakthrough cravingの抑制効果がある急速補給型のニコチン製剤（ニコチンパッチ以外の剤形）の併用が禁煙効果を高める．わが国ではニコチンパッチとニコチンガムの併用については，使用説明書上，認められていない．しかし，ニコチンパッチとニコチンガムを併用した際に，ニコチンの過量によって重症な副作用が起こることはまれであるとされている．これは喫煙者が頭痛や嘔気などのニコチン過量症状を引き起こさないようにニコチンの摂取を自己調節できるからである．

禁煙補助薬の主な副作用としては，ニコチンパッチでは皮膚の発赤や痒み，不眠で，バレニクリンでは嘔気のほか，頭痛，便秘，不眠，異夢，鼓腸がある．これらの副作用は一般に軽度である．なお，市販後，バレニクリンを服用した患者に頻度は少ないものの，意識消失などの意識障害がみられ自動車事故に至った例も報告されているため，2011年7月に添付文書の改訂がなされた．その結果，服薬中に自動車の運転など危険を伴う機械の操作については，改訂前の「操作する際には注意させること」から「従事させないよう注意すること」と変更され，内容が強化された．現在のところ因果関係は明らかではないが，本剤の関与の可能性が否定できないため，処方の際の十分な説明と，当該の喫煙者に対してはニコチン製剤などの別の方法を検討するなどの対応が必要である．

5 禁煙継続のためのフォローアップ

禁煙にひとまず成功した喫煙者に対しては，禁煙できたことをほめるとともに，喫煙再開の対策について話し合ったり，禁煙の効果を確認したりして，今後も禁煙が続くよう支援する．

喫煙の再開は，社会的圧力（例：宴席でたばこを勧められる），気分の落ち込み，仕事上のストレスや対人関係のトラブルなど，ちょっとしたきっかけで起こる．禁煙の継続のためには，受診の機会や電話などを活用してフォローアップを充実させ，喫煙再開を防ぐ対処方法（例：喫煙再開の危険の高い状況への気づきとその対処法，喫煙再開時の対処法など）が身につくよう手助けすることが重要である．禁煙後の喫煙欲求が持続したり，抑うつが強く出る場合は喫煙再開しやすいため，綿密なフォローアップが必要である．禁煙後の過度の肥満も喫煙再開のきっかけとなるので，禁煙して1～2ヵ月経過したら，肥満予防の方法について助言する．

禁煙後の体重は喫煙本数が多いほど増加しやすい[5]．体重をできるだけ増やしたくない喫煙者には，禁煙補助薬の使用と禁煙後比較的早期から運動を勧めるのがよい．禁煙補助薬を使用するメリットとしては，ニコチン離脱症状の抑制によって，間食などの摂取エネルギー量の増加を抑制できるほか，禁煙直後から運動に取り組む余裕が生まれる．さらにニコチンパッチなどのニコチン製剤では禁煙後の体重増加を遅らせる効果がある[5]．身体活動については，中等度の身体活動強度の運動や生活活動（速歩，自転車に乗る，風呂掃除，床磨きなど）が推奨される[5]．食事については，禁煙直後からの過度な食事制限は喫煙欲求を高める可能性があるので，禁煙が安定するのを待って，高エネルギーの食品を減らして代わりに野菜や果物を増やし，飲酒量を減らすのがよいとされている[5]．

◆◆◆ まとめ

ここでは薬剤師が日常活動の場で実施可能な禁煙支援の方法について紹介した．禁煙支援や治療に役立つ教材については，筆者らが開発に関わってきた日本禁煙推進医師歯科医師連盟のeラーニングによる3つの指導者トレーニングプログラム（「禁煙治療版」「禁煙治療導入版」「禁煙支援版」，毎年12月～2月頃にかけて実施）のほか，「禁煙支援版」の主要コンテンツをもとに作成された厚生労働省の「禁煙支援マニュアル（第二版）」や日本公衆衛生協会の「特定健康診査・特定保健指導における禁煙支援から始めるたばこ対策」が有用と考える．喫煙と糖尿病に関するエビデンスや禁煙支援のポイントは「糖尿病の治療も予防も禁煙が大切です」[6]が参考になる．健康保険による禁煙治療の詳細については「禁煙治療のための標準手順書」[7]を参照されたい．

（中村正和）

文献

1) Ikeda N, et al：PLoS Med, 9 (1)：e1001160, 2012.
2) Shibuya K, et al：Lancet, 378 (9798)：1265-73, 2011.
3) Kasza KA, et al：Addiction, 108 (1)：193-202, 2013.
4) Clair C, et al：JAMA, 309 (10)：1014-21, 2013.
5) Fiore MC, et al：Treating tobacco use and dependence：2008 update. Clinical Practice Guideline. Rockville：US Department of Health and Human Services. Public Health Service；2008.
6) 中村正和編著：糖尿病の治療も予防も禁煙が大切です．ノバルティスファーマ, 2011. (http://www.nicotinell.jp/tts/sizai/img/diabetic_and_nosmoking.pdf, 2013年9月12日アクセス)
7) 日本循環器学会, 日本肺癌学会, 日本癌学会, 日本呼吸器学会：禁煙治療のための標準手順書 第5版, 2012. (各学会のホームページで公開)

3 減酒・断酒指導
— 薬剤師によるアルコール関連問題への介入 —

飲酒と疾患

「酒は百薬の長」が座右の銘の方もいらっしゃるだろう．一方で，徒然草を著した兼好法師は，酒飲みを愛おしみながらも「酒は百薬の長なれど，万の病は酒よりこそ起これ」と戒めている．「万の病」とはどのようなものだろうか？

1 飲酒により起こる万の病

アルコールによりリスクが増大すると考えられている疾患や病態を図1にまとめた．飲み過ぎは肝機能障害やアルコール依存症に限らず，ほぼ全身に影響を及ぼし，うつやパニック発作といった精神疾患の増悪因子ともなる．

2 飲酒量と疾病リスク

詳細なデータがある疾病について飲酒量と疾病リスクを分析すると，酒量に応じてほぼ直線的に罹患率が上昇する場合と，まったく飲まない人よりも適量の飲酒者の方が低リスクとなる場合の2つのパターンがあることが知られている．

がん，高血圧，脳出血，脂質異常症などの飲酒に関連する多くの健康問題のリスクは，1日平均飲酒量にほぼ比例する[1,2]．

一方で，全死亡，脳梗塞や虚血性疾患につい

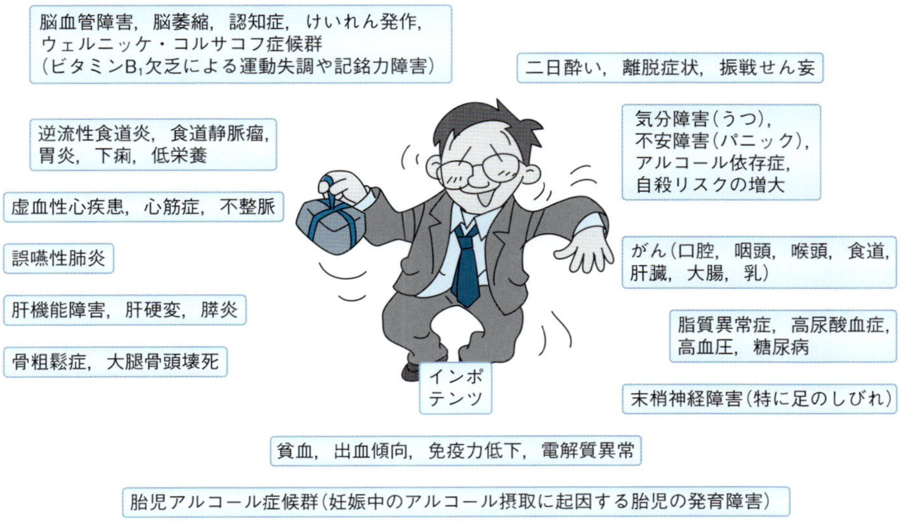

脳血管障害，脳萎縮，認知症，けいれん発作，ウェルニッケ・コルサコフ症候群（ビタミンB_1欠乏による運動失調や記銘力障害）

二日酔い，離脱症状，振戦せん妄

逆流性食道炎，食道静脈瘤，胃炎，下痢，低栄養

気分障害（うつ），不安障害（パニック），アルコール依存症，自殺リスクの増大

虚血性心疾患，心筋症，不整脈

誤嚥性肺炎

がん（口腔，咽頭，喉頭，食道，肝臓，大腸，乳）

肝機能障害，肝硬変，膵炎

脂質異常症，高尿酸血症，高血圧，糖尿病

骨粗鬆症，大腿骨頭壊死

インポテンツ

末梢神経障害（特に足のしびれ）

貧血，出血傾向，免疫力低下，電解質異常

胎児アルコール症候群（妊娠中のアルコール摂取に起因する胎児の発育障害）

図1 アルコールによる主な健康障害

相対危険度

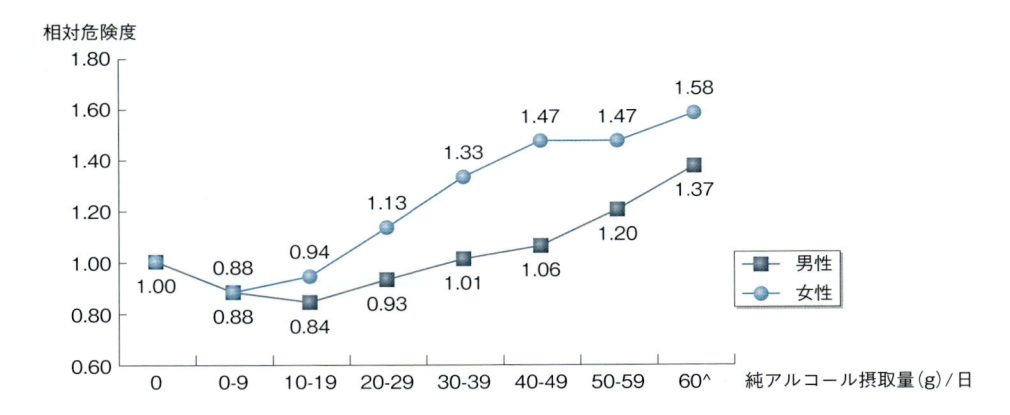

- 16のコホート研究（主に35歳以上の欧米人が対象）に対するメタ解析
- 少量の飲酒では健康へ好影響をもたらすという「Jカーブ効果」が示されている
- 純アルコールへの換算：ビールなら500mL，日本酒なら1合が，純アルコール20gとなる

図2 アルコールと全死亡
多量飲酒者（純アルコール摂取60g以上／日）の死亡率は女性1.6倍，男性1.4倍となる．

（文献3）より引用）

表1 主なアルコール関連問題

出生前・乳幼児期		・胎児性アルコール症候群（妊娠中の母胎アルコール摂取による脳機能などの発育障害・虐待を受ける ・母乳を通じてのアルコール摂取
少年期・青年期		・急性アルコール中毒　・発達途上の臓器に対する悪影響　・アルコール・薬物乱用　・非行への道
主として成年期以降	身体的な影響	・脳血管障害　・脳萎縮（認知症）　・がん　・虚血性心疾患　・肝機能障害，肝硬変 ・膵炎　・骨粗鬆症　・脂質異常症，糖尿病　・インポテンツ　・末梢神経障害
	心理・精神的な影響	・自信の喪失　・自尊心の低下　・うつの増悪　・不安障害の増悪　・睡眠障害 ・アルコール依存症　・自殺リスクの増大
	家庭問題	・不和・離婚　・DV・児童虐待　・経済的問題　・子どもの発達上の問題
	社会的問題	・暴言，トラブル　・刑事事件　・飲酒運転　・事故，怪我　・嘔吐物による汚染
	職業上の問題	・欠勤・休職・失職　・生産性低下　・事故　・信用の喪失

ては，**図2**のように飲酒量とリスクは必ずしも比例せず，アルファベットの形から「Jカーブ効果」と呼ばれる．Jの底は，多くの場合，男性では1日にビールなら500mL，日本酒なら1合程度，女性ではその半分程度となることが多い．一般的にアルコールは血小板凝集能を抑制するので，少量の飲酒は虚血性疾患に対して保護的に作用するものと考えられている．

アルコール関連問題とは

「アルコール関連問題」という聞き慣れない用語は，"Alcohol related problems"というWHOが提唱した概念の日本語訳で，**表1**のように多岐にわたる「アルコールに関連する問題群」を指す．

アルコール関連問題は前述の健康問題に限定されず，飲酒運転や虐待，失業といった幅広い社会的な側面をもち，必ずしも飲酒者当人に起

こるわけではなく、家庭内や職場、時にはまったく無関係な人達（飲酒運転での被害者など）をも巻き込んでしまうという特徴がある．

このように、アルコール依存症や身体疾患をはじめとする健康上の影響も含めて、アルコールによって引き起こされるすべての問題を総称して「アルコール関連問題」と呼ぶ．

2003年に行われた全国調査[4]では、なんらかのアルコール関連問題をもつ者は約650万人（成人の15人に1人）、アルコール依存症と診断される者は80万人と推計されている．この80万人という数字は、福井県や徳島県の人口とほぼ等しい．一方、実際に治療につながっているアルコール依存症者は厚生労働省患者調査によると3〜5万人なので、その20倍のアルコール依存症者が未治療なままであることがわかる．アルコール関連問題は幅広く、潜在的な対象者はとても多いのである．

減酒・断酒支援

1 減酒・断酒とブリーフインターベンション

減酒とは、アルコール摂取量を減らして飲み続けること、断酒とは、今後一生一滴も飲まずアルコールからは卒業するということである．

アルコール依存症の診断がついている者には断酒、アルコール依存症まではいかないもののなんらかのアルコール関連問題を抱え、飲酒習慣を改善する必要がある者には減酒を指導していくこととなる．このような指導・介入をシステマティックかつ簡易に行う手法がBrief Intervention（簡易介入）である．

特定健診・特定保健指導などの保健指導におけるマニュアルとなる厚生労働省が策定した標準的な健診・保健指導プログラムが2013年に改訂され、飲酒習慣への介入手法としてこのブリーフインターベンションが導入された．ここでは、標準的な健診・保健指導プログラムにおけるブリーフインターベンションを参照しつつ、薬剤師の介入として現実的な形で紹介する．

2 薬剤師によるブリーフインターベンション

a スクリーニング

ここでは表2にあるAUDIT（Alcohol Use Disorders Identification Test）というWHOが開発したスクリーニングテストを用いる．対象者が独力で回答することも可能だが、質問2のドリンク換算は、間違いがないか確認した方がよい．アルコールの致酔性は酒の種類によらず、含まれるアルコール（エタノール）量に比例する．飲酒量のドリンク換算については表3にまとめた．

b AUDITの点数による判定区分

AUDITの合計点により以下の3区分に分けて介入を行う．ただし、これはあくまでも目安であり、診断は医師が総合的に判断するものであるので、不安を感じる場合には積極的に専門医療機関の受診を勧める．

〈〜7点：低リスク群〉

アルコール関連問題などの情報提供を行い、今後も現状を維持するよう促す．

〈8〜14点：減酒支援群〉

アルコール依存症の診断はつかない可能性が高いが、飲酒によりなんらかの問題をきたしている．本ブリーフインターベンションの対象群．

〈15点〜：依存症疑い群〉

アルコール依存症の疑いがあるため、一度は専門医療機関を受診してもらう．そのような医療機関は、地域の精神保健福祉センターが把握している．その上で「依存症ではない、減酒支援が適当」という診断がつけば、改めてブリーフインターベンションによる減酒支援対象者としてもよい．

表2 ◆◆ AUDIT

1. あなたはアルコール含有飲料をどのくらいの頻度で飲みますか？
    - 0. 飲まない
    - 1. 1ヵ月に1度以下
    - 2. 1ヵ月に2～4度
    - 3. 1週に2～3度
    - 4. 1週に4度以上
2. 飲酒するときには通常どのくらいの量を飲みますか？
    換算の目安：ビールなら500mL，日本酒なら1合が2ドリンクです．
    - 0. 0～2ドリンク
    - 1. 3～4ドリンク
    - 2. 5～6ドリンク
    - 3. 7～9ドリンク
    - 4. 10ドリンク以上
3. 1度に6ドリンク以上飲酒することがどのくらいの頻度でありますか？
    - 0. ない
    - 1. 1ヵ月に1度未満
    - 2. 1ヵ月に1度
    - 3. 1週に1度
    - 4. 毎日あるいはほとんど毎日
4. 過去1年間に，飲み始めると止められなかったことが，どのくらいの頻度でありましたか？
    - 0. ない
    - 1. 1ヵ月に1度未満
    - 2. 1ヵ月に1度
    - 3. 1週に1度
    - 4. 毎日あるいはほとんど毎日
5. 過去1年間に，普通だと行えることを飲酒していたためにできなかったことが，どのくらいの頻度でありましたか？
    - 0. ない
    - 1. 1ヵ月に1度未満
    - 2. 1ヵ月に1度
    - 3. 1週に1度
    - 4. 毎日あるいはほとんど毎日
6. 過去1年間に，深酒の後体調を整えるために，朝迎え酒をせねばならなかったことが，どのくいらいの頻度でありましたか？
    - 0. ない
    - 1. 1ヵ月に1度未満
    - 2. 1ヵ月に1度
    - 3. 1週に1度
    - 4. 毎日あるいはほとんど毎日
7. 過去1年間に，飲酒後罪悪感や自責の念にかられたことが，どのくらいの頻度でありましたか？
    - 0. ない
    - 1. 1ヵ月に1度未満
    - 2. 1ヵ月に1度
    - 3. 1週に1度
    - 4. 毎日あるいはほとんど毎日
8. 過去1年間に，飲酒のため前夜の出来事を思い出せなかったことが，どのくらいの頻度でありましたか？
    - 0. ない
    - 1. 1ヵ月に1度未満
    - 2. 1ヵ月に1度
    - 3. 1週に1度
    - 4. 毎日あるいはほとんど毎日
9. あなたの飲酒のために，あなた自身か他の誰かがけがをしたことがありますか？
    - 0. ない
    - 2. あるが，過去1年にはなし
    - 4. 過去1年間にあり
10. 肉親や親戚，友人，医師，あるいは他の健康管理にたずさわる人が，あなたの飲酒について心配したり，飲酒量を減らすように勧めたりしたことがありますか？
    - 0. ない
    - 2. あるが，過去1年にはなし
    - 4. 過去1年間にあり

表3 ◆◆ 飲酒量のドリンク換算

ドリンク換算
　純アルコール量（g）＝飲んだ酒の量（mL）×その酒のアルコール濃度（度数）×0.8
　＊最後の0.8はアルコールの比重（すべての種類の酒類に共通）
　ドリンク数＝純アルコール量（g）÷10

＜ケース1：基本ケース＞
　ビール500mL →500×0.05×0.8＝20g →2ドリンク
＜ケース2：ちゃんぽんの場合は酒の種類ごとに計算する＞
　最初はビール500mL，その後日本酒3合→
　500×0.05×0.8＋180×3×0.15×0.8＝84.8→約8.5ドリンク
＜ケース3：割っている場合は原酒の消費量だけを考慮＞
　焼酎ソーダ割りをグラス3杯（焼酎自体は200mL程度消費）→
　200×0.25×0.8＝40→4ドリンク

図3にあるように，一般人口におけるAUDITで8点以上の者は男性で約25%程度，女性で約5%程度と限定的である．

c 減酒支援のためのブリーフインターベンション

〈ステップ1：飲酒状況の確認〉

AUDITの質問1〜3をもとに，より詳しく飲酒状況を確認する．「そんなにたくさん！」という反応はせず，正直な申告を促すよう，多量飲酒であってもこの段階では批判を控える．

〈ステップ2：飲酒問題の評価〉

飲酒に関連する問題を確認する．ここでも責める口調ではなく，問題を認められた勇気をたたえる．対象者の口から出てこない場合は，図1や表1を参考に，対象者の気づきを促していく．可能であれば家族などからも情報を収集する．最初からすべての問題を認める必要はなく，健康上の問題など，本人が認めやすく取り組みやすそうな問題をターゲットにして，介入の糸口をつかむ．「自白の強要」にならないように注意する．

〈ステップ3：目標設定〉

減酒を提案し，対象者に合う方法をともに考え，対象者自らが目標を設定できるよう支援する．できるだけ具体的かつ実行可能な目標とする．最初から高い目標を目指さず，baby steps（小さな変化の積み重ね）でゴールを目指す．一般的には最終的に1日当たりの飲酒量を10〜20g程度に抑えることが推奨されるが，ケースごとに柔軟に考える．目標の押しつけにならないよう注意する．

〈ステップ4：飲酒日記〉

設定した目標が達成できたか否か，飲酒日記（図4）をつけてもらう．目標を守れなかったとしても正直に記すよう促す．複数回の指導が可能であれば，初回にステップ1〜3を行い，次回まで（数週間程度の間隔が推奨される）にステップ4の飲酒日記をつけてもらい，2回目以降の介入時に日記の内容についてともに確認する．目標が達成されていればその努力を賞賛し，達成できなかった場合はその理由を話し合う．飲酒日記をつけていない場合は，「なぜつけなかったのか，つけたくなかったのか」という原点に戻り，目標が高すぎる場合には見直しも提案する．日記を継続するなかで，対象者個別の飲酒の状況や理由が見えてくるので，そこを修正のターゲットとする．

d ブリーフインターベンションの心構え

飲酒行動を修正することは多くの場合困難である．介入がすぐに効果を発揮しなかったとしても悲観することはない．対象者が表面上は否認したり反発したりしたとしても，内心どこか

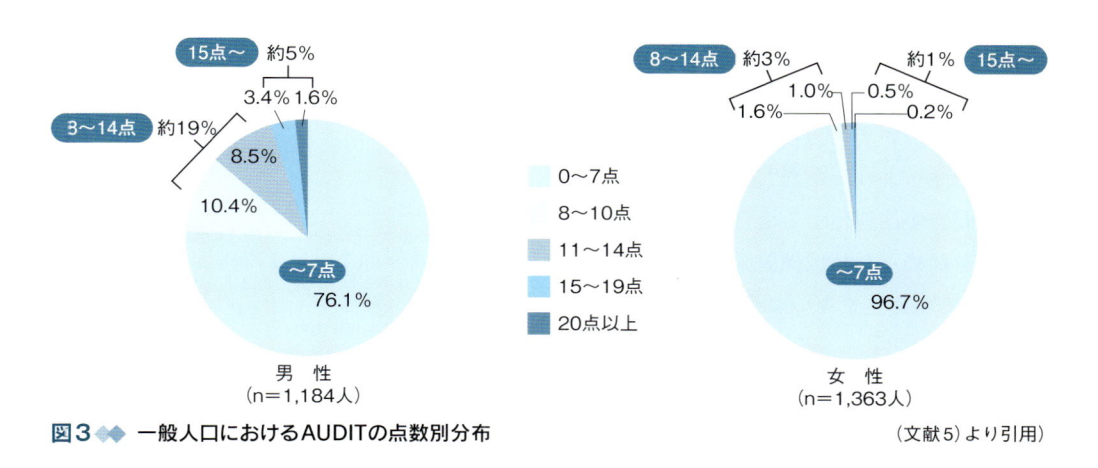

図3 一般人口におけるAUDITの点数別分布

（文献5）より引用）

- 自分の飲酒習慣を変えたいと思っている方は，毎日の飲酒を正直に記録していくことが手助けになります．
- 自分が立てた目標を記録することで，少しずつ目標に向かっていることが確認でき，励みにもなります．
- ここでまず，あなたが立てた飲酒目標を確認しましょう．

私の飲酒目標は　　　　　　　　　　　　です．

（　）週目	飲んだ種類と量	飲んだ状況	飲酒目標達成
月　日（　）			
月　日（　）			
月　日（　）			
月　日（　）			
月　日（　）			
月　日（　）			
月　日（　）			

飲酒日記のつけ方
1. まず，「飲んだ種類と量」を記入して下さい．できるだけ具体的に書いてください．
2. 飲酒したときは，「飲んだ状況」を記入します．
3. お酒を飲まないよう努力した日には，その理由や飲まないために使った方法を「飲んだ状況」に記入してください．
4. 「飲酒目標達成」には，まったく飲まなかった場合「◎」，飲んだが飲酒目標以下であった場合「○」，飲酒目標を超えてしまった場合「×」を記入して下さい．

図4　飲酒日記

に「自分の酒はまずいのでは」という心配を抱えている．あなたが今回まいた種が後々芽生えることは十分ありうることである．

　多くを期待せず，気長に付き合っていく方がお互いのストレスにならない．責めるよりほめる，突き放すより共感する，指示するよりともに考える，が基本である．一見やる気のない対象者の背景にも，いまだ語られない苦悩が隠されていると想像しよう．ただし，介入が行き詰まったり，問題が深刻化する場合は，専門医療機関の受診を勧めたり地域保健師の介入を求めるなど，1人で抱え込まないように注意する．

　ブリーフインターベンションを中心に，アルコール関連問題に対する薬剤師による介入手法を紹介した．皆様のプライマリ・ケアの現場でお役に立てば幸いである．

　久里浜医療センターでは，医療従事者を対象としたさまざまなアルコール関連の研修を開催しているので，ご関心の向きは当院ホームページをお訪ねいただきたい．

(瀧村 剛，樋口 進)

文献
1) Inoue M, Tsugane S : Br J Cancer, 92 (1) : 182-187, 2005.
2) Nakashita Y, et al : J Epidemiol, 20 (5) : 391-397, 2010.
3) Holman CD, et al : Med J Aust, 164 (3) : 141-145, 1996.
4) 尾崎米厚ほか：日本アルコール・薬物医学界雑誌, 40 (5) : 455-470, 2005.
5) 樋口 進：厚生労働科学研究費補助金 成人の飲酒実態と関連問題の予防に関する研究 平成15年度報告書, 2004.

4 運動指導
― 健康づくりのための身体活動指針（アクティブガイド）を活用した身体活動・運動に関する情報提供 ―

薬剤師は運動や身体活動の指導・支援のための知識や技術を学ぶ機会が少ない．したがって，その知識や技術は一般の人々とそれほど変わらないかもしれない．しかし，一方で医学や健康に関する知識は十分に有していることから，これらの知識を背景に適切な教材を選択し，間違いのない情報提供を行っていくことが重要と考えられる．

このような背景に基づき，薬剤師が患者に対して運動・身体活動の情報提供を行うために用いることができる教材は，以下のような条件を備えていなければならない．①用語や内容が簡便である，②10分以内で内容が把握できる，③患者一人ひとりにわかりやすいアクションを提案できる，④事故やケガを予防する配慮がされているなどである．

このような条件を十分に満たす教材として最も適しているのが，健康づくりのための身体活動指針（アクティブガイド）である[1]．ここでの目的は，アクティブガイドの概要を理解し，アクティブガイド活用の一助とすることである．

健康づくりのための身体活動指針（アクティブガイド）とは？

アクティブガイドは，A4サイズ表裏1枚にまとめられている．すべての内容を読み切るのには10分程度あれば十分であろう．読みやすいようにカラーで作成され，イラストがふんだんに取り入れられている．

従来から健康づくりに有効と信じられてきたスポーツや体力づくりに代表される「運動」，すなわち「健康増進や体力向上などの目的を持って計画的・継続的に行われる活動」により健康増進を図るという考え方から脱却し，運動のみならず，家事や就労などでの「生活活動」も含んだ「身体活動（運動＋生活活動）」の増加をメッセージの中心に据えている．アクティブガイドという名称には，身体活動（physical activity）全体を増やすこと，すなわち1日の生活全般をアクティブにするという目的が込められている．

身体活動を増やすという考え方は，WHOによる「健康のための身体活動に関する国際勧告」[2]や，米国の「アメリカ人のための身体活動ガイドライン2008」[3]に代表されるガイドラインでも採用されている考え方である．

メインメッセージ：＋10

アクティブガイドでは＋10（プラステン）をメインメッセージに紙面を構成している．図1上右や下左にあるように「今より10分多くからだを動かす」ことを，＋10という言葉とロゴで表現した．われわれの実施したメタ解析では，＋10によって死亡のリスクを2.8％，生活習慣病発症を3.6％，がん発症を3.2％，ロコモティブシンドローム・認知症の発症を8.8％低下させることが可能であることを示唆している[4]．減量効果としては，体重70kgの肥満者が4メッ

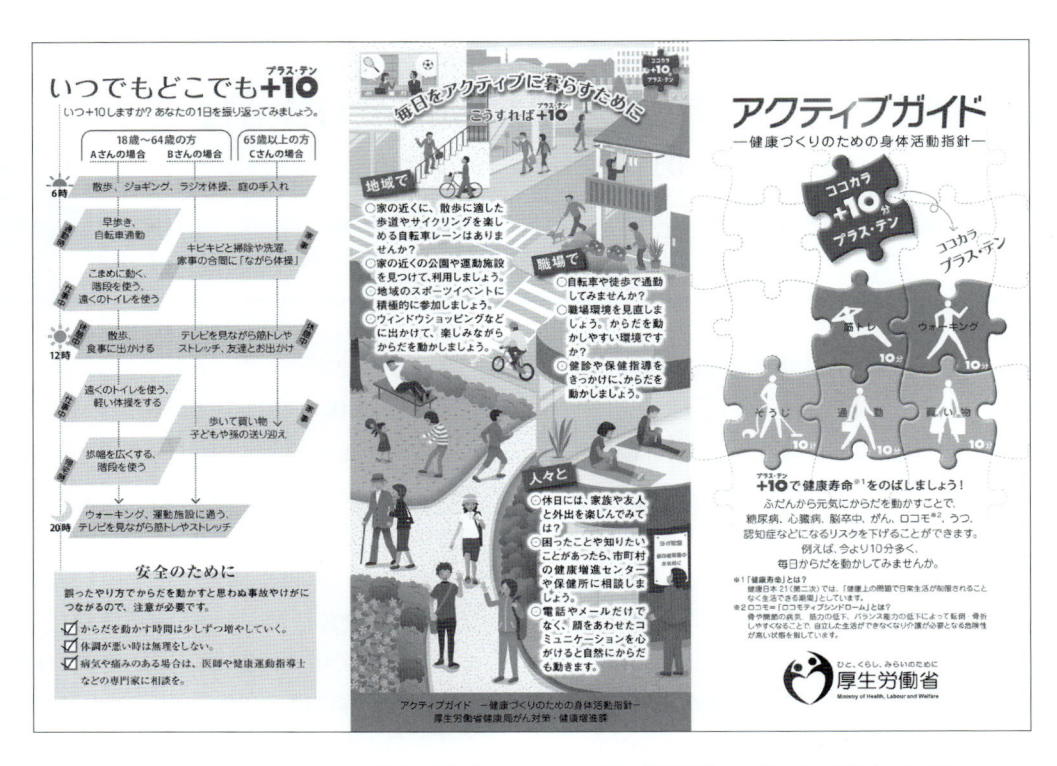

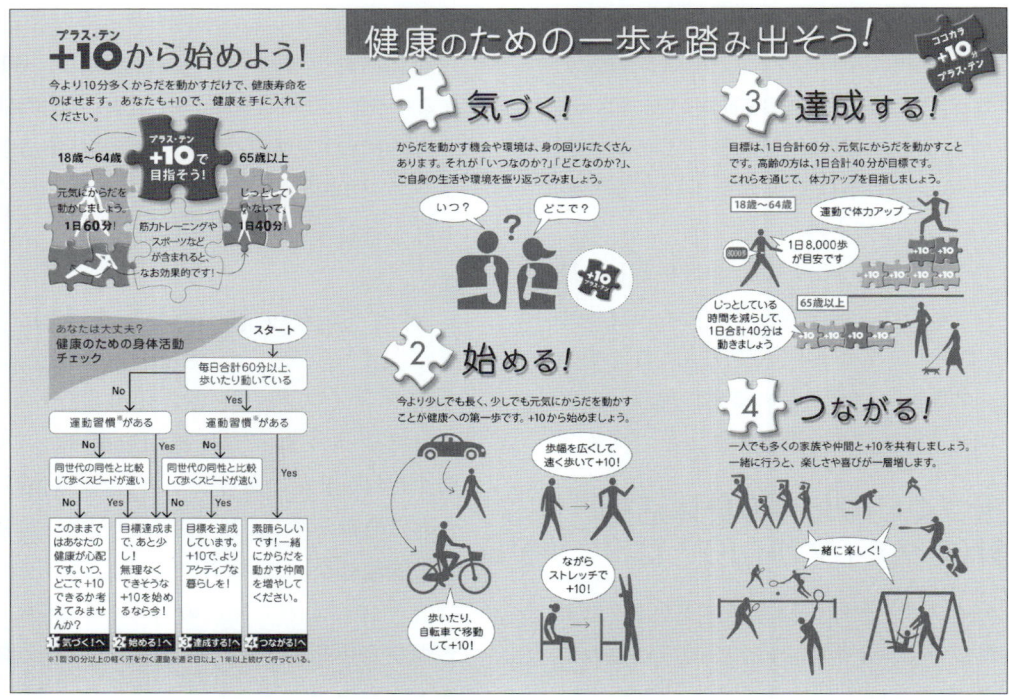

図1 　一健康づくりのための身体活動指針（アクティブガイド）
A4サイズ表裏1枚にまとめられている．

ツの歩行を＋10した場合，4-1メッツ×1/6時間×70kg＝35kcal余分にエネルギーを消費する．1年356日で12,775kcal蓄積するので，7,000kcal/kgの脂肪組織を約1.9kg/年減らす効果が期待できる．

身体活動チェック

アクティブガイドには，身体活動を増やし運動習慣を確立するための気づきの工夫が盛り込まれている．身体活動の状況は個人差が大きいので，すべての個人に同じアクションを提案しても実効性に限界がある．そこで，身体活動の状況をチェックし，その結果に基づき個人に合ったアクションをシンプルに提案することが重要である．アクティブガイドでは，図1下の左に示したチェック表で身体活動の状況を4段階に分類した．

このチェック表は，特定健診・保健指導の標準的な質問票に基づき作成されている．3つの質問の組み合わせにより，身体活動量を感度よく評価することが可能であることが先行研究で示唆されている[5]．きわめて簡単なチェックであるが，相応の妥当性をもって活用可能である．

チェックに基づくアクションの提案

アクティブガイドでは，身体活動チェックに基づいて把握された身体活動の状況で4つのアクションを提案している（図1下右）．

①1段階の方には「気づく！」をメッセージにあげ，1日の生活の中で身体を動かす機会や環境に気づき，考えることを提案している．実際に身体を動かすことを提案するのでなく，その前段階の身体活動に対する認知や思慮についての提案をしている身体活動ガイドラインはまれである．われわれの情報収集の範囲では，オーストラリアの身体活動ガイドライン[6]が，ステップ1として"Think of movement as an opportunity, not inconvenience"というメッセージをあげて，体を動かすことの面倒くささや疲れといったネガティブな認識・陥りがちな思考パターンの癖を，客観的でよりよい方向へと修正する，認知行動療法の考え方を用いたアプローチを，今まで体を動かしたことがない者を対象に勧めている．

②2段階は最も多くの方，全体の1/2程度の方が該当する段階で，この段階に該当する方にはアクティブガイドのメインメッセージである＋10（プラステン）を「始める！」ことを勧めている．2010年度の国民健康・栄養調査において[7]，1日あたり歩数を「あと1,000歩増やすこと」（すなわち10分ほど余分に歩くこと）についてどう思うかという質問に対し，「意識的に歩こうと心がければ増やせると思う」と答えた者は全体の60.8％であった．＋10の10分はまとまった活動である必要はなく，細切れの活動を合計10分増やせばよい．このような根拠から，始めることが比較的容易な敷居の低い行動である＋10を「始める！」ことを勧める．

③3段階は身体活動基準[4]で示された身体活動量の基準値を達成している方が多く含まれる．この段階の方には，青壮年者はしっかりと1日60分≒8,000歩/日，高齢者は1日40分の基準を「達成する！」ことを推奨する．

④4段階の方は最も身体活動が高い集団であり，すでに基準を越えた好ましい身体活動あるいは運動習慣を維持している方々である．新しいアクティブガイドでは，この段階に対し，「つながる！」というメッセージを示し．「一人でも多くの家族や仲間と＋10を共有しましょう」「一緒に行うと，楽しさ

や喜びが一層増します」と，周囲を巻き込む役割を果たすことを勧める．身体活動の多寡には周囲の環境や支援の有無が関係している．4段階の方には環境作りや支援提供の担い手としての役割が期待されている．

安全のために

アクティブガイドは健康な人だけでなく，生活習慣病などの患者，その予備群で特定保健指導の該当者，また65歳以上の高齢者を対象としている．すなわち，身体活動や運動の増加に伴い，足腰に痛みや心事故などを起こす可能性が高い方にも＋10を推奨する．アクティブガイドでは，事故や傷害の発生を予防するための必要最小限の注意喚起が記載されている（**図1**上左）．ポイントとして，①体を動かす時間や強度は少しずつ増やしていく，②体調の悪いときは無理しない，③病気や痛みのある場合は医師や健康運動指導士に相談を，の3点をあげている．

アクティブガイドをより深く学ぶために

アクティブガイドは国民向けに策定されている．健康運動指導士，医師，保健師，管理栄養士といった専門家が保健指導を行う際のツールとして，健康づくりのための運動基準2013が提供されている[4]．より深くアクティブガイドを理解し，積極的に身体活動支援に関与しようと考える薬剤師の方々は，ぜひ一読願いたい．また筆者らは「健康づくりのための身体活動基準2013・アクティブガイド」のFacebookページを開設し，アクティブガイドの内容の説明やわかりやすい情報などを発信している．身体活動や運動の指導にあたる専門家の意見交換の場にもなっており，最新の情報を収集することができるので，こちらもぜひご覧いただきたい．

（宮地元彦）

文献

1) 厚生労働省：アクティブガイド 健康づくりのための身体活動指針，2013.
2) WHO：Global Recommendations on Physical Activity for Health, 2010.
3) U.S.D.H.S：2008 Physical Activity Guidelines for Americans, 2008.
4) 厚生労働省：健康づくりのための身体活動基準2013, 2013.
5) Kawakami R, Miyachi M：Japanese journal of public health, 57 (10)：891-899, 2010.
6) Australian Government DoHa：National Physical Activity Guidelines for Adults, 2005.
7) 厚生労働省健康局生活習慣病対策室：平成18年度国民健康・栄養調査報告, 2009.

5 ストレスコントロール

ストレスとは

　ストレスを最初にこころの問題として定義したのはカナダのハンス・セリエ博士で,「ストレスとは,外的刺激が心や身体に及ぼす悪影響と,それを排除しようとする防御力の総和である」と定義した.この外的刺激をストレッサーと呼び,寒冷・騒音といった物理的ストレッサー,薬物・臭気などの化学的ストレッサー,細菌・ウイルスといった生物学的ストレッサー,怒り・不安といった心理的ストレッサー,人生の出来事・職場などの社会的ストレッサーに分類されている[1]．

　そして,ストレッサーによって引き起こされるものが,苦しい・つらいなどの心理的悪影響であり,頭痛・血圧上昇などの身体的悪影響である.しかし,元来人間はその悪影響をやわらげ,はねのける力をもっている.例えば,嫌な臭いを脳で遮断したり,嫌な思い出を忘れようとしたり,嫌いな人から遠ざかるようにする.このようにストレッサーに対して,自分なりに対処している状態がストレス状態である.

　しかし,この対処法を間違えたり,耐えきれなくなると人間は病気になる.そして,ストレスによって起こってくる病気は,躁うつ病や神経症などのいわゆる精神疾患だけではなく,気管支喘息や過敏性腸症候群などの心身症や高血圧や糖尿病,脂質異常症などの生活習慣病までさまざまであり,医療従事者はこれらの病気(表1参照)に対処する場合に,ストレスの存在を忘れてはならない[2]．

　また,一般の人はストレスを嫌なもの,避けたいもの,なくなってほしいものと考えてしまう.しかし,生きていく上でストレスは避けられないものであるし,ストレスがまったくない生活は刺激のない面白みのない人生であり,調味料を使わない料理のようなものである.また,人は苦しみを乗り越えて強くなり,悲しみを知って初めて本当の喜びを知ることができる.ストレスは人を強くするし,成長させることを忘れずに,ストレスをなくすのではなく,ストレスをコントロールすることにより,よりよい人生を生きることを目標にすべきである.

ストレスコントロールの基本

　ストレスをコントロールするために大切なことは,本人がストレス状態にあることを知り,その原因を知ること,そしてそのコントロール方法を身につけることである.ストレスのコントロール方法には,ストレスを避けるだけでなく,ときには立ち向かい,ときには受け止め方を変えることによりストレスを小さくしてしまうなど,いろいろな対処方法があることを知り,それらを使い分けられるようになることが重要である[3]．

　人は誰でも自分なりのストレス対処法をもっ

表1 ストレスによって起こってくる精神疾患および身体疾患

1. **精神疾患**
   1) 気分障害(うつ病,躁うつ病など)
   2) 不安障害(不安神経症,パニック障害,外傷後ストレス障害 PTSD など)
   3) 身体表現性障害(身体化障害,心気症など)
   4) 適応障害(登校拒否,出社拒否,閉じこもりなど)
   5) 人格障害(妄想型,強迫型,反社会型など)
   6) 行動障害(拒食症,不眠症,性的不能など)
   7) 解離性障害(離人症,解離性健忘症,解離性ヒステリーなど)
   8) その他ストレスで悪化する精神疾患(認知症,統合失調症,薬物依存症など)
2. **身体疾患**
   1) 呼吸器系(気管支喘息,過換気症候群,アレルギー性気管支炎など)
   2) 循環器系(本態性高血圧症,起立性低血圧症,不整脈,心筋梗塞など)
   3) 消化器系(消化性潰瘍,胃炎,過敏性腸症候群,潰瘍性大腸炎など)
   4) 内分泌・代謝系(糖尿病,甲状腺機能冗進症など)
   5) 神経・筋肉系(筋収縮性頭痛,片頭痛,めまい,慢性疲労症候群など)
   6) 小児科系(気管支喘息,起立性調節障害,チック,夜驚症など)
   7) 皮膚科系(アトピー性皮膚炎,円形脱毛症,多汗症,慢性蕁麻疹,皮膚瘙痒症など)
   8) 整形外科系(関節リウマチ,全身性筋痛症,腰痛症,頸肩腕症候群など)
   9) 泌尿・生殖器系(夜尿症,遺尿症,神経性頻尿,心因性インポテンツなど)
   10) 産婦人科系(更年期障害,機能性子宮出血,月経前症候群,続発性無月経など)
   11) 眼科系(眼精疲労,眼瞼けいれん,視力低下,心因性視野狭窄など)
   12) 耳鼻咽喉科系(メニエール症候群,アレルギー性鼻炎,耳鳴りなど)
   13) 歯科,口腔外科系(顎関節症,ある種の口内炎,特発性舌痛など)

ている.趣味に没頭したり,スポーツをしたり,旅行に行ったりしてストレスを発散するし,友人とおしゃべりしたり,家族との団らんでストレスをコントロールしている.しかし,ストレス状態だと思うときには,そんな自分流の対処法がとれないとき,もしくはあまりにも大きなストレスのためにそのような対処法ではコントロールできない状態に陥っているときである.

1 自分がストレス状態にあることに気づく

自分がどの程度のストレス状態にあるのかに気づいている人はあまり多くない.ストレスによる身体症状(心身症)が現れているにもかかわらず,それがストレスによるものであると気づかないことや,ストレス状態であることはわかっていてもより大きな目的や生きがいがあるために隠されていることもある.

ストレスの程度を知るためには,副腎皮質ホルモンやドパミン,カテコールアミンの量でストレス度を判断する方法や,血管インピーダンスや脈拍などを測定してストレス度を判断する方法もあるが,一般的には直筆質問票が最も信頼度が高くかつ簡便である.もちろんストレス度を判定するさまざまな質問票が存在するが,ここでは筆者が作成した質問票を紹介する[3](**表2**).

2 自分のストレスの原因を知る

ストレスの原因(ストレッサー)は,温度や騒音などの環境因子から離婚や病気などのライフイベントまでさまざまであるが,そのなかでも人間関係のストレスから生まれてくるストレスが最も多い.このストレッサーがわかれば,ストレスをコントロールすることができる場合もある.ただし,人間関係のストレスの場合などは,ストレッサーは他人であってもストレスの大きさを決定しているのは自分自身である場

表2 ストレス徴候質問票

1. ストレス状態が疑われる行動
□ すぐ食べ過ぎてしまう	□ すぐ飲み過ぎてしまう
□ 睡眠薬や覚醒剤を使用している	□ 1日30本以上タバコを吸う
□ よく眠れない	□ よく夢でうなされる
□ たびたび学校や会社を休む	□ たびたび事故にあう
□ よく忘れ物やなくし物をする	□ よく約束の時間や期限に遅れる
□ 毎日日課を変える	□ よく泣く
□ 物事に集中できない	□ 持久力がない
□ 優柔不断である	□ 自己主張ができない
□ 怒りっぽく協調性に欠ける	□ 無茶な運転をよくする
□ よく同じ質問をくり返す	□ 神経質な癖や仕草がある
□ セックスに対する興味がない	□ 性的にだらしがない

2. ストレス状態が疑われる身体症状
□ 疲れやすい	□ 食欲がない
□ よく風邪をひく	□ よく立ちくらみやめまいがある
□ よく肩がこったり腰が痛くなる	□ よく関節が痛くなる
□ よく頭が痛くなる	□ よくお腹が痛くなる
□ よく下痢をする	□ よく便秘をする
□ よく湿疹ができる	□ 生理が不順である
□ よく脈が乱れたり速くなったりする	□ 血圧が高い

3. ストレス状態が疑われる考え方や気持ち
□ すぐ心配したり悲観したりする	□ 自己嫌悪に陥ってしまうことがよくある
□ 他人を信用できない	□ 空想にふけることがよくある
□ 自分のしたことに自信がもてない	□ 考えがすぐ混乱してしまう
□ 自分は何でもできると思う	□ 何事にも興味がわかない
□ 気持ちが激しく動揺する	□ 孤独感に陥ることがよくある
□ 何となく不安でしょうがない	□ 気持ちが沈む
□ 死にたい気持ちになることがある	□ 気持ちが空っぽになっている

ストレス徴候質問票判定基準

「はい」を2点，「いいえ」を0点として，すべての点数を合計してください．

[判定]

20点未満
　大変安定した精神および身体状態なので，このままの状態を維持してください．

20点以上40点未満
　安定した状態ですが，少しストレスが溜まり気味です．もう少しストレスをコントロールする工夫が必要です．

40点以上60点未満
　かなりストレスが溜まっている状態ですので，積極的なストレスコントロールが必要です．もし自分で解決できないときは専門家の力を借りるとよいでしょう．

60点以上80点未満
　本格的なストレス状態です．専門家に相談しながら積極的なストレスコントロールが必要です．

80点以上
　早急に専門家に相談してください．

＊ストレス状態が疑われる行動
　この項目だけで16点以上の場合は，もう少し気持ちに余裕をもちゆっくり行動することが必要です．そのために必要なストレスコントロール法を習得してください．

＊ストレス状態が疑われる身体症状
　この項目だけで10点以上の場合は，ストレス過剰が身体症状として現れている状態なので，積極的なストレスコントロールと休息が必要です．

＊ストレス状態が疑われる考え方や気持ち
　この項目だけで10点以上の場合は，精神的にストレスに負けている状態なので，気分転換や自分の得意なストレス解消法を試みたり，親しい人に悩みを打ちあけたり，積極的な考えに転換したりするなどのストレスコントロールを試みましょう．

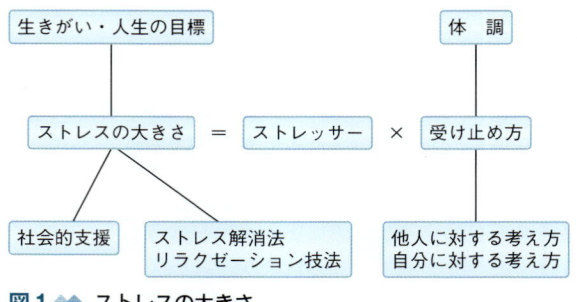

図1 ストレスの大きさ

合が少なくない．例えば，相手に対する考え方や自分に対する考え方で，ストレスは大きくもなるし小さくもなる．ストレスは，ストレッサーの内容ではなく，そのストレッサーをどのように受け止めるかで，ストレスの大きさが変わってくることを忘れてはならない（**図1**）．

3 自分のストレス対処法を知る

人は誰でもその人なりにストレスに対処している[4]．大切なことは，ストレスを感じているときは自分の一番得意な対処法が通じないときであることを知り，ストレスの原因や状況に応じて対処法を使い分けることである．一般的に人は以下の5つの方法でストレスに対処している．
① ストレスになるようなことはできるだけ避ける
② ストレスに立ち向かっていく
③ ストレス状態をストレスと感じないように考え方を変える
④ ストレス状態が改善されるまで一人で耐える
⑤ ストレス状態が改善されるまで仲間を巻き込んで一緒に耐える

以上の点を明確にした上で，さらに具体的なストレスコントロールを習得しなければならない．

ストレスコントロールの具体的方法

ストレスをコントロールする方法はさまざまであり，1つだけもっていればストレスをコントロールできるというものではない．大切なことは，以下の4つの方法を知り，自分なりの方法を身につけることである[5]．

1 ストレスに強くなる

ストレスに負けないためには肉体的，精神的に強くならなければならない．健全な精神は健全な肉体に宿るといわれ，肉体を鍛えることはとても大切であるが，精神的に強くなるためには，肉体的な鍛錬とは違い，他人から強制されて強くなるものではないので，自分で自分を追い込み，自分で鍛えていかなければならない．ただし，忍耐は大切であるが，必要なときには他人に援助を求めることも忘れてはならない．

2 ストレスを小さくする

ストレッサー（ストレスの原因）からは逃れられなくても，ストレスを小さくすることはできる．ストレスの大きさは，ストレッサーの種類によって決まるのではなく，同じことでも試練と思えば頑張れるが，無駄なことをやっていると思えば辛いものであるように，ストレッ

表3 ストレッサーの受け止め方を変える方法

1. 体調を整える
   日常の健康管理
2. 体調の悪いときの対処法
   体調が悪いときは新しいこと重要なことはやらない．他人に任せる．
3. 受け止め方をプラス（積極的，楽天的）に変える
4. 自分・他人・状況に対する考え方を変える
   「自分はダメだ」「他人は自分の言うことを聞くべきだ」「状況はどうしようもない」などの極端な考え方を変える．

表4 ストレスコントロール質問票

	はい	ときどき	いいえ
1. あなたは自分の中のストレスに気づいていますか？	□	□	□
2. あなたはストレスの原因を取り除くことができますか？	□	□	□
3. あなたは自分でストレスをコントロールできると思いますか？	□	□	□
4. あなたは自分のストレス状態を改善する努力をしていますか？	□	□	□
5. あなたは睡眠を十分とっていますか？	□	□	□
6. あなたは週に数回運動を楽しんでいますか？	□	□	□
7. あなたは栄養や体重に注意して生活していますか？	□	□	□
8. あなたは一日2・3杯のコーヒーまたはそれと同量のカフェイン量で抑えていますか？	□	□	□
9. あなたはタバコを吸いませんか？	□	□	□
10. あなたは日本酒に換算して一日2合以下のアルコールで抑えていますか？	□	□	□
11. あなたは緊張状態から素早くリラックスができますか？	□	□	□
12. あなたは言葉や絵を用いた暗示によってリラックスできますか？	□	□	□
13. あなたは仕事場や家庭をきちんと整理整頓できますか？	□	□	□
14. あなたは素早く重要な仕事を片づけることができますか？	□	□	□
15. あなたは自分の気持ちや希望，意見などを自分から主張できますか？	□	□	□
16. あなたはどんな時でも相手の話をよく聞けますか？	□	□	□
17. あなたは他人との意見が異なる場合に意見調整できますか？	□	□	□
18. あなたの家族や友人，同僚との関係は良好ですか？	□	□	□
19. あなたは仕事以外に楽しめる趣味や習慣を持っていますか？	□	□	□
20. あなたは仕事上の問題を上司や同僚に相談しますか？	□	□	□
21. あなたは周囲の人のストレスを減らすように心がけていますか？	□	□	□
22. あなたは自分に対して優しく寛大ですか？	□	□	□
23. あなたは他人に対して優しく寛大ですか？	□	□	□
24. あなたはあまり心配しない方ですか？	□	□	□
25. あなたはいつも楽しい気分になれる活動をしていますか？	□	□	□

ストレス・コントロール質問票判定基準

「はい」は4点，「ときどき」は2点，「いいえ」は0点として，すべての点数を合計してください．
［判定］
80点以上
　大変上手にストレスをコントロールしていると思われます．このままの考え方や行動を持続させ，人生を楽しんでください．
60点以上80点未満
　一応うまくストレスをコントロールしていると思われますが，まだまだ改善の余地があります．「ときどき」とか「いいえ」と答えた項目を参考にして，ストレスをコントロールしてください．
40点以上60点未満
　あまりストレスをコントロールしているとは言えないようです．「ときどき」とか「いいえ」と答えた項目を改善して行きましょう．
20点以上40点未満
　もっと積極的にストレスをコントロールする必要があります．専門家に相談しながらストレスコントロールを勉強しましょう．
20点未満
　現在ストレスが多い少ないにかかわらず，自分自身のストレスコントロール方法をもう一度考え直してください．専門家に相談された方がいいでしょう．

サーをどう受け止めるかによって大きくもなれば小さくもなる．人間関係のストレスは，ほとんどこの受け止め方に問題があると言ってよい．**表3**を参考にして，受け止め方を変える方法を見つけることが重要である．

3 ストレス解消法をたくさんもつ

ほとんどの人はストレスをコントロールするために，いわゆるストレス解消法を身につけている．ただし，複数の解消法をあげる人は少なく，飲酒，旅行，スポーツなど1つか2つをあげる人が多い．しかし，ストレス解消法といっても，ストレスを完全になくす必要はなく，日常生活のなかで少しずつストレスを少なくしていくことができればよい．つまり，睡眠，食事，テレビ鑑賞など気分転換ができるものすべてがいわゆるストレス解消法であり，それを少しでも多くもつことがストレスコントロールにつながる．加えて，その他に1つリラクゼーション技法（ヨガ，座禅，瞑想，自律訓練法など）を身につけるとさらによい．

4 大きなストレスを乗り越える

人生にはどうしようもない大きなストレスがある．例えば家族の死や病気などであるが，このような大きなストレスを乗り越えさせてくれるものが，生きがいや人生の目的・目標である．人は生きがいや人生の目的をもつことで強くなれるが，大き過ぎる生きがいや，人生の途中で終わる生きがいには注意が必要である．そして，究極のストレスコントロールが，社会的な支援（ソーシャルサポート）である．困ったときに相談に乗ってくれる人，助けてくれる人が，自分の周りにはどれだけいるか，日頃から確認しておくべきである．そして，人に支えてもうらうためには自分が支えになることの大切さを忘れてはならない．

最後に，自分がどのくらいストレスコントロールの方法をもっているかをチェックする質問票（**表4**）を載せておくので，自分自身のコントロール度をチェックしていただきたい．

〔石橋幸滋〕

文献
1) 小杉正太郎，齋藤亮三：ストレスマネジメントマニュアル，弘文堂，2006．
2) 森本兼曩編集：ライフスタイルと健康―健康理論と実証研究．医学書院，1991．
3) 石橋幸滋：健康学習マニュアル　ストレスをコントロールしましょう！，日本ヘルスサイエンスセンター，1990．
4) Razarus RS, 林峻一郎編訳：ストレスとコーピング：ラザルス理論への招待，星和書店，1990．
5) 石橋幸滋：ストレスコントロールがとことんわかる本―いきいき働くためのコツ伝授します，連合通信社，2009．

第6章

薬剤師による
メンタルヘルスケア

1 メンタルヘルスケアとは

心の健康とは

　人間には心がある．意欲と希望にあふれた心もあれば，悲しみに沈み，絶望を感じている心もある．メンタルヘルスとは，心の健康を表す言葉である．

　では，どのような心が「健康」なのであろうか？　楽しく，うきうきとして，「きっとできる！」と希望にあふれ，何かよいことが起きそうな気がしてならない，そんな心が健康であり，落ち込んで不安を感じ，何も楽しくなく，「もうダメかもしれない」と感じている心は不健康であろうか？　大切な人を失ったのに，「まったく悲しくもないし，うきうきする！」人がいたとしたら，その人の心を「健康」とはいわない．親しい友人が，悲しみに沈んでいるとき，その側に寄りそう人が，その人自身もその悲しみを感じて涙を流しているとしたら，その人の心は「健康でない」といえるだろうか．

　心は人間性と深い関わりがある．心が本来あるべき状態であるとは，人間らしさがよく表現された状態であろう．嬉しいときに喜び，悲しいときには深く悲しみ，他人の感情に寄り添うことができて，他者と感情を分かち合い，生身の自分を深く受け容れている人がいたとしたら，その人は人間らしさを体現しているといえよう．心が健康かどうかは白黒二分法で判断できることではなく，ある時点の状態のみでいえることでもない．

　心が健康であるとは，心の病気がないということとも違う．心の病気がなくても，心のしなやかさが失われ，平坦な状態で固定してしまっている場合は健康とはいえない．逆に，一時的には病気に相当するような状態が見られたとしても，たくましい回復力を見せたり，他の人と深いつながりをつくり豊かな内的世界が展開しているのであれば，健康といってよいかもしれない．心の健康とは，移り変わる心の状態を動きの中にとらえ，心の全体性を視野にいれた概念である．

心の病気の定義

　医療従事者として，「心の病気」の定義を知っておこう．精神医学では，心が「病気（disorder）」かどうかを次のように定義している．

　「その症状によって，その人の日常生活が著しく妨げられていたら，それを病気と診断する」．つまり「落ち込み（抑うつ気分）」があるだけでは，病気ではない．その落ち込みのために，仕事に行けなくなったり，家事などの日常がまったくできない状態が続いたときに，「著しく妨げられている」と判断する．では，どうにか会社には行っているものの，実際には仕事の効率が酷く低下している，といった場合はどうだろう？　結論をいえば，厳密な規定はない．医師が，医師自身の感覚で「これは著しく妨げ

られているな」と判断するとき,「病気」とラベリングするように定義されている.

こうしてみると,心の病気の定義は実に曖昧だ.心に関連する薬が処方されているから心の病気という訳ではなく,心に病気があったとしても必ずしも薬が処方されているとは限らない.すなわち心の健康を扱うにあたっては,日常生活がどのように影響を受けているのかが重要であり,正常と病気の差異はあいまいであるため,心が病気なのかどうかにこだわる必要はない.

メンタルヘルスケアとは

処方箋をもって薬局を訪れる患者さんは,身体か心か,あるいはその両方を病んでいる.そのような患者さんへのメンタルヘルスケアとは,何をいうのだろうか.

薬剤師が行う心の健康のケアとは,患者さんの心の状態に,薬剤師が心を向けて寄り添おうとすることといってよいだろう.心のケアとは,特殊なカウンセリングや,心理テストを実施することだけではない.患者さんの心の状態に注目し,患者さんの心に対して薬剤師なりの対応をすることは,心のケアである.患者さんの心を感じること,患者さんをもっと知りたいと思うこと,何とかして力になってあげたいと感じながら業務を行うこと.これらも立派なメンタルヘルスケアである.

メンタルヘルスケア実践のための3段階

それでは実際の現場では,どのようにメンタルヘルスと関わればよいのだろうか.筆者は次の3段階をお勧めする.
① メンタルヘルスケアを要する患者の,サイン(徴候)に気づく

② メンタルヘルスを評価する
③ 評価に応じた行動をとる

1 メンタルヘルスケアを要する患者が示すサイン(徴候)とは

ⓐ 処方箋が精神科領域の薬を含む場合

最も明確なサインは,患者さんが提示する処方箋であろう.処方箋の内容に,抗不安薬,抗うつ薬,抗精神病薬が含まれていれば,メンタルヘルスを評価する価値がある.全例に系統だった問診や介入を行う必要はない.メンタルヘルスケアの実際は後述する.

ⓑ 処方箋に精神科的な薬が含まれない場合

処方箋の内容が,患者さんがもつ精神科的な問題を示唆しないときでも下記の3つに絞れば,メンタルコンディション不調を潜在させる患者さんの多くを捉えることができる.

- 眠前に睡眠薬が処方されている場合

睡眠薬を必要としているとは,不眠を訴えていることである.不眠の背後には,メンタルな不調が大なり小なりあると考えてよい.

- 訴えが多種多様な場合

俗にいう不定愁訴は,背後にあるメンタルな不調が身体化(心の不調が身体の症状として現れること)したものであることが多い.身体科医の診察では,身体愁訴にのみ焦点があたり,メンタル面の診察はまったく行われていないことはよくある.

- 内科的・身体化的に説明のつかない症状が続く場合

例えば胃が痛い,といった単純な身体症状も,その原因を検索しても異常が見つからないことが多い.そのような場合の多くが,背後にメンタルな不調が隠れている.

2 メンタルヘルスを評価する

メンタルヘルスを評価することは,すでにメ

ンタルヘルスケアそのものである．評価するとは，介入することにほかならない．評価しただけでも，ケアとしての価値はある．

評価にあたっては，下記の3ステップをお勧めする．全例にStep3まで進む必要はない．アプローチの会話の結果，撤退することもあるだろうし，Step2で止めても問題ではない．しかし，筆者は薬剤師にはStep3まで挑戦してほしいと考えている．今，社会では心のケアを必要とする人が爆発的に増えている．薬を患者さんに手渡す薬剤師は，医療チームのアンカーといってよい．メンタルヘルスケアにおける薬剤師の役割は別稿で述べるが，義務・責任として設定されていないからこそ，自由なマインドで創造的に実践してほしい．

ⓐ Step1　導入のための会話

サインを捉えて，そこからメンタルヘルスケアにつなげる会話が必要である．唐突に問診を始めたりすれば，患者さんの信頼を失う危険がある．導入のための会話の流れは，下記の順で行うとよい．
①身体症状の確認から入る
②患者さんの気持ち・感情の承認を行う
③患者さんが会話を続けたいと思っていそうかどうかを探る

会話例を下記に紹介しよう．慣れないうちは，そのまま暗記して最初の導入としてみるのもよい．慣れてきたら，自分なりのアプローチを考えてみよう．

会話例

47歳女性．パロキセチン，スルピリド，アルプラゾラム，ゾルピデムが処方されている．
薬剤師　○○さん，ゾルピデムが出ていますが，気持ちよくお休みになれていますか？
　　[睡眠という身体症状から入っている．眠れるかどうかは，患者さんにとって重大問題であることが多く，眠れるかどうかを尋ねることで，いぶかしく思われることは決してない．導入のための会話として最もお勧めなのが睡眠に関する質問である]
患　者　ええ，それが寝付きはよいのだけど，明け方になって目が覚めてしまうの．
薬剤師　おやそうですか，また寝ようとしても，なかなか寝付けないのですか？
　　[関連する質問を重ねる．入眠障害の有無→中途覚醒の有無→再入眠の難易度→朝の熟眠感という風に質問を重ねることで，話が長くならない]
患　者　ええ，うつらうつらしていると朝になってしまうの．
薬剤師　それはおつらいですね！　日中のお仕事にも随分差し支えるのではないですか？
　　[若干わざとらしく聞こえたとしても，"それはおつらいですね"がとても重要である．患者さんのもつ苦しさ，困惑，不安を捉えていますよ，と返してあげる．それではつらいですね，と共感を示すことによって，一気に信頼関係が作られる．それはつらかったですね，大変よく頑張りましたねといった言葉を，患者さんの訴えに対して反応する際に付加するだけで，劇的な効果がある]

ⓑ Step2　背景問診

一言でいえば，その患者さんのことを詳しく知る段階である．問診票を読み上げていけばよい．問診を読み上げるにあたって，その問診に熟練しているように振る舞う必要はない．

何よりも気になると思われるのは，「そんなに立ち入ったことを聞いても大丈夫なのか？」

であろう．答えは明確に，大丈夫である．大丈夫どころか，患者さんは，医療関係者が自分を個人として興味関心をもつことを歓迎する．患者さんは，自分を人として見てほしがっている．専門職として白衣を着た状態だからこそ，患者さんも安心して心を開く．薬剤師はぜひ医療職としての誇りをもち，医療が人間を相手にしているのだということを忘れずにいて欲しい．

背景問診を実践する上での最大のポイントは，患者さんの長い話をコントロールすることであろう．メンタルヘルスケアの実践を試みて，患者さんの話が収拾がつかなくなる惨状だけは避けたい．

◎長い話をコントロールするポイント
- 常に質問する側でいること
- 患者さんが質問に答えずに，質問の答え以外のことを話だしたときは，素早く質問に戻すこと
- 質問に戻すためには「相づち→気持ちの承認→質問」の3点セットを用いる
- 「なるほど（相づち）→それはおつらかったですね（承認）→ところで寝付きはいかがですか？（質問）」を，患者が質問に意識を戻すまで，くり返していく
- テンポよく，問診票を読み上げていく

Step3　上記の評価に応じて行動する

Step1とStep2を経て，あなたが接している患者さんに，メンタルな問題があったとしよう．それに対して，あなたはどうすればよいのであろうか？

実は，正解は，ない．

がっかりしないでほしい．あなたが，その現場で，できる範囲で，できることをするしかない．できないことをしようとしても，できない．何ができるのかは，あなたと，現場の状況によって異なる．何かを「しなくてはならない」というわけではないし，どこかに正解を示す基準や，正解例がある訳でもない．それは，患者さんに対して主治医との会話を促すことかもしれないし，主治医に対するフィードバックかもしれない．あるいは患者さんに対してあなたが，可能な範囲で行うアドバイスかもしれない．

くり返すが，正解は存在しない．何とかしようとして，模索する姿そのものが，メンタルケアである．

（井出広幸）

2 メンタルヘルスケアにおける薬剤師の役割

　プライマリ・ケアの外来を訪れる患者の30～40％は，身体的疾患だけではなく，精神科的疾患に関連した問題をもっている．さらに，薬剤師が地域や社会で活動する際にも「こころの問題」へのケアは重要性を増しており，自殺予防，アルコール依存，緩和医療，慢性疾患管理，思春期の問題行動，老年医学などの重要な問題群を扱うには，精神科的な対応能力が不可欠である．

　メンタルヘルスに関する特別な訓練を受けたことがない薬剤師は，精神科的な評価や対応を行うことに対する怖れや偏見（スティグマ）を根強くもっているが，プライマリ・ケア領域での精神疾患の特徴を理解した上で，勇気をもって実践的な「こころの診かた（心療）」を学んでほしい．

　そこで，ここでは薬剤師が日常業務のなかで遭遇する，一見ありふれた不定愁訴のなかに潜んでいる精神疾患を見落とさないようにするために，有用な教育プログラムであるPIPC（Psychiatry In Primary Care）と，その中核をなす診断ツールとしてのMAPSOシステムを紹介するとともに，具体的な使い方について概説したい．

プライマリ・ケア領域で遭遇する精神疾患の特徴

　プライマリ・ケアの現場で遭遇する精神疾患には，以下に示すような特徴がある．

- 併存する身体症状（不眠，倦怠感など）が前面に出ており，精神症状を最初から訴える患者はほとんどいない
- 大部分の患者は，自分が精神疾患に罹患しているとは思っていない
- 精神障害の診断基準を十分に満たさない（閾値下精神障害）患者が多い
- あいまいな病名（自律神経失調症など）のままで，適切な診断や治療がなされることなく，漫然と放置されているケースが多数ある
- 内科的な慢性疾患（糖尿病，心血管障害など）と精神疾患（うつ病など）が併発・共存する頻度は非常に高い

　薬剤師が遭遇する精神疾患も，精神症状よりも不眠や倦怠感といった身体の軽微な不調を訴えてやってくることがほとんどだと考えてよい[1]．

MUSとは何か？

　「なんて訴えの多い患者なんだ．忙しいのに困ったなぁ……」

　身体各所の漠然とした不調を，次から次へと訴え続ける患者や客に遭遇して，長引く応対時間にいらだつという経験は，臨床に携わる薬剤師であれば誰にでもあるだろう．

　さらに，このような患者では，多彩な訴えの一つひとつに対して，問診，診察，臨床検査，

表1 ◆◆ MUSに含まれる状態像

1. 未知の疾患による身体症状
2. 医師の能力不足のために未診断のまま放置されている身体症状
   a) 身体症状を伴う精神疾患の見逃し
   b) 「心因性」と誤診された身体疾患
3. 詐病・虚偽性障害
4. 身体表現性障害

画像診断などの診断的なアプローチを丁寧に行っても、それらの症状をうまく説明できる身体疾患や臓器の異常が認められないことも珍しくない。そうなると、患者は薬剤師に対して、「医師からは、どこも悪くないと言われた。でも、やっぱり調子が悪い」と訴えることになる。

「医学的に説明困難な身体症状（Medically Unexplained Symptoms；MUS）」とは、何らかの身体疾患が存在するかと思わせる症状が認められるのに、適切な診察や検査を行ってもその原因となる疾患が見い出せない病像のことである[2]。MUSを呈する患者がプライマリ・ケア医を受診する頻度は非常に高く、外来患者全体の30〜40％を占めているとする報告が多い[3,4]。

医師が日常診療で遭遇するMUSには、**表1**に示した多彩な病態や疾患が含まれている[2,5]。

最近では、「不定愁訴症候群」「自律神経失調症」といったあいまいで無意味なレッテル貼りは避けて、まずは「MUSというカテゴリーに属する病像・患者である」と認識した上で、経過を観察しながら、さらに緻密なアセスメントを進めるという戦略が推奨されるようになった[2]。

MUSに潜む罠

MUS患者のアセスメントを進める上で最も重要なポイントは、治療可能な原因疾患が存在するにもかかわらず、医療者の能力不足のためにMUSとして扱われ、未診断のまま放置されている状況を見逃さないことである。

このような状況には、①身体症状を伴う精神疾患を見逃している場合と、②「心因性」と誤診して身体疾患を見逃している場合の2つのパターンが存在する[5]。

うつ病を中心とする気分障害や各種の不安障害では、身体症状が前面に出ることが多く、精神科ではなく身体科医を受診することはよく知られている。統合失調症でも、初発時に全身倦怠感や頭重感などを訴えて内科を受診することがまれではない。

これらの精神疾患が見逃され、自律神経失調症といった安易なラベリングだけで放置されてしまうと、患者から適切な治療を受ける機会を奪うことになる。日常診療でMUSに遭遇したら、上記のような精神疾患の存在を疑い、スクリーニングのための問診や鑑別診断を行うことが重要である。

反対に、患者プロフィールの精神科治療歴などの情報に気を取られて、安易な心理学的解釈から症状を「心因性」と誤診すると、重大な身体疾患を見逃すことになる。

MUSを「身体的疾患」あるいは「精神疾患」のいずれか一方のみに由来するという「二者択一」のスタイルで判断することは、医師・薬剤師・患者を誤った方向に導く[6]。身体症状の原因として、身体医学的な原因と精神心理学的な原因の双方が存在する可能性を常に検証すべきである。例えば、うつ病患者の訴える消化器症状が、隠れている未診断の膵臓がんの影響を受けている場合もあることを忘れてはならない。

心療への入口となるMUS

MUSは医師のみならず、薬剤師にとっても患者の身体だけでなく「こころを診ること（心療）」の入口となるものである。その扉を開けるためには、日常業務のなかで実践可能な精神

科疾患への対応能力を身につけておかなければならない．

PIPCと名付けられた教育訓練体系は，精神科を専門としない医師が，内科やプライマリ・ケアという自らの専門領域のなかで，適切な精神科的対応ができるようになるために，米国で考案されたプログラムである[6]．日本でもこのプログラムを活用した教育セミナー（PIPCセミナー）がプライマリ・ケア医自身の手により企画運営されており，全国各地で成果を上げている．また最近では薬剤師を対象にカスタマイズされ，PIPC-P（PIPC for Pharmacist）と名付けられたプログラムによる研修会も始まっている．

精神疾患をもつ患者の背景を把握する

PIPCの実践では，患者の背景と個別の事情を把握するために，最初に背景問診を行う．具体的には，定められたフォーマットに従って，職場，家族，プライベートの各領域において，ストレスの原因となるような人間関係の有無を中心として，一歩踏み込んで尋ねる．丁寧な背景問診を行うことで，患者と薬剤師の信頼関係を構築することができる．背景問診の内容を以下に示す．

- 心療既往歴：精神科，心療内科の治療歴，服薬歴
- 家族の心療既往歴：血縁家族に関する精神科，心療内科の治療歴
- 職業：業種・規模，職場の人間関係，勤務労働状況
- 家族構成：配偶者の年齢と職業，同居家族の構成，同居家族との人間関係
- プライベート：恋愛関係にあるパートナーの有無，その年齢と職業，関係の良し悪し
- 服薬：現在の服薬状況
- 喫煙・飲酒：問題ありと思ったらくわしく尋ねる

患者の心理コンディションを評価する：MAPSOシステム

PIPCの中核を成すのは，MAPSOシステムである[6]．MAPSOとは，気分障害（Mood disorders），不安障害（Anxiety disorders），精神病群（Psychoses），物質関連障害（Substance-induced disorders），器質性疾患，その他の障害（Organic or Other disorders）という5大疾患群の頭文字をつなげたもの（表2）であり，プライマリ・ケア医が出会う頻度の高い疾患のみに的を絞って，複雑な精神科の用語や概念を，非専門医でも覚えやすいように整理配列した診断ツールである．

薬剤師にとって，国際的な精神医学の診断マニュアルであるDSM-IV[7]に含まれる18の診断カテゴリーを記憶するのは難しいが，MAPSOの5つならすぐに覚えて使いこなすことができる．

言い換えると，MAPSOとは膨大な精神医学の領域のなかから，プライマリ・ケアに必須である20％の疾患を絞りこみ抽出したエッセンスのことであり，この20％の疾患を熟知すれば，プライマリ・ケア医や薬剤師が遭遇する精神疾患の80％に対処可能であると考えるものである．

MAPSOの実践とその効果

MAPSOシステムを使えば，疾患ごとに用意されている定型化された質問を行うことで，「仮説」を立てやすくなるだけでなく，鑑別診断という「検証」まで行えるようになる．

内科医や薬剤師が得意とする「仮説→検証型」の思考パターンを精神疾患の診療にも導入でき

表2 MAPSOシステム

Mood disorders (気分障害)	うつ状態，希死念慮，躁および軽躁エピソードをチェック
Anxiety disorders (不安障害)	不安の5タイプ(全般性不安障害，パニック障害，強迫性障害，外傷後ストレス障害，社交不安障害)の有無をチェック
Psychoses (精神病群)*	精神病症状をチェック
Substance-induced disorders (物質関連障害)	アルコールや薬物に対する問題をチェック
Organic or Other disorders (器質性／その他の障害)	認知障害，パーソナリティ障害，発達障害など

＊："Psychoses"とは，MAPSOを考案した Robert K. Schneider による造語であり，精神病症状をきたしうる疾患の集まりを意味する．

ることは，MAPSO問診の大きな利点である．また，スクリーニングのための質問は，患者が理解しやすいように専門用語を排した平易な日本語のシナリオ形式（MAPSO問診シナリオ[8]）になっており，多忙なプライマリ・ケア医の外来でも実際に使ってもらえるように，初診20分，再診5分で診察が完了することが目標として設定されている．

PIPC（またはPIPC-P）セミナーで学んだプライマリ・ケア医，薬剤師たちが，それぞれの現場でMAPSO問診を実践したところ，ただシナリオに書かれた質問を順番に読み上げただけなのに，「今日はよく話を聞いてもらえた」，「カウンセリングを受けられてよかった」などと患者から感謝されるようになった．さらに，思いがけない患者から，軽躁エピソードや，精神病症状を聞き出すことができたという効果も続々と報告されている．

まとめ

薬剤師が関わるメンタルヘルスケアでは，日常業務のなかで遭遇するMUSの背後に隠れた精神疾患を見逃さないことが重要であり，その実践にはMAPSO問診が有用である．MAPSO問診は，単なる精神科的診断のためのツールではなく，問診の過程を通じて患者との距離が縮まり，薬剤師と患者のよき人間関係を構築することができるようにできている．薬剤師は地域住民の健康と安全を守るゲートキーパーのひとりである．精神疾患に対する怖れを棄てて，MAPSOで心療の扉を開き，適切なアセスメントを行うことができれば，地域におけるうつ病診療や自殺予防活動は大きく前進することになる．

（宮崎　仁）

文献

1) 宮崎 仁：クリニカル・ファーマシスト，3：116-120，2011．
2) 宮崎 仁：治療，92（2）：213-218，2010．
3) Hatcher S, et al：BMJ，336（7653）：1124-1128，2008．
4) Smith RC, et al：J Gen Intern Med，22（5）：685-691，2007．
5) 飯島克巳：説明困難な身体症状に挑む．開業医療の新パラダイム－人生の旅モデル，p.187-223，日本医事新報社，2004．
6) Schneider RKほか著，井出広幸ほか監訳：ACP 内科医のための「こころの診かた」，丸善，2009．
7) 高橋三郎ほか訳：DSM-Ⅳ-TR 精神疾患の診断・統計マニュアル 新訂版，医学書院，2004．
8) PIPC研究会：MAPSO問診シナリオ．プライマリ・ケア医による自殺予防と危機管理：あなたの患者を守るために，杉山直也ほか編，p.214-219，南山堂，2010．

3 うつ病のケア

薬剤師とうつ病

1 なぜうつ病が重要なのか？

わが国の自殺者数は年間3万人前後で推移し，そのうち3/4以上に何らかの精神疾患が背景に存在し，その約半数がうつ病であるとされている．そうした背景の下，国はがん，脳卒中，急性心筋梗塞，糖尿病の4疾病に，うつ病をはじめとする精神疾患を加えて「5疾病」として重点的な対策を開始している．したがって，うつ病をはじめとする精神疾患に取り組むことは，精神科医などの専門家だけでなくすべての医療従事者に求められている課題であると認識すべきである．当然のことながら，薬剤師もその例外ではない．

2 プライマリ・ケアとうつ病

しかしながら，うつ病患者が初診の際に精神科や心療内科を受診する割合は10％以下であり，内科などの一般科が大多数を占める．このことは，うつ病患者の多くが，初期には主として身体症状を訴えて医療機関を受診することを示している．こうした患者はMUS（Medically Unexplained Symptoms：医学的に説明困難な身体症状＝いわゆる身体不定愁訴）や不眠などを訴えて受診すると推定される．したがって，プライマリ・ケアこそがうつ病対策の最前線であり，ゲートキーパー機能を果たすべき領域である．

3 薬剤師とうつ病

こうした状況のなかで，薬剤師が果たすべき機能としては以下のようなものがあげられる．
①医療機関や薬局を訪れる患者からうつ病が疑われる者を拾い上げる
②うつ病をはじめとする精神疾患で投薬を受けている患者に適切な指導を行う
③患者やその家族および地域に対してうつ病に関する教育・啓発活動を行う

うつ病のチェック

1 どういう時にうつ病を疑うか？

まず上述のMUSを訴える患者があげられる．症状は多岐かつ他系統にわたる傾向があり，しばしば複数の医療機関を受診している．しかしながら，この場合も適切な診察や検査で身体疾患が否定されている必要がある．次に不眠である．うつ病患者の90％以上は不眠をはじめとする睡眠障害を呈し，逆に不眠患者の5人に1人はうつ病とされている．したがって，MUSや不眠で長期間ベンゾジアゼピン系抗不安薬（BZDs）を処方されていたり，睡眠薬を求めて薬局を訪れる患者は要注意といえよう．

2 うつ病に関するチェックリスト

筆者らはうつ病をはじめとする精神疾患の

表1 うつ症状のチェックリスト

- 不　眠
  - □ 夜はぐっすり眠れていますか？
    - □ 寝つきはどうですか？
    - □ 途中で目が覚めたりしますか？
    - □ 朝早く目が覚めたりしますか？
    - □ 朝起きた時によく寝た気がしますか？
- 体重減少
  - □ ご飯はおいしく食べられてますか？
- 抑うつ気分
  - □ 気持ちが沈み込んだり，滅入ったり，憂うつになったりすることがありますか？
- 喜び・興味の消失
  - □ 何をしても楽しくなくなっていたり，今まで興味が持てたことに興味が持てなくなっていませんか？
- 倦怠感
  - □ 体がだるく感じたり，疲れやすかったりしますか？
- 集中力の低下
  - □ なかなか物事に集中できなくなっている，ということがありますか？
- 判断力の低下
  - □ 判断力が落ちていますか？
- 自責感
  - □ よく自分を責めたりしますか？
- 苛立ち
  - □ イライラしますか？
- 希死念慮
  （上から順番に聞いて"いいえ"になったら終了）
    - □ 死んでしまったら楽だろうなあーと思ったりしますか？
    - □ 死ぬ方法について考えますか？
    - □ 遺書を書きましたか？
    - □ 死ぬことばかり考えていますか？
    - □ 実際に死のうとしていますか？
    - □ 自分でそれらを止められそうにないですか？

チェックのためにPIPC（Psychiatry In Primary Care）という方法を推進している．その中からうつ症状のチェックリストを**表1**に示す．うつ病を疑った場合には，まず睡眠障害，食欲低下などうつ病で頻度が高い身体症状の問診から始めると，患者が抵抗感を感じずに，スムーズにチェックを進めることができる．抑うつ気分，喜び・興味の低下という2つの主要症状について尋ねる．1ヵ月以内にこの2つの症状がほぼ毎日みられる場合には90％以上の確率でうつ病と診断できるといわれているが，プライマリ・ケア領域の患者は抑うつ気分を訴えないことも多いので，抑うつ気分がないからといってうつ病ではないと判断することは早計である．また自殺したい気持ち＝希死念慮は必ずチェッ クする必要がある．希死念慮や自殺について尋ねることは，自殺を誘発するおそれはなく，むしろ自殺を抑制する効果があるといわれている．また自殺について尋ねることを躊躇したり，「まさかと思うのですが……」などともったいつけることは，「自殺について率直に語ることはよくない」という非言語的なメッセージを伝えることになり望ましくない．自殺の方法を考えていて，それが具体的かつ致死性の高い場合には自殺の可能性が高いと考え，できる限り早く専門医へ紹介する必要がある．また，うつ病の症状を呈する＝うつ病ではなく，そのなかには双極性障害（いわゆる躁うつ病）や統合失調症などの精神病性障害も含まれるので，最終的には精神疾患に詳しいプライマリ・ケア医

や精神科医との連携のなかで病状を判断すべきである．

うつ病の治療

1 非薬物療法

うつ病は診断されただけでよくなる傾向を示すことはよく知られている．したがって，軽症のうつ病では必ずしも薬物療法は必要なく，うつ病に関する説明や，教育，心理的な指導により改善が期待できる．患者と家族に対する教育の主な項目を表2に示す．特に休養が重要であり，休暇を取る．主婦の場合は家族と相談して家事の負担を減らすなどの方策をとる．休養とは「できるだけ何もしない」のが原則で，気晴らしにレクリエーションをしたりするのは逆効果となる．仕事がストレス要因となってうつ病を発症した場合には，休職が必要になる場合も多いが，その場合は最低でも1ヵ月，通常は2〜3ヵ月以上の休職が必要である．また，休職より復職の方がより判断が難しく，慎重な対応を必要とするので，専門医による診療が望ましい．

2 薬物療法

プライマリ・ケア領域では，これまではMUSや不眠に対してBZDsが投与されることが多かった．しかしながら，BZDsは抗不安作用が強く，効果発現が早いという利点があるものの，抗うつ作用はほとんどなく，耐性や常用量依存を招きやすい．したがって，うつ病に対するBZDsの投与に関しては短期間かつ限定的な使用にとどめるべきである．

プライマリ・ケア領域における抗うつ薬の第1選択は，いわゆる新規抗うつ薬であるセロトニン再取り込み阻害薬（SSRI），選択的セロトニン・ノルアドレナリン再取り込み阻害薬（SNRI），ノルアドレナリン作動性・特異的セロトニン作動性抗うつ薬（NaSSA），特にSSRIあるいはSNRIであると考えられる．これらの薬剤は従来使われてきた三環系抗うつ薬とほぼ同様の有効性をもち，抗コリン作用をはじめとする副作用がはるかに少ない．したがって，プライマリ・ケア領域でも使いやすい薬剤である．

わが国で使用可能な新規抗うつ薬を表3に示す．SSRIは一般的に抑うつや不安に対して有効性が強い．したがって，うつ状態，うつ病だけでなく不安障害にも有効で，実際に一部のSSRIはパニック障害，社交不安障害，強迫性障害に保険適応をもつ．SNRIは意欲低下に有効性が高く，疼痛に対しても有効であるとされ，一部の薬剤は糖尿病性神経障害に対する保険適応を有する．SNRIには比較的純粋にノルアド

表2 うつ病患者とその家族に対する指導

- うつ病患者に対する説明
  1. うつ病は「心の風邪」といわれるほどありふれた疾患であり，特殊な病気ではない
  2. 心だけの問題ではなく，脳の病気でもあり，決して「怠け病」などではない
  3. 一進一退をくり返すことはあっても，最終的にはよくなる病気である．ただし，よくなるにはある程度の時間がかかるので，決して焦らない
  4. 心のエネルギーが切れている状態なので休養がとても重要である
  5. よく効く薬があるので，薬をしっかり飲むことが重要である
  6. 休職，退職，転職，転居，離婚など重大な決定は病気がよくなるまで行わない
- うつ病患者の家族に対する指導
  患者本人に対する説明に加えて
  1. 普段どおりに接し，静かに寛容な態度で，温かく見守る
  2. 患者を責めたり，意見を差し挟まない
  3. 心の問題を真摯に聞いてあげる
  4. 「がんばれ」と安易に励まさない

表3 ◆◆ わが国で使用可能な新規抗うつ薬

	薬剤	初期量：1日量	最大量	うつ病・うつ状態以外の適応症
SSRI	フルボキサミン（ルボックス®・デプロメール®）	50 mg	150 mg	強迫性障害，社会不安障害
	パロキセチン（パキシル®・パキシル CR®）	10 mg 12.5 mg（CR錠）	40 mg 50 mg（CR錠）	強迫性障害，社会不安障害，パニック障害（パキシル®のみ）
	セルトラリン（ジェイゾロフト®）	25 mg	100 mg	パニック障害
	エスシタロプラム（レクサプロ®）	10 mg	20 mg	
SNRI	ミルナシプラン（トレドミン®）	25 mg	100 mg	
	デュコキセチン（サインバルタ®）	20 mg	60 mg	糖尿病性神経障害
NaSSA	ミルタザピン（リフレックス®・レメロン®）	15 mg	45 mg	

レナリン受容体に対する作用をもつものとセロトニン受容体に対する作用を併せもつものがある．NaSSAは鎮静作用が比較的強いのが特徴で，これが眠気の副作用をもたらすが，逆にうつ病に多い不眠，特に熟眠障害に対して効果的であり，不眠の対策として投与されることも多い．また抗うつ作用の発現までは時間を要するのに対して，睡眠に対する効果は投与直後から効果が期待できるのが特徴である．その他に食欲増進作用も有する．

　新規抗うつ薬の副作用として最も多いものは消化器症状（嘔気，胃部不快感，便秘，下痢など）で，次いで性機能障害（ED）である．これらの副作用は投与開始直後から出現し，通常は1～2週間で減弱・消失する．したがって新規抗うつ薬の投与に際しては，副作用の発現を抑えるために，少量から開始し，1～2週間以上の間隔を空けて徐々に増量することが基本である．また効果の発現までには，最低でも2～4週間が必要である（図1）．したがって，投与開始後早期に安易に服薬を止めないように指導するこ

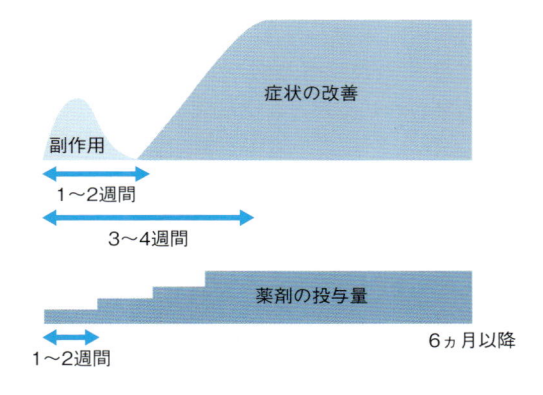

図1 ◆◆ 抗うつ薬の投与方法と治療経過

とがきわめて重要である．また投与開始後1週間以内の比較的初期に不安，焦燥，不眠，衝動行為などの症状を呈する賦活症候群（activating syndrome）が出現することがある．

　抗うつ薬は症状の十分な寛解が得られるまで増量することが重要である．効果が不十分であれば最大用量まで躊躇なく増量し，少量を漫然と投与すべきではない．症状の十分な寛解が得られた場合は，最低でも半年～1年は維持量を

表4 抗うつ薬を服用する患者への注意事項

1. 早期に副作用が発現する可能性があること
2. 副作用は通常1〜2週間で軽減すること
3. 作用発現までは最低でも2〜4週間が必要なこと
4. したがって，安易に自己判断で中止せず，根気よく服用を続けることが重要である
5. 症状がよくなったら，最低でも半年から1年は服用を継続することが必要である
6. 急に中止すると副作用が出現するので，医師の指導の下でゆっくりと量を減らしていく必要がある

継続投与し，その後2〜4週間以上の間隔で徐々に減量する．抗うつ薬の服薬を急に中断すると，めまい，歩行障害，不眠，電気ショック様感覚といった症状を示す中止後症候群（withdrawal syndrome）を呈することがあるので，急に服用を中止しないように指導することが重要である．

これらを踏まえた抗うつ薬服用患者への注意事項を**表4**に示す．ただし，うつ病患者は不安も強いのが一般的であり，あまり副作用を強調しすぎると服薬アドヒアランスが悪化するので，効果も含めたバランスのよい指導が重要である．

うつ病の約半数は6ヵ月程度で治癒するとされているが，1年以上経過する症例も20％程度存在する．また，いったん治癒しても，約半数が再発するといわれている．発症から治療開始までの時間が長いほど，再発をくり返すほど予後が悪くなることが知られており，早期発見と治療が何よりも重要である．

薬剤師にもできる，薬剤師にしかできない

薬剤師は薬局や医療機関において患者，家族，地域と近い関係にあるにもかかわらず，これまでは直接的に精神疾患に関わりをもつことは少なかったのではないだろうか．しかしながら，『薬剤師にもできる，薬剤師にしかできない』ことも多々あるはずであり，地域精神医療・保健の担い手として，薬剤師に期待される部分が大きいことを理解していただければ幸いである．

（木村勝智）

4 自殺予防

薬剤師は自殺予防のゲートキーパー

　プライマリ・ケア領域で活動する薬剤師は，その業務のなかでうつや自殺に傾いた人々と遭遇する機会が多い．不眠や全身倦怠感などの身体的不調のために薬局を訪れる客のなかには，適切な評価や介入を必要とする精神疾患患者が一定の割合で隠れているので，薬剤師は自殺予防のゲートキーパーとして非常に重要な役割を担っている．ゲートキーパーとは，悩んでいる人に気づき，声をかけ，話を聞いて，必要な支援につなげ，見守る役割の人のことである．精神科的対応に不慣れな薬剤師は，自殺問題に関わることへの怖れや偏見（スティグマ）を根強くもっているが，自殺に傾いた人の特徴や適切な対応の仕方を理解した上で，勇気をもって自殺予防に取り組んでほしい．「死にたいと言われても，うろたえない薬剤師になる」ことが求められている．

自殺のサインを見逃さない

　「死ぬ，死ぬ」と言う人に限って実際には死なないなどと世間では言われているが，本当だろうか？
　それは誤りである．自殺してしまった人のほとんどが，自殺完遂に及ぶ前に救いを求めるサインを発している．その時点で，それに気づいて，受けとめることが自殺予防の第一歩となる[1〜3]．この人ならば真剣に受けとめてくれるはずだという人を選んで，「死にたい」「自殺する」と打ち明けるのである．
　表1に自殺に傾いた人が外部に示すサインをまとめた[2,3]．薬剤師は，薬局などでの応対時にこれらのサインをキャッチしたら，無視したり軽視したりせずに，直ちに後述する適切な対処をする必要がある．
　さらに，自殺の危険因子について把握しておくことも重要である．高血圧や喫煙が，虚血性心疾患を引き起こす危険因子であるのと同様に，自殺についてもさまざまな危険因子が存在する[4]．代表的なものを列記すると，①自殺未遂歴，②精神疾患の存在，③中高年の男性，④失職や経済的破綻，⑤親しい人との離別・死別，⑥事故傾性（事故やけがをくり返すこと）などである．このなかで注目すべきは，薬剤師の日常業務で接する機会が多い「妻と死別した高齢男性」や「最近失職した中年男性」であり，彼らは自殺のリスクをもっていることを忘れないで応対してほしい．

うつと自殺の関係

　前項で述べたように，精神疾患の存在は自殺の危険因子として最も重要なものの1つである．世界保健機関（WHO）が心理的剖検（家族や友人など周囲の人からの情報収集によって，故人

表1 ◆◆ 自殺に傾いた人が外部に示すサイン

- 感情が不安定になる
- 突然涙ぐんだり，そわそわと落ち着かない
- 不機嫌で，いらいらしたり，怒りっぽくなる
- 性格が急に変わったように見える
- 投げやりな態度が目立つ
- 身なりにかまわなくなる
- 学業成績や仕事の業績が急に落ちる
- 学校や職場を休みがちになる
- 集中力がなく，注意が散漫になる
- 交際が減り，ひきこもりがちになる
- 衝動的な行動が認められる
- 事故につながるような行動をくり返す
- 食欲がなくなり，体重が減る
- 眠れなくなる
- さまざまな身体的な不調を訴える
- 突然の家出，放浪，失踪を認める
- アルコールや薬物を乱用する
- 実際に自傷行為を行う
- 別れをほのめかす
- 身辺の整理をはじめる
- 大切にしていたものを他人にあげてしまう
- 遺書めいた文章や，死にまつわる絵を描く

（文献2,3）より一部改変して引用）

の生前の様子を明らかにしようとする調査方法）という手法で実施した多国間共同調査の結果によると，自殺完遂者の98％は自殺直前に何らかの精神疾患を抱えており，精神疾患の診断名がつかなかったのは，わずか2％に過ぎなかった．

自殺に関連する精神疾患の内訳は，上記のWHOによる調査によると，うつ病（大うつ病性障害）や双極性障害を中心とする気分障害が約30％と筆頭であり，次いでアルコール依存症を含む物質関連障害が18％となっている．この結果を簡単にまとめるなら，「うつとアルコール依存」が約半数を占めていることがわかる．それ以外にも，統合失調症，パーソナリティ障害などの精神疾患も自殺と深い関係にある．

ここで理解しておくべきポイントは，「強い希死念慮や自殺行動は，精神疾患のためにもたらされた症状の1つ」という事実である．自殺が精神疾患の「症状」であるならば，適切な精神科的対応や治療によって緩和され，自殺完遂を予防することが可能であることは言うまでもないだろう．

では，精神疾患のために抑うつ状態になった人や自殺に傾いた人は，適切な精神科的対応を受けているだろうか？ 抑うつ状態を呈する患者の初診診療科について調べた報告によると，メンタルヘルスの専門診療科である精神科と心療内科を受診した患者は，各々5.6％と3.8％に過ぎず，半数以上の患者は内科（64.7％）を受診している[5]．つまり，「抑うつ患者の90％以上は，精神科を最初に受診していない」ことがわかる．

そこで，かかりつけ医であるプライマリ・ケア医や，医師に受診する以前の相談者とも接する薬剤師のゲートキーパーとしての役割が非常に重要となる．身体の不調を訴えて近くのクリニックや薬局を訪れた患者の背後に潜む精神疾患を見落とし，不適切な対応を続けていると，症状の悪化から自殺へ至る道筋を阻止することはできない．なお，薬剤師が身につけるべきうつ病患者への対応については，**6-3**「うつ病のケア」（p.146）に詳述されている．

死にたい気持ちを尋ねることは自殺予防につながる

「患者や相談に来た客と自殺について話しあったりしてもかまわないのだろうか？ それをきっかけにして深刻に自殺を考えたり，実際に行動に及んだりしないか」といった心配をする薬剤師もいるかもしれない．

しかし，それは杞憂である．真剣に相手の訴えに耳を傾けようとする姿勢があれば，自殺について話をすることによって，その人を自殺に追いやってしまうことは決してない．反対に，「死にたい気持ち」を口に出すことによって，

表2 メンタルヘルス・ファーストエイドによる支援のための5つのステップ

① リスク評価
　自殺の具体的な方法について計画を練っているか,実行する手段を有しているか,過去に自殺未遂をしたことがあるかなどについて評価する.「いっそこの世から消えてしまいたいと思っていますか?」「死にたいと思っていますか?」とはっきりと尋ねる.

② 判断・批評せずに聴く
　自分の人生哲学に基づく判断や批判は封印して,相手のつらい気持ちを傾聴する.

③ 安心・情報を与える
　現在の問題は,人間的な弱さや性格の問題ではなく,医療や生活支援が必要な状態であること,適切な支援で気持ちのつらさや状況が良くなることを伝える.

④ サポートを得るように勧める
　医療機関や関係機関に相談するように勧める.「一緒に相談に行こう」と提案することも,相手の安心につながる.

⑤ セルフヘルプ
　アルコールをやめる,軽い運動をする,リラクゼーション法など,自分でできる対処法をやってみることを勧めてみる.

（文献6)より一部改変して引用）

表3 自殺に傾いた人への Do & Don't

Do：すべきこと
- 真剣な態度で,相手のつらい気持ちを「聴く」
- 女性には「愛情(love)」を,男性には「敬意(respect)」の気持ちをもって接する
- 適切な相づちと,相手の感情を受け入れる言葉をかける

〈相づちの言葉〉
- 「なるほど」

〈相手の感情を受け入れる言葉〉
- 「それはつらかったですね」
- 「本当によくがんばられましたね」
- 「そのときはそうするしかなかったのですね」

Don't：してはいけないこと
- 相談者を責めてはいけない
- 叱咤激励も禁止
- 自分の信念や人生哲学に基づいた,忠告やアドバイスの押しつけは避ける

〈言ってはいけない言葉〉
- 「死ぬ気になれば何でもできるぞ」
- 「逃げてはだめだ」
- 「そのうちどうにかなるさ」

加圧された圧力鍋から空気が抜けるときのように,緊迫した感情が和らぎ,気持ちが楽になる効果もあるので,自殺について話題にすることや,「死にたい気持ち」を尋ねることは,かえって自殺予防につながる[2].

自殺に傾いた人への対応の基本

では,実際に薬剤師の前に,うつや自殺に傾いた人が現れた場合に,どのようにふるまえばよいのだろうか.

わが国の内閣府自殺対策推進室では,ゲートキーパーが自殺の危険性がある人をどのように認識し,対応するか,また初期の支援や,適切な支援の導入をどのように行うかということを,オーストラリアで開発されたメンタルヘルス・ファーストエイドの5つのステップに基づいて実践するように推奨している（**表2**)[6]．また,**表3**にゲートキーパーとして「しなければならないこと」「してはいけないこと」を具体的にまとめて示した.

実際に「死にたい」と打ち明けられたら

もしも,薬剤師であるあなたがうつ状態や自殺に傾いている人の話を聴いているうちに,相談者から「死にたい」気持ちを打ち明けられたならば,決してうろたえることなく,以下のような手順で対応すればよい[1].

◎「死にたい」と打ち明けられたときの対応
① 相手のつらい気持ちを受けとめる
②「死にたい」気持ちの程度・強さを知る
③「死なない」約束をする

1 相手のつらい気持ちを受けとめる

自殺に傾いている人は,生きることを完全に

あきらめているわけではなく，困難な状況や苦しみから「抜け出したい」とか，それを何とか「終わらせたい」と考えているだけである．そんなつらい気持ちを認めて受けとめることが大切であり，自殺以外の事柄に話をそらしたり，死にたい気持ちを否定したりする態度は避ける．

つらい気持ちを受けとめる声かけとしては，「○○さんは，いっそ死んでしまったほうが楽だと思うほど，つらいお気持ちなのですね．それでも，それほどのつらさを抱えて，今までよくやってこられましたね」などと言えばよい．

2 「死にたい」気持ちの程度・強さを知る

自殺に傾いた人のつらさを受けとめたあとで，「死にたい」気持ちの危険度を，以下に示す質問を行うことで評価する．自殺の計画性や実行性が高いほど危険が迫っているわけで，具体的には自殺の手段や方法を考慮しているのか，その準備をしているのかといったことについて尋ねることで「死にたい」気持ちの程度・強さを知ることができる[1,7]．

> ◎「死にたい」気持ちの程度・強さを知るための質問
> 上から順番に聞いて"いいえ"になったら終了する
> 1. 「死んでしまったら楽だろうなぁ」と思ったりしますか？
> 2. 死ぬ方法について考えますか？
> 3. 遺書を書きましたか？
> 4. 死ぬことばかり考えていますか？
> 5. 実際に死のうとしていますか？
> 6. 自分でそれを止められそうにないですか？

この質問群では，下へ行けば行くほど自殺の危険は高まる．うつ状態になると「死んでしまったら楽だろうなぁ」と考える人は珍しくなく，この段階では自殺の危険はあまり高くない．死ぬ方法について考え出すあたりから危険が高くなり，特にその方法が具体的であった場合には，直ちに安全確保のために行動を起こさなくてはいけない．

3 「死なない」約束をする

「死にたい」気持ちを受けとめ，危険度を評価して，専門家・専門施設へつなぐ算段を行ったあと，最後に「死なない」約束を相手と交わす．

> ◎「死なない」約束を結ぶための言葉
> あなたが自殺すると，ご家族や周囲の人が一生苦しむのですよ．決して死なないでください．死にたくなったら，また相談に来てくれますね．約束ですよ．ここで，わたしと「指切り」しましょう（と言って指切りをする）．

うつ病患者は真面目で律儀な人が多く，「死なない約束」を結ぶことは自殺の予防に有効であるとされている．その際に「指切り」などの身体的なふれ合いを併用すると，相手は他者との「つながり」を実感できるため，さらに効果的となる[1,8]．「指切り」という儀式こそ，薬剤師のあなたにもできる自殺ブロックの方法なのである．

薬剤師は，プライマリ・ケア医とともに地域保健の担い手であり，薬剤師が自殺予防対策のなかで果たす役割は非常に大きい．一人の薬剤師として，自殺のサインを無視したり，見て見ぬふりをしたりは，もうやめよう．「世の中には信頼できる薬剤師もいて，つらいときは助けを求めてもいいのだ」ということを，地域の人々に知らせることが，援助のゴールとなる．積極

的にゲートキーパーの仕事に取り組んでほしい．

（宮崎　仁）

文献

1) 井出広幸：プライマリ・ケア医が行う自分の精神科対応能力レベルに応じた自殺防止への関わり．プライマリ・ケア医による自殺予防と危機管理：あなたの患者を守るために，杉山直也ほか編，p.106-129, 南山堂, 2010.
2) 山田朋樹：初期対応〜希死念慮を聞き出す〜．プライマリ・ケア医による自殺予防と危機管理：あなたの患者を守るために，杉山直也ほか編，p.83-88, 南山堂, 2010.
3) 高橋祥友：自殺のサインを読みとる（改訂版），講談社, 2008.
4) 川西千秋：自殺者の多くが，そして自殺に傾く人の多くがプライマリ・ケア医を訪れている．プライマリ・ケア医による自殺予防と危機管理：あなたの患者を守るために，杉山直也ほか編，p.4-7, 南山堂, 2010.
5) 三木 治：心身医学, 42：585-591, 2002.
6) 内閣府自殺対策推進室：ゲートキーパー養成研修用テキスト 第2版．内閣府, 2012.
7) MAPSO問診シナリオ．プライマリ・ケア医による自殺予防と危機管理：あなたの患者を守るために，杉山直也ほか編，p.214-219, 南山堂, 2010.
8) 宮崎 仁：ゆびきりげんまん：面接の合気道による自殺ブロック．プライマリ・ケア医による自殺予防と危機管理：あなたの患者を守るために，杉山直也ほか編，p.130, 南山堂, 2010.

5 アルコール・薬物依存

アルコール依存症

1 なぜプライマリ・ケア領域でアルコール依存症が重要なのか？

　アルコールの依存症には，**表1**に示すようにさまざまな身体障害を伴う．アルコール依存症患者はこうした身体障害により，あるいは不眠やうつなどの症状によりプライマリ・ケアの医療機関を受診することも多い．また，飲酒に伴うさまざまな問題行動は地域で情報が共有されていることも多く，地域に密着して活動するプライマリ・ケア薬剤師の耳にも入りやすい．したがって，プライマリ・ケア領域はアルコール依存症診療においてゲートキーパー機能を果たすべきであると考えられる．もちろんプライマリ・ケア薬剤師もその例外ではない．

2 アルコール依存症の症状

　アルコール依存症患者は飲酒行動のコントロールが困難である．ついつい長時間飲んでしまう，量を多く飲んでしまう，朝から飲んでしまう，休日は一日飲んでしまうなどの症状が認められる．その典型が連続飲酒である．また，長期間断酒していても再飲酒するとほどなく再びコントロール障害に陥ってしまうのが特徴で，そのためアルコール依存症患者は生涯禁酒を続けなければならない．また，アルコールに耐性が生じるため飲酒量はますます増えること

表1　アルコール関連身体障害

・肝障害 　脂肪肝 　アルコール肝炎 　肝硬変 ・膵炎 ・アルコール・ミオパチー ・脳神経障害 　ウェルニッケ・コルサコフ症候群 　アルコール性小脳変性症 　大脳萎縮（アルコール性認知症） 　多発神経炎	・消化管障害 　急性胃粘膜病変（AGML） 　胃十二指腸潰瘍 　マローリー・ワイス症候群 ・アルコール心筋症 ・その他 　ペラグラ（ニコチン酸欠病症） 　弱視 　貧血 　脚気 　高血圧 　糖尿病

となる．

　アルコール依存症は別名否認の病とも呼ばれ，患者は飲酒量やコントロール障害の存在を偽ることが多い．そのため，アルコール依存を疑った場合には下記のような質問をするとよい．
①一番最後に飲んだのはいつですか？
②飲むとどれくらいまで飲めますか？

　①で今日あるいは昨日と答えたときには連続飲酒の存在を疑う．また，②の飲酒量が実際の1日の飲酒量であることが多い．

3 アルコール依存症の治療

　アルコール依存症の治療は精神科専門医療機関への入院治療で行われることが多い．教育，個人・集団精神療法，家族や職場との調節といった心理社会的治療が行われる．退院後の治療に関しては，①継続治療，②自助グループへの参加，③抗酒薬が重要で，「断酒の三本柱」

と称される.

ⓐ 薬物療法

- 抗酒薬

アセトアルデヒドを代謝する2型アルデヒド脱水素酵素（$ALDH_2$）の働きを阻害することにより，飲酒すると高アセトアルデヒド血症を引き起こし，顔面紅潮，心悸亢進，頭痛などのフラッシング反応を非常に激しく引き起こす．この不快な反応のために飲酒が抑制される．

- アカンプロサートカルシウム（レグテクト®）

グルタミン酸の受容体の1つNMDA受容体に作用することで，飲酒欲求を抑制すると推察されており，断酒の継続に有効とされる．

ⓑ 自助グループ

断酒の継続を目的としたアルコール依存症の患者の市民団体であり，1930年代に米国でまずAA（Alcoholics Anonymous）が誕生した．わが国ではAAに加え，AAをモデルにして独自の断酒会が1950年代に結成され，両者が活動中である．いずれも，メンバーが集まって自己の体験を語ることで断酒を継続することを基本にしており，断酒継続には非常に有効とされている．

4 プライマリ・ケア薬剤師として望まれる対応

アルコール依存は身体障害だけでなく，常習飲酒運転，自殺，事故，家庭内暴力，虐待，家庭崩壊，職場における欠勤，失職，借金など多くの社会的・家族的問題に関係し，患者の生活を破壊する．また患者の平均寿命は52歳ともいわれ，予後不良の疾患であることを念頭に置く必要がある．

その上で，疑わしい患者には飲酒行動に関する質問を行うべきである．と同時に，地域でのネットワークを駆使して飲酒に関する状況や飲酒に関連する問題行動の把握に努める．

また，地域でアルコール依存症の治療に積極的に取り組んでいる施設，AA，断酒会などの情報を日頃より収集する．精神科医療機関でもアルコール依存をはじめとする依存症に積極的に取り組んでいる医療機関とそうでない医療機関があるので注意が必要である．

アルコール依存に関して積極的に取り組むプライマリ・ケア医，精神科医，コメディカルスタッフや市民，そしてAAや断酒会といった自助組織と研修会などを通して，教育・啓発の機会をできる限り多くもつようにする．

こうした活動を踏まえ，介入が必要な患者を発見した場合には，本章の最後に述べるように適切かつ粘り強く介入を続け，専門医療機関や自助組織での治療につなげるように努力すべきである．

薬物依存症

ここでは薬物依存のうち，近年大きな問題になっている処方薬依存について述べることとする．

1 なぜ処方薬依存が重要なのか？

処方薬依存として一世を風靡したメチルフェニデート（リタリン®）に対して強力な規制が導入された結果，現在ではすっかり主役の座がベンゾジアゼピン系抗不安薬（BZDs）に移った感がある．しかしながら，バルビタール酸系薬剤も依然として処方されており，これらの薬剤の不適切な処方が続いている．そして特にBZDsではその処方の多くがプライマリ・ケア医によってなされていることが大きな問題である．

2 バルビタール酸系薬剤とは？

かつて睡眠薬としても多用されたが，強い依存性や過量服薬時の危険性が高いことなどから単剤での使用頻度は激減している．しかしながら，向精神病薬との合剤がベゲタミン®として市販されてお

表2 頻用されることの多いBZDs

- トリアゾラム（ハルシオン®）
- フルニトラゼパム（ロヒプノール®, サイレース®）
- エチゾラム（デパス®）
- アルプラゾラム（ソラナックス®, コンスタン®）
- ゾルピデム（マイスリー®）

表3 BZDsの依存症状と離脱症状

- 依存症状
  1. 薬なしでは過ごせないという感情
  2. 薬物の減薬や中断の試みの失敗
- 離脱症状
  1. 不安
  2. 抑うつ気分
  3. 睡眠障害
  4. 知覚過敏
  5. 振戦
  6. けいれん発作
  7. 頭痛

り，いまだ一定数処方されているのが現状である．

3 ベンゾジアゼピン系抗不安薬（BZDs）とは？

BZDsは「安定剤」「マイナートランキライザー」とも呼ばれ，その優れた抗不安，催眠効果や安全性ゆえ，精神科のみならず，プライマリ・ケア領域でも広く処方されている薬剤である．またゾルピデムやゾピクロン，エスゾピクロンなども類似の薬効をもちほぼ同様の薬剤と考えてよい．

ⓐ なぜBZDsが問題なのか？

BZDsはたとえ常用量の投与であっても，4〜8週間以上の長期にわたって連続投与すると精神的および身体的依存や耐性の獲得につながることが明らかとなっており，他の先進諸外国ではその処方には種々の制限が課せられるようになっている．しかしながら，わが国においては依然としてBZDsが他の先進諸国の10倍以上処方されており，BZDsの常用量依存や耐性に関する啓発の遅れが指摘されている．また，過量服薬の原因薬剤としても最も重要であり，服薬により衝動性が増す結果，自殺や自傷につながる可能性も指摘されている．加えて，高齢者ではBZDsは認知機能の悪化やその筋弛緩作用に基づく転倒・骨折のリスクの増大をもたらすことが知られている．

ⓑ BZDsのブランド品問題とは？

BZDsには頻用されると同時に，医療従事者以外にも広くその名が知られている「ブランド品」とでも呼ぶべき薬剤が存在することが指摘されている[1]．そうした薬剤の一例を**表2**に示す．こうした薬剤はブランド名で指名されることも多く，依存を形成しやすいので特に要注意である．また，後発医薬品の出現により，一見して薬剤名がわかりにくくなった結果，依存形成がわかりにくく，多数の医療機関で大量に処方される事例の増加も懸念される．また「ブランド品」であることから転売などの犯罪の温床にもなりやすい．また，このなかでゾルピデムはベンゾジアゼピン骨格をもたず，依存を形成しにくいことが期待されていたが，近年他のBZDsと同様に依存を形成することが明らかとなっている．

ⓒ BZDs依存症の症状

BZDs依存症の症状としては，薬なしでは過ごせないという感情，薬物の減薬や中断の試みの失敗などである．急激な断薬により**表3**に示すような離脱症状が出現する．

4 プライマリ・ケア薬剤師として望まれる対応

これらの薬剤が投与される理由としては，精神科では不安と不眠に対してであり，プライマリ・ケア領域では同様に不眠とMUS（Medically Unexplained Symptoms：医学的に説明困難な身体症状＝いわゆる身体不定愁訴）が多いと考えられる．いずれも患者の苦痛を改善する目的で投与されているのであって，診療行為という善意から出発しながら，現実には依存症という悪循環に

陥っている悲しい現実をまず理解する必要がある．そして，調剤する薬剤師もその責任を免れるものではないことを肝に銘ずるべきである．薬剤師もこの薬剤を調剤することに対して，安易な気持ちで取り組んではいなかっただろうか？

まずは，定期的にバルビタール酸系薬剤やBZDsの処方を受けている患者は依存症を念頭に置いて慎重に観察する必要がある．特に用量が増えてきている患者などには注意が必要である．特に保険薬局では複数の医療機関で大量のバルビタール酸系薬剤やBZDsの処方を受けている患者が存在するので，そうした患者を発見した場合は，速やかに医療機関へ情報提供することが望ましい．

さらに，この薬剤の問題点に関して広く医療職間で，あるいは地域コミュニティで問題意識を共有することが何よりも重要である．具体的には，例えばこの問題に理解があるプライマリ・ケア医，精神科医，コメディカルスタッフや市民と研修会などを通して教育・啓発の機会をできる限り多くもっていただきたい．その際の要点は以下のとおりである．

①バルビタール酸系薬剤とBZDsは依存を形成する危険な薬剤である
②バルビタール酸系薬剤の処方は現在ではほぼ正当化できない
③BZDsの多くも投与不要あるいは不適切な投与である
④不眠症患者やMUS患者の多くがうつ病や不安障害に罹患している．したがって，それらの疾患の有無を適切に判断し，必要であればBZDsではなく，世界標準薬である抗うつ薬などによる薬物療法を考慮すべきである
⑤BZDsを投与する場合でも，できる限り短期間（原則として4週間以内）の投与にとどめる
⑥BZDsの定時処方は行わず，できるだけ頓用で処方する
⑦社会的な困難に対してはソーシャルワークを活用する
⑧不眠患者の多くは睡眠習慣に問題があり，適切な睡眠習慣の指導が不可欠である

地域医療・保健に貢献するプライマリ・ケア薬剤師として，こうした活動を通じて，BZDsやバルビタール酸系薬剤の乱用に歯止めをかけるとともに，世界的に標準的とされる治療を遵守する体制をわが国でも確立することに協力していただきたい．

アルコール依存症や薬物依存症は決してだらしなく，自らをコントロールができない人の病ではない．その背後にはその人なりの「生きづらさ」が存在することが多く，依存症はこうした「生きづらさ」を緩和するための行為としての側面をもつ．同時に，「故意に自らの健康を害する行為」としての側面ももち，ある種の「緩慢な自殺」であるともいえる．したがって，頭ごなしに禁止したり，説教したりするのではなく，その人の「生きづらさ」に焦点を当て，依存症であり続けることにより健康を害することに懸念を表明しつつ，粘り強く治療へとつながるように説得することが望ましい．とかく医療従事者は善意から「上から目線」での指導を行いがちであるが，これは望ましくない．この点に関して，少なからぬ自戒の意味をこめ，このことを強調しつつこの稿を終えたい．

（木村勝智）

文献
1) 松本俊彦ほか：精神医学, 54：201-209, 2012.

第7章

在宅ケア

1 在宅医療とは

在宅医療とは

　広義の在宅医療とは，病院あるいは診療所以外の場所で行われる医療を指す．例えば，患者が自宅でインスリン注射を行うのは在宅インスリン療法と呼ばれている．しかし，狭義の在宅医療とは，通院することが困難な患者に対して患者の生活の場に医療者が訪問して行う医療を指す．患者の生活の場とは，患者の自宅，あるいは患者が暮らす施設を指す．現在，日本において普及を目指しているのは，狭義の在宅医療と考えてよい．

　ここで行われる医療としては，慢性期医療であり，終末期医療，緩和医療がその中心となるが，ときには誤嚥性肺炎や慢性閉塞性肺疾患（COPD）の急性増悪，尿路感染症といった急性期の疾患についても取り扱うことがある．

なぜ在宅医療が必要なのか

　在宅医療推進の方向に国が方向転換を行ったのは，2006年診療報酬改定からである．この改定において，在宅療養支援診療所などのさまざまな在宅医療優遇策を行った．現在まで，在宅医療推進の方向性は変わることなく，厚生労働省は2012年を「在宅医療元年」と位置づけ「在宅医療・介護あんしん2012」[1]を打ち出した．

　なぜ国は在宅医療の推進を打ち出しているのだろうか．それは日本が超高齢社会を迎えることにある．団塊の世代が75歳を迎える2025年，日本は本格的な高齢社会を迎える．同時に多くの方々が亡くなる多死時代を迎えることになる．ある予測では，2038年には現在の1.5倍であるおよそ170万人が死を迎えることになる．2009年における自宅死率は12.4％，病院死率は78.4％[2]である．もしこのままの状況が今後も続いたとしたら，病院は死を前にした高齢者であふれることとなり，入院医療機能がパンクすると考えられる．今後，より若い世代の急性心筋梗塞患者や交通外傷患者が入院することができなくなる事態も想定しうる．さらにある予測では，病床数が今後増加することは考えにくく，今後病院機能が限界を迎えると予測されている．自宅や施設で亡くなる人が増えなければ，死亡診断書に記載する「その他」の場所で亡くなる方々が47万人に達するとの予測[3]もある．「その他」の場所とは，未認可の有料老人ホームや路上も考えられ，日本という社会のあり方そのものが問われることになる．つまり，病院以外にきちんとした終末期医療を行う場が求められているのである．

　さらに，地域によって高齢化は大きな差があると予測されている．地方では，高齢化率はさらに上昇するものの，人口そのものが減少するため，高齢者の絶対数はそれほど多くはない．このため地方では，医療ニーズそのものが減少し，医療機関の計画的配備が必要になると考え

られる．専門医は限られた医療機関に配備し，地域は総合診療医と呼ばれる広い領域に対応できる医師を診療所に複数配備することがその対策となると考えられる．しかし，都市部においては圧倒的な高齢者人口の増加が訪れる．都市部においては，入院ニーズの増加が見込まれ，病院機能が低下すると考えられている．介護施設の整備については従来型の施設を増やすことは困難といわれている．施設を建設する用地・資金の問題，運営にあたってのランニングコスト，介護者の確保などの問題が障害として立ちふさがることが考えられる．

以上より，在宅医療は自宅のみならず施設に対しても医療を供給する存在として，今後重要な役割を担うことになる．そこで要求されるのは，慢性期・回復期の医療を提供しながらも，終末期医療がいつでも行うことができ，最期の瞬間まで望む場所で療養することができる体制にあると考えられる．

在宅医療の特徴

1 生活を支える医療

在宅医療は終末期医療を視野に入れたものであるため，従来の治癒を目指す医療とは方向性が異なってくる．その目的は生活をする上での医学的支障を最小限度にするものである．疼痛があれば緩和し，呼吸困難があれば酸素やさまざまな薬物を使用し，その苦痛を解消することなどが医療に求められる．治すための医療では，病気を治すため，より効率的な病院に入院する．病院は生活上さまざまな不都合がある．プライバシーが保たれるのは，ベッド1つ分に仕切られたカーテンのなかにすぎないが，治すために我慢する．その結果，病気が治れば満足であるが，病気が治らないと不満足であり，失敗，あるいは敗北と捉えてしまう．不治の病，がん終末期や神経難病は入院しても治すことができないため，ときには入院そのものを拒否されることすらある．一方，在宅医療では生活の場で医療を行う．生活をすることを尊重するために，生活を阻害する治療をなるべく行わない．新たな病態の診断能力は病院医療と比較して厳しく，濃厚な治療は困難である．しかし，がんに伴う疼痛や苦痛を緩和することは，病院と同等あるいはそれ以上に可能と考えられている．

2 ナラティブ・ベイスド・メディシン

エビデンスを根拠とする医療も重要であるが，在宅医療では患者を取り巻く物語「ナラティブ」を生かした医療が重視される．このような医療を「ナラティブ・ベイスド・メディシン」と呼ぶ．なぜ在宅で療養するに至ったか，どのような人生を生き，どのような人々に支えられてきたのか，どのような「いえ」で生きてきたのか，最期の瞬間まで自宅で過ごしたい．このような「ナラティブ」を尊重することが，在宅医療の最も根源的な部分である．なぜなら，在宅医療はこのように生活を支える医療であるために，そのアウトカムは患者本人，あるいはその家族の満足や納得といったものになると考えられるためである．患者の願いや生きざまを視野に入れた上で医療やケアを構築する必要があるのである．

3 多職種連携

在宅医療は生活を支援するさまざまな医療介護職との連携が必須である．例えば，訪問看護師，保険薬局薬剤師，ケアマネジャー，ホームヘルパー，さらには訪問診療を行う歯科医師，歯科衛生士，管理栄養士，地域包括支援センター，バックアップを行う病院などが連携を行う主な対象である（図1）．ときにはボランティアや近隣の住民の支援や，市区町村の行政，遠

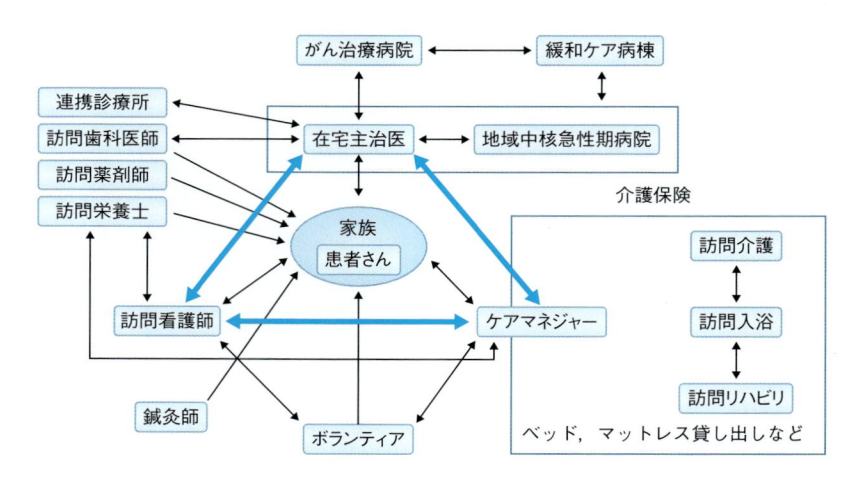

図1 在宅ケアチーム（がん終末期型）

方に住む家族の支援を受けることもある．このような多くの人間が，1人の人間や家族への支援を構築する必要がある．このため，オンタイムの情報と療養の方針の共有，特に退院時やケア方針変更時に行われるカンファレンスの存在はきわめて重要と考えられる．この数年，地域多職種間の「顔の見える関係」を勧める機会が増えている．これらによってそれぞれの職種がお互いの専門性を知り，より深い連携や協力を行うことが可能となる．

　介護職は，医療についてそれほどの知識があるわけではない．医療職特有の専門用語は丁寧に解説する必要があり，病状の説明もよりわかりやすく行う必要がある．さらに，介護関係職種の仕事の中身をきちんと理解する必要がある．例えば，ホームヘルパーの行うことのできる業務内容は理解しているだろうか．一包化された薬の内服や坐剤の挿入は可能である．しかし，医療行為である褥瘡の処置などは困難である．昨年度より介護職員による痰の吸引など，一部の医療行為について，一定の研修を受け，特定行為業務従事者認定証を都道府県より交付されると，可能となる制度が導入されている．

お互いの専門性を理解し，その職能を尊敬できるようになって初めて連携は有効となる．逆に考えれば，それぞれの専門性のなかで在宅に関わるワーカーは，その職能を十分に発揮する，つまり「よい仕事」をしなければ，やはり連携は機能していかないことになるのである．

現状と課題

　ここまで，在宅医療およびその推進の必要性について触れてきたが，現在，在宅医療は飛躍的に推進されているだろうか．現状ではまだ限定的というほかはない．在宅医療を専門的に行うクリニックは増えているが，そのクリニックで地域全体の在宅医療ニーズをすべて賄うことができるかというとそうではない．おそらく地域全体のなかで議論をしながら，面的な展開が必要となってくると考えられる．そのためには，行政と医師会の力が大きいと考えざるを得ない．

　家族の介護力は貧弱化し，日中や終日独居のケース，老老介護，認認介護（認知症の配偶者が認知症の患者を介護する環境）などが増加傾

向にある．国はケア付き住宅の建設を急いでいるが，そのなかで，在宅医療や介護に対する質の問題を問う声も少なくない．

生活施設への在宅医療の介入が限定的であるとの声もある．有料老人ホーム，グループホームなどの特定施設への訪問診療は問題ないが，特別養護老人ホーム，老人保健施設への訪問診療は制限されている．特別養護老人ホームにおける末期悪性腫瘍患者，あるいは死亡前30日間の患者についてのみ，訪問診療が可能であるにすぎない．病院の負担を減らすためには，このような介護施設での看取りも増やすことを視野に入れる必要がある．

多職種連携のなかでは，最も敷居が高く連携しにくいのは医師であるとの声が，他職種からしばしば聞こえてくる．医師は忙しくアポイントが取れない，急な電話は嫌がる，支える医療やそれぞれの専門職の役割を理解していないので，チームの足を引っ張ることすらある．多職種間がきちんと情報共有することができるツールが必要である．以前は患者宅に大学ノートを1冊置き，訪れた支援者がその都度書き込むものがあったが，それでは十分な情報共有とはいかず，一部の地域ではITを利用した情報共有の仕組みを開始している．医師もこのなかで情報を共有し，他職種への理解を進める必要があるのである．

さらに，在宅医療推進は今後の高齢社会に対する「地域包括ケア」の一環として進められていることを理解しておく必要がある．つまり住民への啓蒙や心構えを促し，医療介護を中心とした新たな地域コミュニティを構築することが，われわれ医療職，介護職に等しく求められているのである．

このような体制は障害者への応用も難しくなく，さらに子育てなどの支援につなげることも可能である．目指すところは，支えあう新たな地域社会の創造である．

薬剤師に期待される役割

このような在宅医療推進の動きのなかで，薬剤師に期待される役割とはいかなるものであろうか．もちろん，薬剤におけるプロフェッショナルとして，さまざまなアドバイスを医師を含めた他職種に行うこと，患者とその家族に服薬指導を行い上手な薬剤との付き合い方を指導することなどが期待される．

さらに進めて，他職種と十分な連携体制をとることが求められる．この中では「顔の見える関係」ではなく，お互いの考え方をよく知る「腹の見える関係」まで関係性を高める必要がある．

そして医療職種の一人として，地域住民の一人として，「地域包括ケア」構築に，そして支えあう新たな地域社会の創造まで協力していく必要があると考えられる．高齢社会が訪れたとき，薬局の中だけでは薬剤師に求められる役割が十分に果たすことができない時代がやってくると考えられるのである．

（鈴木　央）

文献

1) 厚生労働省ホームページ　在宅医療・介護あんしん2012, 2013年9月.
2) 厚生労働省ホームページ　在宅医療　最新の動向, 2013年9月.
3) 全国社会保険協会連合会：社会保険介護老人保健施設の今後の在り方検討会報告書, 2008.
http://www.zensharen.or.jp/zsr_home/houkokusyo.pdf

2 在宅ケアにおける介護保険制度

介護保険の基本的な考え方

高齢化の進行や核家族化による家族介護の限界が指摘されるなか，2000年4月に介護保険制度が導入された．この制度のねらいは，老後の最大の不安要因である介護を社会全体で支えるしくみとすること，社会保険方式により給付と負担の関係を明確にすること，利用者の選択により多様な主体から保健・医療・福祉サービスを総合的に受けられるしくみとすること，介護を医療から切り離し社会的入院解消の条件整備を図ること，などである．基本理念で特に重要な点は，

①自己決定の尊重：行政や介護支援専門員などの専門職は，高齢者本人の決定を情報提供やサービス給付で支援するが，決定権はあくまで本人にある
②生活の継続：住み慣れた地域や住まいで尊厳ある自立した生活を送ることができる
③自立支援：障害や疾病という消極的な部分に着目するのではなく，残存能力を活用し自立した生活が送れるように支援する

などである[1〜3]．

介護保険のしくみ

介護保険は，市町村を保険者とし，被保険者は40歳以上の国民である（強制加入）．65歳以上の高齢者を第1号被保険者，40〜64歳を第2号被保険者という．第1号被保険者はすべての疾患でサービスが利用可能であり，保険料は原則年金から天引きされる．一方，第2号被保険者は，「特定疾病」（表1）の場合にサービスが利用可能であり，医療保険料に合わせて保険料が徴収される．

財源は，税金と保険料からまかなわれる．原則1割の自己負担を除き，半分が税金，半分が保険料である．税金は，国が1/2，都道府県と市町村が1/4ずつを負担する．3年ごとにサー

表1 ◆◆ 特定疾病

第2号被保険者がサービス利用可能な16疾患
1. がん（がん末期）
2. 関節リウマチ
3. 筋萎縮性側索硬化症（ALS）
4. 後縦靱帯骨化症
5. 骨折を伴う骨粗鬆症
6. 初老期における認知症
7. パーキンソン病関連疾患
8. 脊髄小脳変性症
9. 脊柱管狭窄症
10. 早老症（ウェルナー症候群）
11. 多系統委縮症
12. 糖尿病性神経障害・腎症・網膜症
13. 脳血管疾患
14. 閉塞性動脈硬化症
15. 慢性閉塞性肺疾患
16. 両側の膝関節または股関節に著しい変形を伴う変形症関節症

ビス事業所に支払う介護報酬と第1号被保険者の保険料が見直される．保険料は，介護保険事業計画に定める要介護高齢者数や介護サービス量の増加予測などをもとに決められる．保険料が市町村によって差があるのは，このためである．保険料が高い市町村は，一般的に高齢化率が高い，介護サービス事業所が多い，費用のかかる施設入所の割合が高いなどの要因がある．また，基準となる保険料から所得の低い人には減額措置，所得の高い人には割増をして設定される．第2号被保険者は，各医療保険者が標準報酬月額などにより介護保険料を設定する．

利用方法

介護保険では，要介護状態や家事など日常生活に支援が必要（要支援）になった場合に，介護サービスを利用できる．このためには，まず市町村に要介護認定の申請をする必要がある．要介護認定とは，市町村に設置される介護認定審査会で要介護状態の程度を判定することであり，非該当，要支援1～2，要介護1～5の8つの状態区分のうち1つに認定される．非該当は，支援の必要性が乏しいということでサービスは利用できない．申請から認定結果の通知までの期間は，法令で30日以内と定められている．このプロセスを**図1**に示す．申請すると，研修を受けた認定調査員による訪問調査が行われる．コンピュータによる一次判定を行うための85のチェック項目と，それだけでは表せない状態・状況（特記事項）を調べる．一方，主治医は，傷病・心身の状態・生活機能とサービスに関する意見や特別な医療，特記事項を「主治医意見書」に記載する．これは介護サービス計画（ケアプラン）作成にも用いられる．一次判定，調査員特記事項，主治医意見書をもとに，医療，保健，福祉の専門職による介護認定審査会で，要介護度が決定される．要介護度が決まると，利用限度額が決まる．要介護度が高くなるほど，利用限度額も多くなる．この範囲であれば，原則1割の利用者負担でサービスを利用することができる．利用限度額を超えてのサービス利用も可能であるが，超えた部分は利用者の全額自己負担となる．

ケアマネジメントと介護支援専門員の役割

要介護認定を受け，介護サービスを利用する場合，介護サービス計画作成を居宅介護支援事業所（要支援の場合は，地域包括支援センター）に依頼する（**図2**）．介護サービス計画なしではサービスは利用できない．自己作成する方法もあるが，一般的ではない．依頼を受けた居宅介護支援事業所の介護支援専門員（ケアマネジャー）は，利用者の要介護状態や生活状況を調査（アセスメント）して解決すべき課題（ニーズ）を把握した上で，長期・短期目標を立て，それが達成できるようにさまざまな介護サービスを組み合わせて，介護サービス計画の原案を作成する．それを利用者，家族を含めた多職種でのサービス担当者会議に諮り，情報の共有，サービス内容や量・時間などの調整，意見交換を行い，最終的なケアプランを作成しサービス利用を開始する．開始後も，その実施状況を月1回以上の訪問やサービス事業者からの聞き取りなどによ

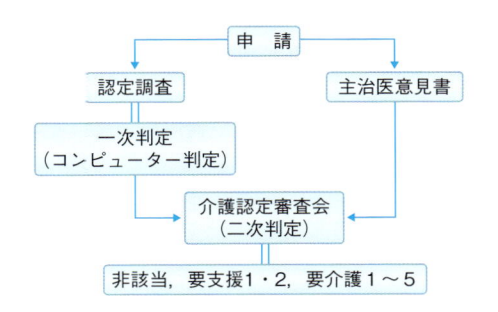

図1 申請から要介護認定まで

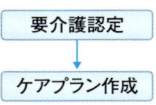

```
                    要介護認定
                        ↓
                   ケアプラン作成
       ケアマネジャー（居宅介護支援事業所）にケアプラン作成依頼
         ＊要支援1，2は，地域包括支援センターが作成
                        ↓
                   調査（アセスメント）
       利用者・家族の状況や希望などからニーズを把握，ケアプラン原案作成
                        ↓
                   サービス担当者会議
                        ↓
                   ケアプラン作成
                        ↓
                   サービス開始
       その後，ケアマネジャーが毎月利用者を訪問し状況を調査（モニタリング）
            改善すべき点があればケアプランを見直す
```

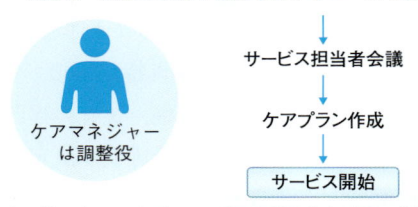

（ケアマネジャーは調整役）

図2 要介護認定からサービス開始まで

り確認（モニタリング）し，必要があれば介護サービス計画を見直す．これら一連の業務をケアマネジメントいう．ケアマネジメントは，介護サービスの一体的提供ならびに高齢者自身によるサービス選択を現場レベルで担保するしくみとして導入された．ケアマネジャーの資格取得には，基礎資格となる国家資格など（医師，歯科医師，看護師，薬剤師，社会福祉士，介護福祉士など）を取得後，5年以上の実務経験が必要である．その上で，都道府県で行われる試験（問題は全国共通）を受験，合格すれば介護サービス計画作成演習などを行う実務研修を受講し，修了すれば資格が与えられる．資格取得者には介護福祉士を基礎資格とする者が最も多い．実務を継続するためには，現任研修などを受け，5年ごとの更新が必要である．

利用できるサービス

介護保険で給付されるサービスには，施設サービスと在宅サービスに大きく分類される．施設サービスは，介護保険3施設，すなわち，介護老人保健施設，介護老人福祉施設（特別養護老人ホーム），介護療養型医療施設（医療機関の介護療養病床）がある．在宅サービスには，在宅で利用するサービス（訪問介護，訪問看護，訪問リハビリテーション，居宅療養管理指導），在宅から通って利用するサービス（通所リハビリテーション，通所介護），施設を利用するサービス（短期入所），生活環境を整えるサービス（福祉用具貸与，住宅改修費支給）の4つに大きく分類される（**表2**）．

地域密着型サービス

地域密着型サービスは，住み慣れた地域で，自分らしく最期まで生活したいという高齢者の基本的ニーズから創設された．原則として，当該市町村の被保険者のみが利用できる．ここでは主要なもののみ概説する．

ⓐ 小規模多機能型居宅介護

通い（デイサービス）を中心に利用しながら，必要に応じて訪問（ホームヘルプ）や泊まり（ショートステイ）を組み合わせて，在宅生活

表2 利用できる在宅サービス

	在宅で利用するサービス
訪問介護	介護福祉士やホームヘルパー（訪問介護員）が利用者宅を訪問し，身体介護や生活の援助を行うサービスである．身体介護は，身体に直接触れてのサービスであり，起床・就寝・排泄・食事・入浴・整容・更衣・体位・移乗移動・通院・外出・乗降介助などがある．生活援助は，利用者も家族も家事を行うことが困難な場合に行われる．掃除，洗濯，調理・配下膳，生活必需品の買物，衣類整理やベッドメイク，薬の受取りなどである．庭の掃除や利用者以外の食事の準備などは行えない．
訪問入浴介護	介護職員と看護師の計3名が訪問入浴車で自宅を訪問し，持参した簡易浴槽により入浴介護を行うサービスである．入浴介助は，訪問介護，訪問看護，通所リハビリテーション，通所介護などでも行われるが，訪問入浴介護は，自宅浴槽に入浴できない寝たきりの重度の方が対象になることが多い．
訪問看護	看護師，保健師など看護職が訪問し，食事・排泄・整容・移動介助や医療的ケアを行う．医療的ケアには，服薬・胃瘻・人工肛門・膀胱カテーテル・在宅酸素療法管理や創傷処置，摘便・浣腸，喀痰吸引などがある．リハビリ，ターミナルケア，精神的支援，家族支援なども行う．訪問介護と重なる部分も多いが，訪問介護では医療的ケアは原則行えないため，訪問看護は医療依存度の高い重度の方が対象になることが多い．利用にあたっては，医師の指示書が必要である（他の医療系サービスも同様）．
訪問リハビリテーション	理学療法士（PT），作業療法士（OT），言語聴覚士（ST）が心身機能の維持回復や自立した日常生活を目標としたリハビリを行う．具体的には，ADL（日常生活動作），IADL（手段的日常生活動作）の維持・回復，廃用症候群の予防と改善，住宅改修・福祉用具利用へのアドバイスなどを行う．
居宅療養管理指導	医師，歯科医師，薬剤師，管理栄養士，歯科衛生士などが居宅を訪問して行う療養中の指導や援助のサービスである．薬剤師の在宅での服薬指導・支援は，本書第3章を参照されたい．
	在宅から通って利用するサービス
通所リハビリテーション（デイケア）	老人保健施設や医療機関などに併設された施設に通い，通所介護に近いサービスを受ける．相違点は，リハビリ職がおり，リハビリが中心になる点である．
通所介護（デイサービス）	特別養護老人ホームの併設や単独のデイサービスセンターなどに通い，食事，入浴，健康チェック，リハビリを受けるサービスである．利用者の心身負担の維持・向上と介護者の負担軽減を目的としている．閉じこもりを防ぎ，他者との交流により精神機能の安定が図れる．
	施設を利用するサービス
短期入所	主に家族の介護負担軽減を目的として，福祉施設（短期入所生活介護）や老人保健施設・介護療養病床（短期入所療養介護）に短期間入所して，介護や機能訓練を受けるサービスである．
認知症対応型共同生活介護（グループホーム）	認知症のため介護が必要な利用者が少人数（5～9人）単位で，介護やリハビリを受けながら共同生活する住居であり，個室が原則である．
特定施設入所者生活介護	介護付き有料老人ホーム，ケアハウスや養護老人ホームなどに入所している利用者に日常生活の支援・介護，リハビリを提供するサービスである．家賃，管理費，光熱水費，日常生活に要する費用は全額自己負担となる．
	生活環境を整えるサービス
福祉用具貸与	車いす，特殊寝台，床ずれ防止用具，歩行器，手すり，移動用リフトなど日常生活の自立を助けるための補助具の貸与をするサービスである．
特定福祉用具販売	腰掛便座，入浴補助具，簡易浴槽など，入浴や排泄に使用する福祉用具を販売し，その購入費を支給するサービスである．
住宅改修費支給	手すりや段差解消などの住宅改修をした際の費用が支給されるサービスである．事前申請が必要で，20万円が上限である．

を続けるためのサービスである．1事業所25人までの登録制で，1日あたりの通所定員は15人である．通い，訪問，泊まりの3種類のサービスを臨機応変に利用できることや費用が定額制であることが利点である．この小規模多機能型居宅介護に訪問看護を加えた複合型サービスも

2012年から制度化された．

ⓑ 夜間対応型訪問介護

居宅の要介護者を対象に，夜間に定期的な巡回訪問や通報により利用者宅を訪問し，排泄介助や日常生活上の緊急対応を行うサービスである．

地域包括支援センター

2005年の介護保険法改正に伴い，住み慣れた地域で安心して暮らすことができるよう，公正，中立な立場から地域における介護予防や総合相談，権利擁護などを担う中核機関として創設された．保健師，社会福祉士，主任ケアマネジャーの3職種が配置され，チームとして活動し，介護予防ケアマネジメント事業（要介護状態などになるおそれの高い対象者に対して介護予防事業などを行う），総合相談・支援事業，権利擁護事業，包括的・継続的ケアマネジメント支援事業（ケアマネジャーに対する支援，助言，地域のネットワークづくりなど）を行い，地域包括ケア体制構築を推進する．

情報公開・苦情処理

介護保険は，利用者が自分にあったサービスを選択することを基本理念としている．このため，各事業所や施設情報が公開されており，ホームページなどで確認することができる．サービスの特徴を把握するとともに，事前に電話や見学して親切に対応してくれるか，重要事項説明書で説明を受け，サービス内容や利用料などを確認する．

また，要介護認定結果に不服がある場合，都道府県に設置された「介護保険審査会」に不服申立てをすることができる．サービス内容に不満がある場合は，直接，事業所に苦情を言うか，それでも解決できない場合は，市町村の担当窓口や国民健康保険団体連合会に申し出ることもできる．

介護保険の現状と課題

日本の介護保険制度は，世界で初めて制度化されたドイツに5年遅れて始まったが，財源が確保されたことによりサービス量は飛躍的に増加した．また，ケアマネジャーの制度化，北欧諸国などの先進的な取組みの導入，介護関係者の創意工夫を制度化するなどしてサービス内容も充実した．しかし，現在の最も大きな課題は，財源問題である．保険財政の半分の税金については，国・地方とも厳しい財政難であり，これから増大する介護需要に対応できるのかという不安を抱えている．残り半分の保険料についても3年ごとの見直しのたびに大幅に上昇しており，高齢者には大きな負担となってきている．このようななかで持続可能な制度としての改革が求められている．

介護問題には，自助，互助，共助，公助が必要であり，介護保険は共助に当たる．介護保険ですべてが解決するわけではなく，ケアマネジメントなどを通して，これらを適切に結び付けていくことが求められている[4]．

薬剤師の果たすべき役割・期待されるもの

介護保険における薬剤師の役割は，要介護・要支援状態にある利用者に対して，その人の生活・暮らしを理解した上で，訪問薬剤管理指導（居宅療養管理指導）を行うことである．また，多職種と連携することによって，利用者の生活を支える一員として課題解決に当たることが求められている．特に，認知機能の低下などから服薬状況が悪い場合が多い．薬の整理ができない，何の薬かわからない，薬の副作用が怖い，

錠剤，カプセルまたは散剤が飲めない，インスリンが打てないなどさまざまな問題が起こる．また，薬がADLやQOLの低下につながっている可能性がある場合もあり，十分なアセスメントが必要である[5]．患者の生活を知る薬剤師から医師への報告は重要である．また，訪問すれば生活などの変化もわかるので，ケアマネジャーを初め，多職種多機関との情報共有，情報交換が必要である．

（大原昌樹）

文献

1) 大原昌樹ほか：研修医・指導医のための地域保健・医療／予防医療改訂第2版，河野公一ほか編，p.226-272，金芳堂，2008．
2) 河野公一ほか編：研修医・指導医のための地域医療・地域保健，p.213-235，金芳堂，2013．
3) 林 泰史ほか編：日本医師会雑誌第139巻特別号，p.256-270，2010．
4) 地域包括ケア研究会編：地域包括ケアシステムの構築における今後の検討のための論点整理，平成24年度厚生労働省老人保健事業，2013．
5) 日本薬剤師会ホームページ 在宅服薬支援マニュアル．

3 地域包括ケアとは

　プライマリ・ケアに従事するすべての職種に対し，地域包括ケアを意識して活動することが求められている．住民，患者にとって最も身近な存在であるわれわれが，彼らのさまざまな状況について理解しようと試み，「必要なとき」に「現実的」に最良なケアを提供できることは，今後わが国が高齢化を主軸とした社会構造の変化を迎えるなかで必要不可欠であるといえる．しかし，地域包括ケアには地域ごとの特性の相違が存在する．これまでの歴史を背景とした文化の違い，提供しうるサービスの種類や質の違い，住民の考え方の違いなどにより，地域包括ケアシステムのあるべき姿はそれぞれによって異なる．このような現状を踏まえ，地域包括ケアシステムの基本概念を学び，地域の実情に合わせた最適なケアシステムを構築していくことは，相互関係が希薄化している現在の日本において，重要な課題であるといえる．

地域包括ケアシステム

　地域包括ケアシステムは，「ニーズに応じた住宅が提供されることを基本とした上で，生活上の安全・安心・健康を確保するために医療や介護のみならず，福祉サービスも含めたさまざまな生活支援サービスが日常生活の場〔日常生活圏域：おおむね30分以内にかけつけられる範囲（中学校区など）〕で適切に提供できるような地域での体制」と定義される．介護保険法に規定されているように，介護保険の目的は，人間としての尊厳の保持と自立生活の支援である．この目的のもと，可能な限り住み慣れた地域で生活を継続することは生活の質（QOL）において重要な部分であり，これを実現するためには地域包括ケアシステムの構築，つまり包括的な支援，サービス提供体制を整えることが重要である．

1 なぜ，今，地域包括ケアなのか？

　疾病，障害などをはじめとしたさまざまな心身の困難を有しながらも，それぞれの地域で自分なりに満足のいく生活をしていくことを現在の国民は熱望している．そこで重要となるのはQOLである．これは十人十色のものであり，画一的なパターン認識で解決できうる単純なものではない．疾病を中心に据え問題解決を試みることの限界が，国民の考え方の変遷で浮き彫りとなり，その変化を追随する形で地域包括ケアの重要性が唱えられるようになってきたといえる．これは，例えば感染症から生活習慣病へといった単なる主要な疾病構造の変化だけでなく，医療費抑制といった政策的な側面が医療偏重主義から地域包括ケアを導き出したという単純な考え方で説明がつくものでもなく，国民の意識や希望の変遷から必然的に導き出された1つの解答例が地域包括ケアであると考えるのが妥当であろう[1]．

2 地域包括ケアシステムはどのような要素から成り立っているのか？

地域包括ケアシステムは，医療や介護という側面だけで考えていこうとすると不十分で手詰まりなものとなる．さらに広い視野で構成要素を考えていく必要がある．

まずは，生活を支えるための住環境がなくてはならない．それは一人ひとりにあった形で提供されるべきものである．介護保険サービスの枠組みでは，住宅改修などを積極的に行うなどの介入が必要になることもあるだろう．また市町村の行政などと連携し，公営住宅の整備などが必要な場合もある．さらには高齢者住宅はもちろん，各種施設入所なども時に選択肢の1つとなる．

また，家庭の問題，経済的な問題などといったさまざまな社会背景をもとに，自ら生活を営むことができなくなっていく人々も少なくない．高齢化の波を受け，独居世帯，老々介護世帯は増加の一途をたどってきた．また，日本の抱える生活保護受給の問題もその一端である．このような場合は医療機関同士の連携では不十分で，行政などの社会福祉職員と連携し，定期的に情報交換を行い，適切な介入を試みたい．

当然のことながら，これらの前提をクリアしなければいくら医療的な介入を行っても効果は不十分なものとなる．さまざまな立場の人々と連携を密にし，いざというときには助け合うことで困難な事例にも向き合うことができるという信頼関係を構築しておくことが何より大切である．いわゆるプライマリ・ケアチームの構築・醸成である[2]．

「医療」というと，いわゆる"medicine"，生物医学を想起してしまうが，地域包括ケアシステムを考える上では"health care"，健康という大きな概念で捉え直すと必要とされる視野の裾野が非常に広がっていることが理解できるだろう．医療や介護，さらには予防的な保健活動全般のマネジメントが求められてくるのである．

3 自助・互助・共助・公助から地域包括ケアシステムを考える

自助・互助・共助・公助の概念はローマ教皇が1931年に言及した補完性原理に由来するとされる．彼は，「問題が発生した際の解決を迫られたときに，まずは求められるのは自助であり，これに家族や隣人が手を差し伸べること，すなわちインフォーマルな支援である互助が出てくる．自助・互助でカバーしきれないときに，システム化された自治組織が支援するのが共助で，これらでも解決しえない場合に行政などの保護，いわゆる公助が発動する」と言及している[3]．

自助は他人の力を借りずに独力で自分のことをすることであり，いわゆる自助用具を用いること，自分のお金で弁当などを購入することもそれに含まれる．互助は互いに自発的に助け合うことで，近隣同士の助け合い，具体例としては通院の際の手伝い，おかずの提供，雪かきの援助などがある．共助はリスクを有する人々がともに助け合うしくみであり，保険制度などがそれにあたる．また公助は税が財源となり，いわゆる行政などが主導となって公の負担として援助するしくみである[4,5]．

戦前の日本社会は，三世代同居など家族が大勢いるなかでの生活が主体であり，介護は家族の問題として解決されていた．しかし，高度経済成長を機に女性の社会進出や核家族化など，家族形態の変化により家庭での介護は難しい状況へと変化した．その結果，さまざまな社会福祉に関する法制度が整備され，現在のような福祉サービスが提供されるようになった．今後は高齢化がさらに進み，2025年までに高齢者の

独居や高齢者のみの世帯が増加するとされている．現在，国の財政問題を考慮すると，今後は今まで同様に共助，公助の枠組みで保険制度，サービスや福祉手当などが期待できるとは思えない．実際に，持続可能な社会保障制度の確立を図るための改革の推進に関する法律の医療制度に関する部分において，「政府は，個人の選択を尊重しつつ，個人の健康管理，疾病の予防等の自助努力が喚起される仕組みの検討等を行い，個人の主体的な健康の維持増進への取組を奨励するものとする.」と謳（うた）っている．今後の方向性としては，いわゆる自助を推進し，互助を含めたなかで主体性を持った生活がますます求められていくことは明らかである．そのなかで，われわれプライマリ・ケアを担う専門職種が果たすべき役割は非常に大きなものがある．

サービスの供給という視点から

地域包括ケアは地域によって実に多様である．サービス供給の形態はさまざまな要素により規定される．例えば，地域やコミュニティの人口，保健・医療・福祉資源の分布，地勢，住民意識，専門職を含めた関係者の意識や取り組みの実態などに大きく影響を受ける．ある地域が行っている先進的かつ質の高い地域包括ケアを，仮に別の地域に持ってきたとしても，必ずしも成功するとは限らない．これが移植性が低いといわれるゆえんである．

しかし，地域包括ケアは多様性に富み，移植性が低いにもかかわらず，先駆的地域にはある一定の共通項が見い出されるようである．島崎は大きく2つに分けている[6]が，筆者が一部改変させていただいたものを紹介する．1つ目は「基幹医療機関中心型」であり，いわゆる自治体立の医療機関が存在する地域に多くみられる．これらの医療機関はもともと医療・介護資源が乏しい地域に設立されたものが多く，保健・医療・福祉が一体となり継続性と包括性を担保している形態である．2つ目は「ネットワーク型」であり，イニシアティブをとる主体が地域によって異なった形態となっている．例えば，在宅と病院の主治医が退院カンファレンスなどの場を最大限活用し，他の職種とともに連携ネットワークを形成している地域や，地区の医師会などが中心となり行政を巻き込んだり，ときには巻き込まずに支援団体とのネットワークを形成している地域や，複数の急性期病院が機能を分け合い，主導しネットワークを構築している地域などがあげられる．

地域の医療資源を含めた地域特性によって地域包括ケアの枠組みは一様ではないが，いずれの形態であれ共通していることは，地域の関係者が創意工夫を凝らして地域における全体最適を目指した結果であるということであろう．

プライマリ・ケアは地域包括ケアシステム構築のために不可欠

プライマリ・ケアに従事するわれわれが地域包括ケアシステム構築に果たすべき役割は大きい[7]．患者，家族らと最も近い位置にいるわれわれは，彼らの生活状況を十分に把握することが可能な立場である．彼らのニーズを察知し，ケアシステムの質向上へつなげたい（Accessibility）．杓子定規な対応ではうまくいかない，実に多様な状況に遭遇するわれわれは，いつも冷静に状況を分析し，周囲の資源を最大限活用しながら，自らの提供できるケアの形態を少しずつカスタマイズしながらの対応が求められる（Comprehensiveness）．さらに，個人やシステムとして患者，家族，地域やコミュニティに継続的に関わることで，病めるときも健やかなるときもともに歩み，信頼関係を形成しながらケアの質を高め続けることが求められ（Continuity），そのなかでも患者，家

族を中心とし，周りを取り巻くさまざまな職種と連携を深めることでチームとして機能し続け，ケアの範囲を拡げ，質の向上へとつなげていく必要がある（Coordination）．ケアという異文化に舞い込んできた住民に対して今起こっていること，これから起こりうることを丁寧に説明し，ときとして彼らの代弁者としての役割を果たしていくことも求められる（Accountability）．

地域包括ケアシステムの質向上とわれわれ個人ならびにプライマリ・ケアチーム自体の質の向上は表裏一体であるがごとく密接であり，ユーモアと不断の努力にて計画（Plan），実行（Do），評価（Check），改善（Act），すなわちPDCAサイクルを回していく必要がある．

薬剤師の果たすべき役割

地域包括ケアシステムにはさまざまな職種がそれぞれの専門性を発揮し，かつ専門性に囚われすぎずに活動することが求められる．薬剤師に関しても同様であり，非常に高い専門性を期待される一方で，そこに固執せずにケア全体の質向上に考慮した働きかけが求められる．特に医療機関内の医師または看護師には気がつかないことや，受療者自身が医師らには言えないことのようなきめ細かな情報を収集し，適時フィードバックを返していくことなど，薬剤師にしかできないことも多い．また，薬の飲み合わせからくる相互作用や形態の問題，さらには一包化をすべきかなど，自身の専門性をいかんなく発揮していく必要がある．また，ときには診断や治療を行っていく際や，介護の調整を検討する際などでも意見をしっかりと述べ，プライマリ・ケアチームの一員として機能していくことが望まれる．さらに，医療機関，薬局などで業務を行うばかりでなく，一歩外へ飛び出し，訪問薬剤指導やサービス担当者会議，地域ケア会議など患者，家族，さらには地域とのつながりを積極的に作っていきたい．

正解が一つではない，非常に不確実で，複雑性に満ちた現実社会で生じている一つひとつの事例であるからこそ，多職種が多面的に検討しながら最良を目指していく必要がある．

（中川貴史）

文献

1) 猪飼周平：病院の世紀の理論, 有斐閣, 2010.
2) 西村周三編：医療白書2012年度版, p.12-30, 日本医療企画, 2012.
3) 西村周三監修：地域包括ケアシステム「住み慣れた地域で老いる」社会をめざして, p.102, 慶應義塾大学出版会, 2013.
4) 地域包括ケア研究会：地域包括ケアシステム構築における今後の検討のための論点, 2012.
5) 厚生労働省ホームページ「地域包括ケアシステム」
6) 島崎謙治：地域連携・地域包括ケアの諸相と本質. 明日の在宅医療第5巻, 在宅医療・訪問看護と地域連携, 佐藤 智ほか編, p.40-60, 中央法規出版, 2008.
7) 草場鉄周編：家庭医療のエッセンス, p.1-34, カイ書林, 2012.
8) 持続可能な社会保障制度の確立を図るための改革の推進に関する法律

4 在宅ケアにおける多職種協働

在宅ケアの舞台と登場人物

　在宅ケアは地域全体が舞台となり，そのほとんどは患者の生活の場である．生活の場のなかには，患者の自宅の他に，親族の自宅やグループホーム，特別養護老人ホーム，サービス付き高齢者住宅などが含まれる．また登場人物が多いことも在宅ケアの特徴である．主役はもちろん患者，利用者（この呼び方も職種によって違いがあり，ここでは患者と統一する）であるが，周りをとりまく人は多岐にわたっている．在宅ケアの対象となる患者の傍らには生活を支える人，いわゆる介護者が存在する．介護者は同居の家族である場合が多く，ホームヘルパー（訪問介護員）に代表される血縁のない専門職や親戚，民生委員，近所の人というさまざまな関係者の場合もある．そして病状や環境などに応じて必要な専門職種が選ばれ，患者中心にサポートチームが結成されるのである．患者本人は専門職と専門職以外の集団に支えられている（図1）．主治医となる在宅医，身近な存在となる訪問看護師，介護サービスをマネージメントする介護支援専門員（ケアマネジャー），介護福祉士，そして薬剤師もここに入る専門職である．他にも，歯科医師，保健師，理学療法士，作業療法士，言語聴覚士，栄養士，社会福祉士，福祉用具相談専門員，都道府県や市町村の行政職など，職業として在宅ケアを支えている人がいる．最近では住宅改修業者，警備会社，住宅あっせん業などの介護業界への参入があり，在宅医療における多職種の定義づけは難しくなっている．

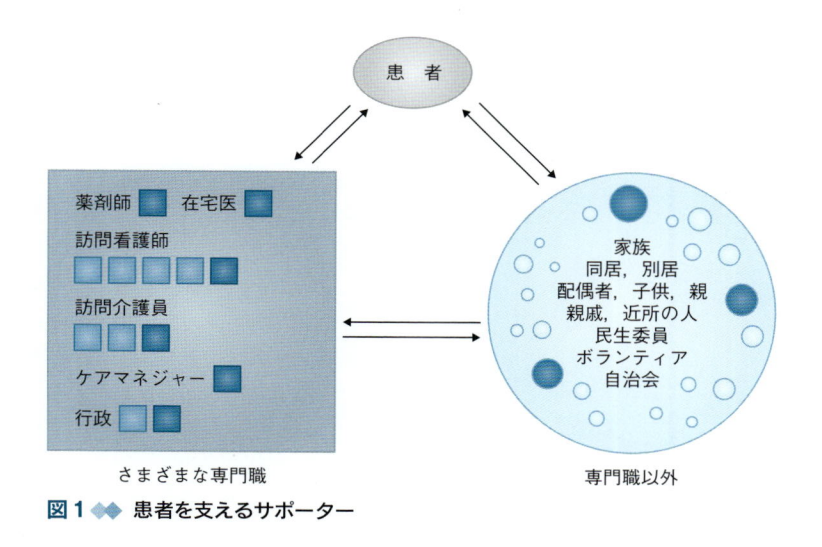

図1　患者を支えるサポーター

患者を支えるサポーターは，1人とは限らず，その全員と同様に連携・協働するのは困難であり，連携の窓口となるキーパーソンや連絡の仕方を決めておくとよい．連絡のとり方もコミュニケーションの1つである．携帯電話の番号を聞くだけでなく，仕事や生活のスタイルや習慣をあらかじめ聞いておき，こちらの事情も伝えておくと連携は格段にとりやすくなる．

線としての多職種協働

ここからは薬剤師を中心に在宅ケアにおける多職種協働について考えていきたい．薬剤師の1対1の線としての協働，ここでは対患者と対医師についてとりあげたい．外来診療で院外処方箋が発行された場合，保険薬局に処方箋が持ち込まれ窓口での対応となるが，訪問診療や往診で医師の診察を受けた患者に処方箋が発行された場合も同じルートをたどる．しかし，在宅患者は通院困難，外出困難であるので，介護者が処方箋を薬局に持ってくることが多い．そこでは家族や専門職を通じての服薬指導となるが，在宅ではさらに「訪問薬剤管理指導」という業務に発展することがある．薬剤師が患者の生活の場に訪問し，処方箋や指示書に合わせて薬を調剤し，指導するのである．在宅での薬の管理についても助言でき，服薬の状態は確認しやすくなる．しかし残薬が大量に見つかり，服薬方法，剤形，処方内容そのものを再検討するきっかけとなる場合も多い．患者はなぜ服薬しないのか，なぜできないのか，分析もしやすい環境となり，プライマリ・ケア薬剤師としては，大変やりがいのある仕事となるであろう．

医師との協働も欠かせない線である．処方箋を発行した医師（処方医）への疑義照会，服薬の確認，副作用，相互作用のチェックなど，服薬指導を中心に薬剤師としての専門性を生かした仕事が期待される．病院外来から発行された処方箋との違いは，病院の薬剤師を介することなく，処方医と直接対話ができることである．疑義照会をさらに深めて，どうしてこの処方内容なのか，なぜ変更になったのか聞いてもよいだろう．しかし在宅医はたいてい忙しい．電話などでは医師の置かれている状況や立場はわかりにくく，患者の診察中，処置中，運転中などさまざまな場面を想定した方がよい．タイミングと重要度，緊急度を見極めてのアプローチをお勧めしたい．連携の前に基本はコミュニケーションである．よりよい協働のため，連絡方法をあらかじめ相談しておくことは連携を円滑にする．緊急用携帯電話にかけてほしい医師もいれば，緊急以外はファックスやメールで記録に残したい医療機関など，さまざまである．処方箋発行，訪問薬剤管理指導指示書，報告書などは正式な連携のための文書であり，後発医薬品へ変更した場合の連絡は，ファックスがよいか，メールがよいか，電話がよいか，具体的に話し合っておくとよいであろう．

面としての多職種協働

薬剤師と患者，薬剤師と医師，薬剤師とそれぞれの多職種という1対1の線の多職種協働をくり返していくと，それは面の多職種協働へと発展していく（図2）．在宅患者それぞれにサポートチームがあり，お互い忙しい業務スケジュールであるが，一堂に会することが重要である．サービス担当者会議には，訪問薬剤管理指導の担当薬剤師にはぜひ参加してもらいたい．患者，家族の思いや考え，多職種の考え，現在の問題点，課題点をあげて，参加者全員で話し合っていく．この会議の場合，招集をかける人，日程を調整する人，司会者はケアマネジャーであることが多い．介護保険の要介護度

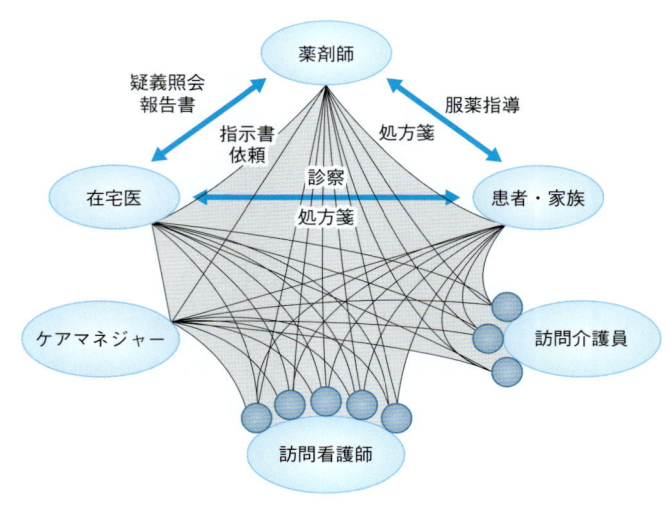

図2 ◆◆ 線と面の多職種協働

が認定されたとき，新しい在宅サービスが開始となるときなどがサービス担当者会議開催のチャンスとなる．また病状が不安定なとき，看取りが近いときにも会議が開かれ，臨床情報の共有と治療方針の確認が行われる．この場合は，病状をよく知る在宅医がリーダーとなって招集，司会を行うこともある．

多職種連携にはあらかじめ顔の見える関係になっておくことが重要といわれているが，顔がわかるだけ，名刺交換しただけでは不十分で，円滑な連携のためには努力が必要である．そもそもお互いの専門職の仕事内容が理解されているだろうか？例えば，栃木県下野市では小さな診療所が事務局となり，「つるカフェ」という多職種連携のための勉強会を行っている．会場は公共機関のミーティング室を借り，茶菓子を準備して和やかな雰囲気になるように心がけている．参加者は30名から60名，講演会やグループワークを企画している．まずテーマを決め，それにあった実行委員を募り，打ち合わせ準備をするのであるが，この準備そのものが次への連携につながっている．

この「つるカフェ」で「訪問薬剤師のオシゴト」というテーマをとりあげたことがあった．薬剤師3人に実行委員として参加してもらい，違う事業所の薬剤師2人から訪問薬剤管理指導の概要を短時間でプレゼンテーションしてもらった．後半は「教えて薬剤師さん」と題して，少人数で自由に質問できるグループワークを行った．「具体的に薬剤師さんに訪問をお願いするにはどう依頼したらよいですか？」「訪問してくれる薬局を探すには？」「在宅医にはどう提案すれば？」「患者・家族にはデリバリーとの違いをどう説明すれば？」などの具体的な質問が飛び交い，現場に還元できる議論となった．まだ訪問を始めていない薬剤師の参加もあり，経験のある薬剤師に「指示書は？報告書は？請求は？」など積極的に質問をしていた．

面としての多職種協働は，地域によって広がり方が違うと思われる．薬剤師も勇気をもって医療機関や薬局から地域に飛び出し，在宅ケアの現場で活躍してもらいたい．

（鶴岡優子）

5 在宅緩和ケア

在宅緩和ケアとは

　在宅緩和ケアとは，緩和ケアを患者の生活の場で提供することである．世界保健機関（WHO）の定義によると，「緩和ケアとは，生命を脅かす疾患による問題に直面している患者とその家族に対して，痛みやその他の身体的問題，心理社会的問題，スピリチュアルな問題を早期に発見し，的確なアセスメントと対処（治療・処置）を行うことによって，苦しみを予防し，和らげることで，生活の質（QOL）を改善するアプローチである」とある．

　この緩和ケアという概念のなかには，症状緩和を中心としたアプローチ「症状緩和ケア」と人生の終末期に生じるさまざまな問題について支援を行う「ホスピスケア（エンド・オブ・ライフケア）」という2つの中心がある．このため，あえてホスピス緩和ケアと呼ばれることもある．

　また，重要な概念として全人的苦痛（Total pain）[1]という考え方がある．全人的苦痛は，身体的苦痛，社会心理的苦痛，精神的苦痛，そしてスピリチュアル・ペインによって構成されている（**図1**）と考えられている．したがって，患者の身体的な苦痛をコントロールするのみでは十分とはいえず，患者全体のさまざまな問題について対応することが求められるのである．在宅で行う緩和ケアは，患者の生きてきた歴史や家族の背景に触れる機会が数多くある．飾られた写真や表彰状，本棚に置かれた本，生活状況から推察される経済状況などがそのヒントとなり，病院や緩和ケア病棟で行う緩和ケアより

身体的苦痛
- 痛み
- 他の身体症状
- 日常生活動作の支障

精神的苦痛
- 不安
- いらだち
- 孤独感
- 恐れ
- うつ状態
- 怒り

社会的苦痛
- 仕事上の問題
- 経済上の問題
- 家庭内の問題
- 人間関係
- 遺産相続

スピリチュアルペイン
- 人生の意味への喪失
- 価値体系の変化
- 苦しみの意味
- 罪の意識
- 死への恐怖
- 神の存在の追求
- 死生観に対する悩み

全人的苦痛 Total pain

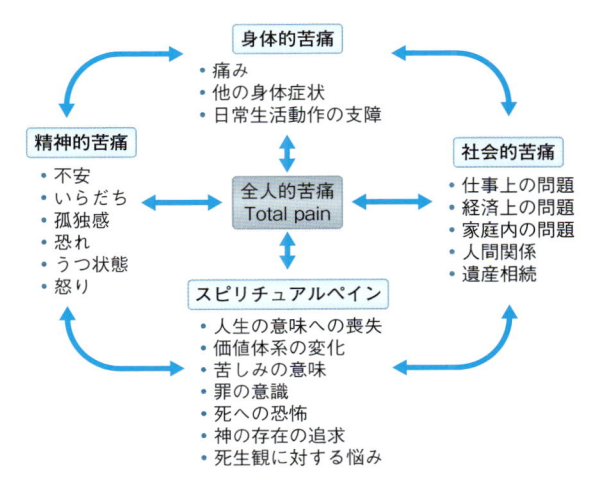

図1　全人的苦痛

も，より患者の全体像をつかみやすい環境と考えられる．

特に，在宅緩和ケアの優位性が指摘されているのは，患者に対するスピリチュアル・ペイン（近年では実存的疼痛や意味性疼痛などと翻訳されることが多い）への対応である．スピリチュアル・ペインは，死を前にしたとき，人生の意味，病の意味，神の存在，神への信仰などについて思い悩むことに対するものである．日本における代表的なスピリチュアル・ケアの方法論は村田らが開発した，いわゆる「村田理論」と呼ばれるものがある[2]．この村田理論のなかでは，スピリチュアル・ペインを「自己の存在と意味の消滅から生じる苦痛」と定義し，ここから人間の存在する3つの次元，時間存在，関係存在，自立存在を検討している．

このなかで，特に関係存在から生じるスピリチュアル・ペインについては，病院で療養した場合より，在宅緩和ケアのなかで対応した方が有利と考えられている．患者は，病院では一人の療養者として対応されるが，自宅や仕事先からは切り離された環境であるため，「消えゆく自分は，すでに周囲から見て意味のない存在である」「意味のない自分は生きている価値がなく，早く死んでしまいたい」と考えてしまうことが少なくない．ところが自宅に戻ると「夫」「妻」や「父」「母」という家族のなかでの居場所，役割が自然に生じ，このような苦痛が少なくなると考えられている．

がんに対する在宅緩和ケア

在宅がん緩和ケアの特徴としては，病気がかなり進行した状態で導入されることが多い点である．一般にがん患者の終末期は，通院可能な身体機能を維持しているが，死の2～3ヵ月前には身体機能が急速に衰え始め，回復することなく死に至るといわれている[3]．したがって，通院困難ながん患者にとっては残された時間は少なく，在宅緩和ケアを行う期間は短いことが少なくない．筆者の経験では，在宅がん緩和ケアのケースの約50％が1ヵ月以内に最期を迎える．このため，さまざまなケアや支援を在宅緩和ケア開始直後から集約的に行い，症状の悪化を予測しながら進める必要がある．

1 疼痛への対応

がん患者の約7割には疼痛が出現するといわれている．その緩和は，WHO方式がん疼痛治療法[4]に基づいて行われる．多くの場合，医療用麻薬（オピオイド）が必要となる．

WHO方式がん疼痛治療法は，WHO三段階除痛ラダーがその中心である（図2）．つまり弱い疼痛には軽い鎮痛薬，強い疼痛には強い鎮痛薬を使うというものである．もし強い疼痛であれば，中等度から高度の痛み用の医療用麻薬（強オピオイド）を使用する．現在日本で使用可能な強オピオイドは，モルヒネ，フェンタニル，オキシコドンである．2013年よりさらにメサドンが使用可能となったが，重篤な副作用の可能性もあり，この3つの薬剤を使用しても痛みがコントロールできない場合，すなわち第4段階として位置づけられている．

医療用麻薬の使用にあたっては，その副作用を十分に理解する必要がある．例えばモルヒネでは，その血中濃度が上昇するのに伴い，便秘，嘔気，鎮痛，眠気，呼吸抑制という作用と副作用が生じる．このため，鎮痛有効域に血中濃度を保つためには，便秘対策，嘔気対策が必須である．痛みのコントロールがつかない場合にはオピオイドを増量するが，少量ずつの増量ではなく，30～50％量を増量する．

オピオイドと同時に，非ステロイド性消炎鎮痛薬（NSAIDs）やアセトアミノフェンを併用す

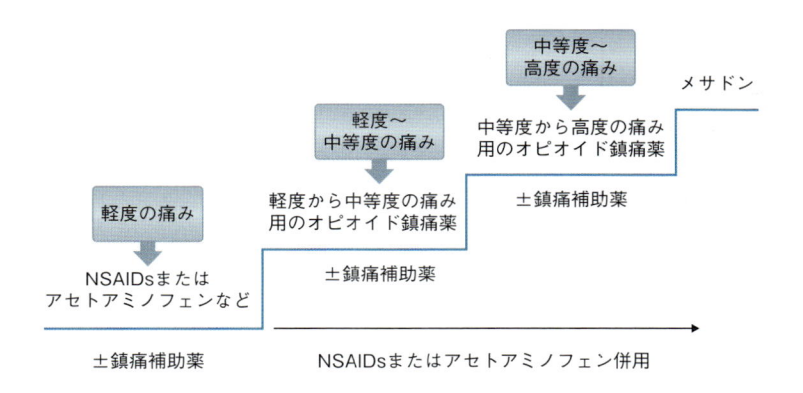

図2 WHO三段階除痛ラダー

ることも相乗的な効果をもたらすことがある．特に骨転移においてはNSAIDsの使用は重要なポイントとなる．

もう1つのポイントは，鎮痛補助薬と呼ばれる神経障害性疼痛に使用される薬である．神経障害性疼痛はオピオイドだけではコントロールすることが困難といわれている．保険適応があるのはプレガバリンのみであるが，他にも抗けいれん薬，三環系抗うつ薬，SNRI，抗不整脈薬，NMDA受容体拮抗薬であるケタミンなどに同様の作用があるといわれている．

2 疼痛以外の苦痛への対応

がん患者を苦しめるのは痛みのみではない．呼吸困難，腸閉塞，嘔気，胸水，腹水などさまざまな症状が患者を苦しめ，生活を困難にする．

呼吸困難に対する対応は，必要に応じた酸素投与とMST療法と呼ばれる薬物の使用が主体となる．MST（Morphine-Steroid-Tranqilazer）療法はモルヒネ，ステロイド，マイナートランキライザーの3つの薬剤を使用するものである．特にモルヒネは呼吸困難感を改善する作用が指摘されており，本療法での中心として位置づけられる．疼痛緩和の1/3量程度で効果を発揮することが指摘されており，在宅でもしばしば使用される．

腸閉塞の場合は，病院でイレウス管を挿入することがスタンダードな治療であるが，患者にとっては苦痛を伴うことが少なくない．近年では，ソマトスタチンのアナログであるオクトレオチドの持続皮下注射が用いられる．なかには，イレウス管の挿入を必要としないケースもある．

胸水や腹水の穿刺排液は在宅でもしばしば行われる．どちらも携帯用の超音波診断装置を用い，穿刺部位を決定して行う．穿刺時は，訪問看護師とも協力しながら1～2時間患者のそばに付き添い行う．

非がんに対する在宅緩和ケア

がん以外の疾病に対しても，生命を脅かす状況であれば，がん疾患と同様にその症状を緩和する必要がある．しかし，治療に反応しない終末期であるとの判断も簡単ではない．現実的には，長く患者や家族と関わった医療者が，新たに出現した病態や症状についての治療とその反応性を考慮し，家族や本人とくり返し話し合いながら対応していくことが求められる．

1 呼吸不全

慢性閉塞性肺疾患（COPD）の急性増悪，誤嚥性肺炎などは，非がん疾患の緩和ケアのなかでは最も遭遇しやすい病態である．疾患の性質による呼吸不全の病態にあわせてケアを構築する必要がある．COPDの急性増悪であれば抗菌薬，ステロイドの使用に加え，至適量の酸素投与，場合によってはNPPV（非侵襲的陽圧換気）の導入などを検討する必要がある．さらに呼吸困難を緩和するためのモルヒネの投与も考慮するべきである．

誤嚥性肺炎の場合は，呼吸不全に加えて喀痰への対応が重要になると考えられる．喀痰に対しては，抗菌薬投与や酸素投与に加え，抗コリン薬（スコポラミンなど）の投与が行われることが多い．さらに，気流を保持するように心がけること，患者の体位，臭いのきついものは避けるなどの配慮が必要である．

2 心不全

終末期慢性心不全の場合，やはり呼吸困難，胸水や腹水貯留が問題になることが多い．これも，がん緩和に準じて，患者や家族と話し合いながら症状緩和に努める．肺水腫に対する呼吸困難改善には，モルヒネ持続皮下注射が有効であることが多い．

3 胃瘻造設後

認知症終末期には，嚥下が困難となり，低栄養とともに誤嚥性肺炎をくり返す病態となる．このためしばしば胃瘻造設が行われるが，この処置を行っても誤嚥をくり返すケースもしばしば経験する．この時，胃瘻から投与されている栄養量を減量し1/2～1/3量にした方が，新たな誤嚥を起こしにくいといわれている[5]．問題は低栄養であるが，数年間生存したケースもあ

り，大きな問題にならないことが少なくない．

在宅緩和ケアにおける薬剤師の役割とは

緩和ケアにおいて，薬剤を使用して苦痛を和らげることはきわめて重要な意味をもつ．したがって在宅緩和ケアにおける薬剤師の役割とは，①病院や診療所以外の患者の自宅で，薬剤や材料を，必要なときに必要なだけ供給する役割，②家族や本人に直接服薬指導を行いながら，効果と副作用を見極める役割，さらに③在宅チームの一員として，医師，看護師，ケアマネジャーなどの職種と協働しながら，患者と家族の生活と人生を支援して行く役割があげられる．

在宅緩和ケアにおいて重要なことは，できるだけ患者とその取り巻く環境全体を把握することであり，患者を生活者として捉えることである．生活者としての患者と家族にどのような困難があり，それを支援するために緩和ケアが介入するという視点が最も重要である．このため，緩和ケアにおいては，在宅ケアという生活面を含めた介入が大きな意味をもつと考えられる．今後，薬剤師による在宅サービスは，高齢者の生活を支援するために重要なアイテムとなる可能性が高い．これからは，薬剤師が街に出かけ，さまざまな支援を当たり前に行う時代が来ることを待望する．

（鈴木　央）

文献

1) Saunders C : Current Views on Pain Relief and Terminal Care. The Therapy of Pain, Swerdlow M ed, p.215-241, MTP Press, 1981.
2) 村田行久：緩和医療学, 5 (2) : 157-165, 2003.
3) Lynn J : JAMA, 285 (7) : 925-932, 2001.
4) 世界保健機関：がんの痛みからの解放, 武田文和訳, 金原出版, 1987.
5) 石飛幸三：「平穏死のすすめ」, 講談社, 2010.

第8章

プライマリ・ケアにおける セルフメディケーション

1 セルフメディケーションにおける薬剤師の役割

まず，薬剤師法第1条を引用したい．「薬剤師は，調剤，医薬品の供給その他薬事衛生をつかさどることによって，公衆衛生の向上及び増進に寄与し，もって国民の健康な生活を確保するものとする」．われわれの究極の任務・使命は，この第1条に始まり第1条に終わるといっても過言ではない．釈迦に説法ではあるが，以下読み進めるにあたり，常に思い起こしていただきたい．

超高齢社会の真っ只中にある現状と，いわゆる生活習慣病の増加，それに伴う国民医療費の増加，さらには生活の質（QOL）向上の願望，テレビ・雑誌などによる健康情報の氾濫は，取りも直さず国民のセルフメディケーション志向の高まりを示していると云える．

セルフメディケーションの本来の目的は「自分の健康は自分で守る」ことではあるが，病気や薬について正しい知識をもつことが重要かつ大前提である．軽い病気であればその病状を自分で改善し，また生活習慣病の予防や治療補助を自分で行うわけではあるが，その裏には「自己責任」という文言が見え隠れしている．

われわれ薬剤師は，薬と疾病の専門家であるとともにOTC医薬品・漢方薬・健康食品・各種医療機器など，健康関連の種々のアイテムについて広く知識を有し，供給もできる専門家として，地域住民から気軽に相談を受け，また適切に対応できる能力を備えていくことが大切である．

以下にWHOとFIP（国際薬剤師会）が共同で作成した「セルフケアおよびセルフメディケーションにおける薬剤師の役割」[1]および厚生労働省による「一般用医薬品のインターネット販売などの新たなルールに関する検討会資料」[2]を参考に，具体的方策を記す．

As a communicator（情報提供者として）

1 アクセスとコストパフォーマンス

全国の薬局数は，2012年度末行政集計では約55,797軒[3]．同年の上位10社のコンビニ数は約46,902軒[4]であり，単純軒数での比較ではアクセスのしやすさはコンビニに勝る．

しかも，そこにいるのはプロの国家医療資格者であり，医薬品などの購入を伴わなければ原則無料で相談ができる，コストパフォーマンスに優れた相談所ともいえる．すなわち，地域住民に密着したセルフメディケーションの拠点として，薬局・薬剤師はまさにうってつけの存在である．

2 情報の質

まず大切なことは，エビデンスに基づいた，客観的かつ正確な情報を提供することである．

インターネットが普及し，老若男女あらゆる人たちがさまざまなネットワークとつながることができるようになった現在，その真偽いかんにかかわらず，さまざまな情報に曝されている．

われわれは常にその情報を客観的に吟味し、より精度の高いエビデンスに基づいた情報を提供できるようにすることが大切である(EBM).

EBMの最初のステップで行う問題の定式化で用いる手法に「PECO」(あるいはPICO)があるが、その手法を日頃の情報の吟味に応用する習慣をつけたい[5].

> ◎PECOの例
> - Patient(どんな患者に):喫煙者に
> - Exposure(あるいはIntervention)(何をすると):禁煙治療をすると
> - Comparison(何に対して):喫煙しない人に比べて
> - Outcome(どうなるか):肺がんによる死亡が減少するか

3 相談者情報の収集・コミュニケーションスキル

情報は、誰彼構わず一律に提供すればよいものでもない.コミュニケーションには「聴く」と「話す」の双方向があり、そのどちらか一方が欠けていても成立しない.むやみと個人情報を聞き出そうとしたり、医師の治療方針と異なるアドバイスをしてトラブルになったり、あるいはニアミス状態になったりなどの苦い経験はないだろうか? 些細な会話の行き違いが、極端な話、相談者の予後に大きな影響を与えることがあるかもしれないという認識をもたないといけない.

生活習慣を変えるための行動学的手法の1つに、BewlinとFowkesが提唱するLEARNのアプローチがあるが、その手法を用いるのも1つの方法である[6]〔LEARNのアプローチについては3-1(p.42)を参照されたい〕.

As a quality drug supplier (良質な医薬品の提供者として)

1 品質の担保

情報の氾濫に合わせ、海外からの個人輸入などによる粗悪な医薬品の流入も大きな問題になっている.国内正規の許認可のもとで流通している医薬品については、その製造・輸入業者などによりリスクマネジメントがなされ、ある程度の品質は担保されているが、それ以外の医薬品や健康食品などの流通・供給については、薬剤師として注意しなくてはならない.

2 OTC医薬品の供給と適正使用情報 (E・S・Q・U)

セルフメディケーションの支援において、薬剤師に課せられた責務はOTC医薬品の供給と、最終使用者の安心・安全な選択と使用の過程にしっかりと関わっていくことである[7].

薬事法第14条や他の規定により、医療用・OTC問わず医薬品は、有効性(Effectiveness:E),安全性(Safety:S),品質(Quality:Q)を備えていないと製造・販売ができない.また、E・S・Qを備えた医薬品は適正に使用(rational Use:U)されることによって、その有効性・安全性が発揮される.われわれは相談者個々のE・S・Qに配慮した情報収集をし、アセスメントすることによって大きく3つのケースに分けて対応していくことになる[8].

①医療機関の受診勧奨が必要か?
②OTC医薬品を使用しなくても生活指導などで対応が可能な症状か?
③OTC医薬品を選択し、販売してよいか?

①の場合は、「かかりつけ医」への受診、あるいは求めに応じて適切な医療機関を紹介することもあろう.紹介を求められたときのために、近隣医療機関の情報や紹介状の雛形を準備

しておくことなども必要であろう．

②の場合は，相談者の納得のいくような，エビデンスに基づいたアドバイスをすることが大切である．

③の場合は，収集したE・S・Q情報に基づきOTC医薬品を選択し，U情報を提供して相談者を支援する姿勢が大切である．この場合の具体例を以下に記す．

具体例

- E：有効性発現の観点からの配慮（成分，剤形，用量や価格は相談者の症状や諸事情に適しているか）：生理痛，イライラする，出血はひどくない
- S：安全性確保の観点からの配慮（禁忌，アレルギー，妊娠・授乳，小児，加療中情報，併用薬など）：副作用歴，アレルギー歴，喘息，併用薬なし
- Q：品質保持の観点からの配慮（保管方法など，相談者の諸事情に適しているか）：問題なし
- U：基本的な情報提供項目（現実には状況に応じて数品目の候補をあげて情報提供をし，最終的には使用者が選択する）；イブクイック®頭痛薬を提案

鎮痛成分イブプロフェン，鎮静成分アリルイソプロピルアセチル尿素，鎮痛補助成分無水カフェイン，制酸・イブプロフェン吸収促進成分酸化マグネシウムが含まれる．空腹時を避けて1回2錠服用し，続けて服用するときは4時間以上あけて1日3回までとする．5〜6回服用しても痛みが治まらないときは連絡を，出血がひどくなるようなら相談をするように伝える．痛みが出始めたときには早めに服用をすると効果的であること，眠くなることもあるので注意することも伝える．

3 健康食品，医療機器の供給（安全性情報の収集）

薬局では医薬品のみを供給するわけではない．健康食品や医療機器，アロマオイルなどの健康関連アイテムも取り扱い供給する．

健康食品については，国立健康栄養研究所による健康食品の安全性有効性情報などにアクセスすることにより，当該情報を得ることができる．

医療機器においては，生命や健康に影響を与える恐れがあり適切な管理が必要なものをその程度に応じて管理医療機器・高度管理医療機器として薬事法で定め，その適正な流通について定められている．不具合（回収など）の情報については，医薬品同様，医薬品医療機器総合機構のホームページで確認できる．

アロマオイルや医薬部外品，その他健康関連アイテムについてもさまざまな供給元があるが，それについても成分・添加物などを十分に吟味した上で，有効かつ安全なアイテムを提供できるように，われわれも十分な知識をつけ，安全かつ有効なセルフメディケーションの支援を行わなければならない．

4 安定供給の確保

昨今，後発医薬品の供給停止や回収騒ぎが相次いだ．これは薬局薬剤師としては防ぎようのない出来事ではあったが，それによって被害を受けたのはまぎれもなく患者さんであったことを肝に銘じ，今後のアイテムの選択をしていかなくてはいけない．

そのためにも，常に最新の情報にアクセスし，かつその収集・吟味の努力を惜しんではいけない．

As a trainer and supervisor（指導・管理者として）

1 ヘルスケアのプロフェッショナル

プロの健康管理者として，われわれは常に学習を怠ってはいけない．

セルフメディケーションにおいて，飲み合わせの可否やどのくらいの時間で効くか等々よく聞かれるが，例えば添付文書の相互作用の項からその代謝酵素・サブユニットなどを読み取り，薬物動態の項から$t_{1/2}$やTmaxなどを読み取ることにより，薬剤師ならではの視点からの適切なアドバイスをすることができる[9]．

それらの知識・視点を基盤にして，さまざまな方面からのアセスメントによるセルフメディケーションの支援が大切である．

事例

40代女性が来局．陳列棚から「ベンザ®ブロックL」を2箱レジに持って来た．服用するのは，咽頭痛を訴える60代の父親と，もう1つはまだ発症していないが，国体で遠征する18歳の息子に念のため持たせるとのことである．

- 60代の父親について

お薬手帳などの併用薬情報なし．インタビューより，糖尿病の加療中であろうことが推測された．当該製品にはプソイドエフェドリン塩酸塩（PSE）が配合されており，糖尿病には禁忌である．そのため，PSE配合でない他製品をお勧めし，購入いただいた．

- 18歳の息子について

息子に持たせる薬については，国体遠征ということから，禁止薬物の可能性について考慮する必要がある．ドーピングの禁止薬物に指定されているPSEが配合させている製品はこの場合には販売できない[10]．そのため，遠征に持参するには適さない成分を含有することと，そもそも未発症のため，不幸にして発症してしまった際に，病状に合わせて製品を選択するか専門医に受診することをアドバイスし，購入は見合わせていただいた．

2 自己責任のリスクマネジャー

自己責任の四文字が常に付きまとうセルフメディケーションにおいて，極端な話，相談者の生命と人生に責任をもつくらいの覚悟が必要である．

ある症状を訴えてきた相談者に対し，単純に相談者の言うとおりに医薬品や健康食品を提供するだけであれば，これは薬剤師の職能を放棄したに等しい．

訴えに対し適切にアセスメントをし，適切な鑑別アルゴリズム（手順）を踏み，あらゆる可能性を考慮しつつ，手持ちのアイテムの提供や口頭でのアドバイスによる対応でよいか，あるいは受診勧奨した方がよいかトリアージすることは，相談者にこれから起こりうるリスクを最小限に抑えるというリスクマネジメントにおいて重要なことである．

As a collaborator〔多職種協働の一員として（チーム医療）〕

1 基本的な考え方

チーム医療とは「医療に従事する多種多様な医療スタッフが，各々の高い専門性を前提に，目標と情報を共有し，業務を分担しつつも互いに連携・補完し合い患者の状況に的確に対応した医療を提供すること」と一般的に理解されている．

各医療スタッフの知識・技術の高度化への取り組みや，ガイドライン・プロトコルなどを活用した治療の標準化の浸透などがチーム医療を進める上での基盤となり，さまざまな医療現場

でチーム医療の実践が始まっている．

　質の高い安心・安全な医療を求める患者・家族の声が高まる一方で，医療の高度化・複雑化に伴う業務の増大により，医療環境の疲弊やそのあり方が問われる現在，医療連携・チーム医療は重要なキーワードとなる．

　セルフメディケーションの支援において，薬剤師のみで対応しきれない事態が生じることはままあるが，多職種・チームで対応できれば相談者にとっても利益となる．

2 日本版CDTM

　CDTMとは，医師と事前に作成・合意されたプロトコルに基づき，医師の診断を前提として長期にわたる慢性疾患の薬物療法を薬剤師がケアをする共同薬物治療管理のことで，現在アメリカの多くの州で採用されている．

　日本にそのまま持ち込むことは無理があるが，2010年4月に出された厚生労働省医政局長通知（医政発0430第1号「医療スタッフの協働・連携によるチーム医療の推進について」）では，薬剤師を積極的に活用することが可能な業務のなかで「薬剤の種類，投与量，投与方法，投与期間などの変更や検査のオーダーについて，医師・薬剤師などにより事前に作成・合意されたプロトコルに基づき，専門的知識の活用を通じて，医師などと協働して実施すること」を掲げている．薬剤師に対してもバイタルチェック・フィジカルアセスメントなどを行いながら，患者さんの状態を継続的にモニタリングし，CDTMのなかで慢性疾患の薬物治療とセルフメディケーションの支援を実施することが求められている．

As a health promoter（健康管理者として）

1 地域包括ケアシステムへの参画

　これからの在宅医療・介護において，医療機能の分化と連携を踏まえた地域包括ケアシステムが中心となる．地域包括ケアシステムとは，医療・介護・日常生活を地域（生活の基盤となる人口1万人程度の中学校区を単位とする）で支援する包括的システムのことである．このシステムにおいて，薬局薬剤師は「いつでも，どこでも，どのような場合でも，必要な医薬品を適正に提供すること」が期待されている．

　薬剤師による在宅患者訪問薬剤管理指導業務（医療保険）・居宅療養管理指導業務（介護保険）は，医療提供施設を標榜する薬局にとって避けられない業務であり，そのことによりセルフメディケーションを支援することも薬剤師の重要な役割である．

2 街の科学者

　医薬分業がその黎明期を迎えた頃まで，街の薬局は身の上相談から健康相談と，さまざまな人たちのさまざまな相談にのってきた．それが分業の進展に伴い保険薬局として「医療機関完結型」の医療提供施設へと形を変えてきた．

　これからの時代は，プライマリ・ケアの最前線にいる地域薬局の薬剤師として，生活者の健康管理，セルフメディケーションの支援，受診勧奨，服薬支援，心のケア，生活習慣の改善支援，医療機関・福祉施設などとの連携，在宅・介護支援，環境衛生，学校保健，禁煙支援，薬の教育，健康増進キャンペーン，薬物乱用防止，自殺予防のゲートキーパー，災害支援，うっかりドーピングの防止等々，「地域完結型」の医療提供体制に回帰し「よろず相談所」的機能を有する薬局の「街の科学者」たりうるよう，研

鑽・努力することが大切である．

常にスキルアップを心掛け，一層のセルフメディケーションの支援に貢献したい．

（福田　進）

文献

1) WHO, FIP : Report of the 4th WHO Consultative Group on the Role of the Pharmacist, 26-28, 1998.
2) 厚生労働省：第6回　一般用医薬品のインターネット販売等の新たなルールに関する検討会 資料1, 2013.
3) 厚生労働省：平成24年度衛生行政報告例の概況　薬事関係, 2013.
4) 日本フランチャイズチェーン協会：コンビニエンスストア統計調査月報2013年12月度.
5) 名郷直樹：ステップアップEBM実践ワークブック, p.51, 南江堂, 2009.
6) 日本プライマリ・ケア連合学会ホームページ プライマリ・ケア認定薬剤師　認定試験事前提示例題（第2回受験者用）．
7) 日本薬剤師会：日本薬剤師会　一般用医薬品のインターネット販売等の新たなルールに関するこれまでの議論の取りまとめ（報告）と今後の対応について, 2013.
8) 坂口眞弓編：ここが知りたかったOTC医薬品の選び方と勧め方, p.3, 南江堂, 2013.
9) 菅野　彊：薬物動態を推理する55Question, 小西廣己監修, 南江堂, 2011.
10) 日本アンチ・ドーピング機構：世界ドーピング防止規定 2014年禁止表国際規定.

2 OTC医薬品の知識と活用

薬局やドラッグストアには薬の専門家である薬剤師がいる．予約不要で料金もかからず，気軽に立ち寄って健康や薬に関することを気軽に相談できる．薬剤師は相談に対し適切なアドバイスをし，必要に応じてOTC医薬品を説明の上販売し，さらにOTCでの対応が不適切な場合は医療機関への受診を勧める．OTC販売はプライマリ・ケアの5つの理念を満たしており，プライマリ・ケアにおいて軽度な疾患をカバーするものと位置づけることができる．なお医薬品の分類は表1にあげておくので，参照されたい．

OTC医薬品で用いられる疾患と成分

1 解熱・鎮痛薬

a 主に使用される成分

解熱・鎮痛薬において主に使用される成分を表2に示す．

b その他の配合成分

催眠・鎮静薬としてブロモバレリル尿素，アリルイソプロピルアセチル尿素，その他の成分としてカフェインが配合されることがある．催眠・鎮静薬は鎮痛効果の補助，カフェインは鎮痛効果の補助，眠気をとったり，疲労感を軽減させる目的で配合されている[1]．

第一類医薬品としてロキソプロフェンの単剤が発売された．医療用と同一成分量である．1日2回が基本の用法であり，痛みが再発した場合に3回目の服用ができる．

また第一類医薬品のイブプロフェン製剤は，1回200 mg，1日600 mgまで服用できる．指定第二類医薬品のイブプロフェン製剤では1回150 mg，1日450 mgが限度である．指定第二類医薬品のなかにも1回200 mgの製品がある

表1 ◆◆ 医薬品の分類（医薬品，医療機器等の品質，有効性及び安全性の確保等に関する法律から）

医薬品の分類			販売に関わる有資格者と行うべき事項	
薬局医薬品	医療用医薬品	処方箋医薬品	薬剤師	対面
		処方箋医薬品以外の医薬品		
	薬局製造販売医薬品（薬局製剤）		薬剤師	対面販売，インターネット販売も可
要指導医薬品	劇薬		薬剤師	対面販売
	スイッチ直後品目			
一般用医薬品（OTC医薬品）	第一類医薬品		薬剤師	対面販売，インターネット販売も可
	指定第二類医薬品		薬剤師または登録販売者	
	第二類医薬品			
	第三類医薬品			

薬事法等の一部を改正する法律案が成立し，2014年6月12日より，医薬品はこのような分類になる．

表2 ◆ 解熱・鎮痛薬の主成分

分類	成分
サリチル酸系	アスピリン
	エテンザミド
	サリチルアミドなど
アニリン系	アセトアミノフェン
プロピオン酸系	イブプロフェン，ロキソプロフェン
ピリン系	イソプロピルアンチピリン

（文献1)を参考に作成）

が，1日2回が限度となっている点が第一類のイブプロフェン製剤と異なるところであり，販売時には注意が必要である．

サリチル酸系のアスピリン，サリチルアミドや，イブプロフェン，ロキソプロフェン，イソプロピルアンチピリンは安全性が確立していないことから，15歳未満の小児には服用できないことになっている．

アセトアミノフェン，エテンザミド，カフェインの3種配合はその頭文字からACE処方と呼ばれる．アセトアミノフェンは脳の痛みを感じる中枢（痛覚中枢）に働きかけることにより鎮痛効果を発揮するが，消炎効果はほとんど期待できない．エテンザミドは解熱・鎮痛・消炎効果は比較的弱いが，他の解熱・鎮痛成分の効果を助ける作用がある．カフェインは鎮痛効果を高める補助的な作用が期待できる．多くの商品に用いられている組み合わせであり[2]，7歳から服用することができる処方である．

アセトアミノフェンは安全性が高く，生後3ヵ月以上の小児で服用することができる．しかし，小児においてまれではあるが，重篤な副作用が起きる可能性があることから，2008年7月に厚生労働省が「2歳未満の乳幼児には，医師の診療を受けさせることを優先し，やむを得ない場合にのみ服用させてください」と添付文書に記載するよう指示を出している．

一般的に解熱・鎮痛薬は頭痛・生理痛などの痛み止めとして，または感冒の解熱薬としての目的で販売されているものである．頭痛については，普段感じる痛みと同程度の痛みを抑える目的での購入はよいが，激烈な頭痛，発生時刻が明確な頭痛については，脳血管の異常（くも膜下出血）の可能性もあるため，受診を勧める[3]．

また販売の際に服用の頻度を確認し，3ヵ月以上，月に15日以上飲むような場合は薬物乱用性頭痛と判断し，専門医の受診を勧める（日本頭痛学会基準より）．

事例　痛み止めを希望した患者の受診勧奨の例

70代くらいの男性が，胸の上の真ん中辺りを指して痛み止めが欲しいと来店．どのような痛みか話を伺ってみたところ様子がおかしいと感じ，近隣のクリニック（徒歩1～2分程度）に電話し，今から診てもらえるか確認した上ですぐに受診してもらった．

しばらくして，クリニックの医師より電話で「心筋梗塞だよ」と連絡があった．ニトログリセリン製剤が処方された．患者はその後，すぐに大学病院を紹介され入院し，ステント留置の手術が行われたとのことである．

普段，通院をしていなかったようで本人にまったく自覚がなく，痛みも気管が痛むといったような表現をしており，とにかく痛いので効く痛み止めが欲しいとの一点張りであった．心筋梗塞の痛みは必ずしも心臓の辺りが痛むとは訴えないため，注意が必要である．

2 鼻炎薬

鼻炎薬は第一類医薬品を中心にスイッチOTC化され，医療用成分が充実してきている．

第一類医薬品の内服薬としてはセチリジン10mg製剤，エピナスチン10mg製剤，フェキ

ソフェナジン60mg製剤，ペミロラストカリウム10mg製剤，メキタジン1日6mg製剤，エバスチン5mg製剤がある．

外用薬（点鼻薬）としては，ベクロメタゾンプロピオン酸エステル製剤，ナファゾリン・ケトチフェン配合剤,オキシメタゾリン製剤がある．

第一類医薬品だけでほぼ花粉症の治療ができるくらいまで選択肢が広がったと言えるだろう．ただし，ステロイド含有製剤のベクロメタゾンプロピオン酸エステル製剤は1年に1ヵ月以上使わないといった制限があるので，慢性的に点鼻を使用しなければならないようなケースでは受診勧奨する．

第一類医薬品以外では抗ヒスタミン薬や，プソイドエフェドリン，テトラヒドロゾリンなどの血管収縮成分が用いられ，内服のほか，点鼻薬もある．点鼻はクロモグリク酸ナトリウム，ケトチフェンのほか，第一類医薬品以外でもステロイドの入った製剤もある．OTC医薬品の点鼻薬では医療用の点鼻薬と違い，清涼感をプラスしたり，液だれ防止といった工夫がなされたものが販売されている．

第一類医薬品を除けば，第一世代の抗ヒスタミン成分を用いた内服薬が多く，眠気の防止や，頭重感の改善にカフェインが配合されることが多い．

3 かぜ薬

一般的に，解熱・鎮痛成分のほか，抗ヒスタミン薬，鎮咳・去痰薬，カフェイン，ビタミン，生薬，抗炎症成分などを配合した総合感冒薬としての処方である．抗炎症成分には，イブプロフェン，トラネキサム酸，リゾチーム塩酸塩などがある．OTC医薬品の選択時には，咳，鼻汁，のどの痛み，頭痛・熱などのつらい症状を確認し，対応する成分が含まれている症状に合った商品を選択する．

常備薬向けの商品の場合は，どのような症状にもバランスよく効果が出るような配合になっている．対象年齢を広げるため，解熱・鎮痛成分はアセトアミノフェンを用いている．

基本的に配合剤なので，リゾチーム塩酸塩の卵アレルギー，トラネキサム酸による血栓のリスクや，プソイドエフェドリン塩酸塩の糖尿病，高血圧症患者への禁忌などに注意する必要がある．

4 咳・痰・のどの薬

OTC医薬品の咳止めは解熱成分を除いた総合感冒薬と同じような処方である．よって熱症状がない場合のかぜ薬としても販売することができる．去痰成分だけの製品は限られているが，カルボシステインとブロムヘキシン塩酸塩のみを配合した商品が販売されている．

のどの薬としては，ヨード，アズレンのうがい薬の他，セチルピリジウム塩酸塩やリゾチーム塩酸塩，グリチルリチン酸二カリウムなどを配合したトローチ剤などがあげられる．

5 胃腸薬

胃薬としては大きく，胃痛・胸焼けの改善を目的とした製品と，食べすぎ・飲みすぎによる症状の改善を目的とした製品に分けられる．

ⓐ 胃痛・胸焼けの改善を目的とした製品

- 第一類医薬品

H_2ブロッカー（シメチジン，ラニチジン，ファモチジン，ロキサチジン，ニザチジン）の単剤や配合剤がある．

- 第一類医薬品以外

胃痛・胸焼けの改善を目的とした医薬品として，胃酸分泌抑制薬（ピレンゼピン），胃粘膜保護薬（テプレノン，ソファルコン），胃粘膜修復薬（スクラルファート，L-グルタミン），鎮けい薬（ロートエキス),炭酸水素ナトリウム，合成ヒドロタルサイトといった胃酸中和薬の配合剤がある．

ⓑ 食べすぎ・飲みすぎによる症状を改善する製品

ビオジアスターゼ，リパーゼなどの消化酵素成分，胃酸中和薬，健胃目的の生薬のほか，清涼感を出すl-メントールを配合した製品があげられる．

6 便秘薬

塩類下剤成分として，酸化マグネシウムを用いた錠剤，液剤がある．その他には，

- 大腸刺激性下剤成分として，センノシド，ビサコジル，ピコスルファートナトリウム
- 湿潤性下剤成分として，ジオクチルソジウムスルホサクシネート（DSS）
- 食物繊維成分としてプランタゴ・オバタ種皮

などが用いられ，これらを組み合わせて製品としている．

大腸刺激性下剤を含む下剤は腸溶錠になっているので，かみ砕いたり，牛乳と一緒に飲んだりしないように説明が必要である．

多くの大腸刺激性下剤は対象年齢が11歳から15歳以上である．11歳未満の子供には塩類下剤の酸化マグネシウム製剤に3歳以上から服用できる製品がある．

乳幼児の便秘にはマルツエキスやグリセリン浣腸を用いる．マルツエキスには麦芽糖の発酵による穏やかな瀉下作用がある．便が硬く排便が困難な場合や，その傾向があるときに用いる．数日便が出ていないような場合はすぐに効果の期待できるグリセリン浣腸を用い，一度楽にしてあげるとよい．6歳未満の1回量は10mL，1歳未満の乳児は1回5mLである．

急激な便秘とともに嘔吐を伴うような場合はイレウスを起こしている可能性があるため，OTC医薬品で対処せず，受診勧奨する．

7 皮膚薬

ⓐ 水虫薬

テルビナフィン，ブテナフィン，ラノコナゾールなど医療用成分の商品を選択することができる．医療用とは違い，クロタミトンやクロルフェニラミン，尿素，グリチルリチン，l-メントール，ジブカインなどを抗真菌成分に加えて配合した製品もあり，かゆみや不快感に対し医療用の製品より速効性が期待できる製品もある．剤形としてクリーム，液体，スプレー，パウダースプレーなどがある．

ⓑ 虫刺され，あせも，かぶれ，湿疹

虫刺され，あせもについては抗ヒスタミン薬を中心に，ステロイド，l-メントールなどの入った製品を選択する．あせもがひどい場合は収れん，乾燥作用のある酸化亜鉛が配合されているものを選択する．

かぶれや湿疹についてはステロイド含有製品を選択する．OTC医薬品のステロイドの強さは，ミディアム以下の製品がほとんどであるが，唯一フルオシノロンアセトニドを用いた製剤があり，これはストロングクラスに分類される製品である．

8 目薬

点眼薬に主に用いられる成分を**表3**に示す．

点眼薬は主に目の疲れ，かすみ，乾燥，かゆみ，充血，異物感，細菌感染といった，各症状にあった配合で商品化されている．多くの点眼薬は年齢に関係なく使用することが可能であるが，アシタザノラスト，ペミロラストカリウム，トラニラスト，プラノプロフェン製剤の点眼薬は7歳未満に用いることはできない．

通常は1週間程度使って改善しない場合は受診することでよいが，急激に目の痛みが発症し，激しい頭痛や嘔気を伴うような場合は緑内障の

表3 点眼薬の主成分

成　分	効　果
テトラヒドロゾリン塩酸塩	血管を収縮し充血をとる
ネオスチグミンメチル硫酸塩	ピント調節機能の回復により疲れをとる
クロルフェニラミンマレイン酸塩	かゆみを抑える
クロモグリク酸ナトリウム	ヒスタミンの放出を抑えかゆみを抑える
アシタザノラスト（第一類成分）	ヒスタミンの放出を抑えかゆみを抑える
ペミロラストカリウム（第一類成分）	ヒスタミンの放出を抑えかゆみを抑える
トラニラスト（第一類成分）	ヒスタミンの放出を抑えかゆみを抑える
ビタミン B_6	代謝を促進して疲れをとる
ビタミン B_{12}	代謝を促進して疲れをとる
酢酸-d-α トコフェロール	血行を促進して疲れをとる
L-アスパラギン酸カリウム	組織呼吸を促進し疲れをとる
アミノエチルスルホン酸（タウリン）	新陳代謝を促進して疲れをとる
アラントイン	炎症を鎮める
硫酸亜鉛	主に紫外線による炎症を鎮める
グリチルリチン酸二カリウム	炎症の原因となる物質の放出を抑える
コンドロイチン硫酸エステルナトリウム	角膜を保護する
ヒドロキシエチルセルロース	増粘剤．涙液の蒸発を抑える
プラノプロフェン	目の炎症をとる．涙目，異物感に用いる
スルファメトキサゾール	細菌に対しての抗菌効果を発揮する

（アイフリーコーワAL，ロートクリア，ロートドライエイドコンタクト，ロートアルガードプレテクト，ノアールPガード点眼液の各添付文書および文献4）を参考に作成）

発作の可能性もあるため，点眼薬の販売はせず，すぐに受診するよう説明する[5]．

第一類医薬品特有の製品

　口唇ヘルペス治療薬として，ビダラビン・アシクロビル配合の軟膏がある．医療用と同じ成分，濃度である．ただし，「過去に医師の診断・治療を受けた方に限る」という条件がつくので，販売時に初めての症状ではないことを確認し販売する．

　腟カンジダ再発治療薬として，クロトリマゾール腟錠，イソコナゾールクリーム・腟錠，ミコナゾールクリーム・腟錠がある．口唇ヘルペス治療薬と同様，「過去に医師の診断・治療を受けた方に限る」という条件がつく．

適切なOTC医薬品の選択

　商品の知識が充実しているだけでは適切なOTC医薬品の選択はできない．商品の選択のために情報を得る必要がある．

　以下，適切な商品を選択するために最低限確認しておきたいことをあげる．
- 誰が使うのか，その年齢はいくつか
- どんな症状なのか，どんな対応をしていたか
- 薬で副作用を起こしたことはあるか
- 併用薬はあるか
- 病気の既往歴はあるか
- 妊娠・授乳の有無

　OTC医薬品販売においては相談者が服用するとは限らないことから，服用するものは誰な

のかを確認する．またOTC医薬品は成分により年齢制限があるので，年齢を確認することも重要である．服用してはいけない成分含有の薬を販売しないよう，併用薬，既往歴，妊娠・授乳の有無の確認が必要である．

これからのOTC医薬品とプライマリ・ケアについて

従来のOTC医薬品は数日〜1週間程度の比較的短期間の使用を目的とし，成分的にも安全性が高いものを中心に開発されていた．

しかし最近は，第一類医薬品を中心に医療用成分のスイッチOTC化が進んでおり，EPA製剤に代表されるように生活習慣病の治療に用いるOTC医薬品も登場している．今後も生活習慣病を治療する薬剤や長期服用を前提とした薬剤は増えていくと思われる．消費者から情報を聞き取り，判断をし，受診勧奨，生活指導，もしくはOTC医薬品を選択する．情報を提供しながらOTC医薬品を販売し，販売後のフォローもすることは薬剤師の重要な役割である．

（水澤佳広）

文献

1) 堀内 正：熱と痛み セルフメディケーションにおける治療薬．病態知識を基礎とした一般用医薬品販売ハンドブック セルフメディケーション・トリアージ, 望月眞弓・武政文彦監修, p.40-41, じほう, 2011.
2) 松本有右ほか：4-1解熱鎮痛薬．よくわかるOTC薬の服薬指導 第3版, p.80-81, 秀和システム, 2013.
3) 平本 淳：頭痛．プライマリ・ケアに活かす薬局トリアージ 適切な受診勧奨・OTC販売・生活指導のために, 上出良一監修, 堀 美智子編著, p.27, じほう, 2013.
4) 参天製薬ホームページ 一般用目薬の主な成分一覧．
5) 富井純子：目の疲れ・かすみ．プライマリ・ケアに活かす薬局トリアージ 適切な受診勧奨・OTC販売・生活指導のために, 上出良一監修, 堀 美智子編著, p.51-53, じほう, 2013.

3　漢方薬の知識と活用

OTC漢方薬の位置づけと適正使用への関わり

　漢方薬とは，生薬を基本2種類以上〔1種類の場合もあり（独参湯），1種類の多くの場合は民間薬と呼ばれる〕組み合わせた薬で，生薬とは植物，動物，鉱物など自然界に存在し，薬効があるものである．

　漢方処方の選択には①西洋薬同様に診断名に対するエビデンスをもとに処方する方法，②中国伝統医学（中医学）として弁証論治をもとに処方する方法，③漢方が中国からわが国に入ってきた後，それが日本で独自に進化してきた方証相対をもとに処方する方法（日本漢方といい，他にも多くの流派が存在する）の3種類の方法がある．どの方法を使用するにしても，セルフメディケーションを推進していくなかにあっては，きちんと患者の状態を見極め，ケアを行う必要がある．

　病名漢方以外では，患者の症状「証（病態）」を診て，その「証」にあった処方を選択していく必要あるが，「証」を診るためには東洋医学の生理，病理，病期を熟知していることが必要である．そのため「証」を診て販売する手法は，漢方の基礎知識を身につけていない薬剤師では難しく，場合によっては漢方専門薬局でなければ適正に処方を選択できない場合がある．これが漢方薬は難しいといわれる原因でもある．そのため，多くのセルフメディケーションでは病名による選択がなされている．

　漢方薬は副作用のない安全なものと間違った認識をもたれている傾向にあるが，間質性肺炎などの重篤な副作用も報告されており，薬剤師がきちんと関わる必要がある．筆者も在宅医療で患者のケアを行っている際に，患者が風邪をひいたからと家族が葛根湯を購入し服薬させたところ，すでに医師より処方されていた補中益気湯を服薬しており，副作用とみられる筋肉痛が出現したというケースを経験した．家族は薬剤名が違うから大丈夫と思ったといっていたが，OTC漢方薬を販売する薬剤師が併用薬などを事前に確認しておけば，未然に防ぐことができた事例である．

　また，風邪症状に使用される麻黄含有漢方薬はエフェドリン類似物質を含んでおり，アスリートが服用した場合，ドーピング検査の禁止薬物[注]を摂取したこととなり，選手や関係者に負担をかけてしまうことを考慮しなければならない．

　セルフメディケーションという枠の中での漢方薬は，上記でも述べたように安全という先入観があり，それを求めて購入してくる患者も多いため，薬剤師として十分なヒアリングを行い，その患者の状態を確認し，漢方薬の効能効果だけではなく副作用に関しても十分な説明を行っていくことはとても重要である．

注）禁止薬物は毎年変更となるので注意が必要である．

薬局で取り扱う漢方処方とその守備範囲

前項でも述べたように，本来ならば漢方薬は患者の「証」をとり処方していくものだが，病名や症状のみで選択している場合が多く，すべての漢方薬を常備し，きちんと使い分けていくには専門薬局で行うことになる．漢方専門薬局では漢方処方の煎薬およびエキス製剤を使用しているが，ほとんどの薬局ではエキス製剤のみを使用している．

漢方エキス製剤の1日量は，薬事法による分量を基本とするが，漢方薬は生薬を原材料とするため，そのときの収穫した地域や天候によって，生薬自体の有効成分含有量などに違いが出る．成分含有量を均一化するため，いくつかの産地，いくつかの年代採取品を混合して販売したり，販売会社によっても違う産地の生薬を使用したりするため，同じ漢方処方であっても成分含有量が違うことがある．また，古典の解釈方法の違いで使用生薬量に差が出る場合がある（同じ葛根湯でもツムラと大杉製薬では，構成生薬の葛根の分量が違う）．

薬局で取り扱う漢方薬は，OTC漢方処方297処方および医療用漢方製剤148処方だが，それらすべてを網羅することは困難である．病名や症状だけで対応する場合は，一部の場合を除き治療期間が長くならないように配慮したり，副作用が出ていないか確認する必要がある．そのためには，まず代表的な漢方薬（葛根湯，大黄甘草，補中益気湯など）の生薬構成および各生薬の薬効，薬理を把握し，どのような病態（証）に有効か，ケアしなければならないことは何かを理解しておく必要がある．

セルフメディケーションで使用される漢方薬は，急性期から慢性期までさまざまあり，風邪などを始めとする急性期症状や，便秘などの慢性症状の改善，アレルギー疾患の体質改善に利用される．また，不定愁訴や自律神経失調症，冷え症や婦人科症状にも幅広く対応できる製剤である．

しかし，漢方薬をいたずらに慢性服薬させることは副作用出現の要因にもつながり，体質が変わってしまう可能性もあるため，逐次ケアを行う必要がある．

症状が急性の場合，3日間服薬させて症状が改善しないときは，再度処方の見直しが必要である．また症状が悪化や発熱を伴う場合は，直ちに受診勧奨をすべきである．慢性期の場合は，1～2ヵ月を目処に服薬させ，変化がみられない場合は処方変更を行い，3ヵ月を過ぎても症状改善がみられない場合および諸症状が変化してきた場合は受診勧奨した方がよい．

OTC漢方薬の選び方と服薬指導

冒頭でも述べたように，漢方の選択には，西洋薬同様にエビデンス（病名）で選択する方法，中医学的な選択方法，日本漢方的な選択方法の3つがある．病名による選択では，添付文書をもとに選択していけば処方にたどり着ける．中医学的選択では，処方選択の方法（弁証論治）を学び処方を決定する．日本漢方的選択は多くの書物が出版されているので，より多くの症例を学ぶことが重要で，それらから分類の方法を導き出し，処方を決定する．

桂枝湯を例にとれば，出典は傷寒論である．傷寒論では「太陽中風，陽浮而陰弱，陽浮者，熱自発，陰弱者，汗自出，嗇嗇悪寒，淅淅悪風，翕翕発熱，鼻鳴，乾嘔者，桂枝湯主之」と記載がある．太陽病とは罹患して間もない時期のことで，頭痛・発熱・悪寒・悪風などの症状が出る．条文のような症状があるときには，桂枝湯がよいといっている．

しかし，ある日本漢方の書籍では，桂枝湯は「体力があまりない人に使う」と解釈している．このように，治療するにあたりどの方法論を選択するかによって処方の捉え方も変わってくる．ここで重要なことは，この3つの選択肢をごちゃ混ぜにしないことである．病名選択なら病名選択のまま，中医学的選択なら中医学的選択のまま，日本漢方的選択なら最後まで日本漢方的選択のまま行なわければならない．その理由は，それぞれ，違う基準を使用して病態を選別しているからである．

下記の症状に関して，それぞれの立場で説明を行う．

事例 >>> かぜ初期症状

主訴：かぜの初期症状（本日から），倦怠感あり，頭痛あり，喉の痛みなし，咳・痰，鼻水なし，腹痛なし，下痢なし．体温37.4度
問診：現在併用薬はない．胃腸が弱く，ときどき胃薬や消化薬を服用している．体力はあまりない．
脈：脈浮数．
選択肢：葛根湯，麻黄湯，桂枝湯，小青竜湯など（**表1**も参照）

薬剤師の対応

病名処方の場合：かぜの初期ということで，咳・鼻水なしということから葛根湯・桂枝湯のどちらを選択しても問題ない．
日本漢方の場合：選択薬剤は桂枝湯となる．ここで，先程出てきた「体力」について私見を述べる．多くの書籍に，体力あり〜体力あまりなしなどの記載があるが，これを説明する物差し（基準）はない．大事なことは，販売する薬剤師が一定の基準をもたなければならないということである．例えば，薬局に来ることができる患者は体力あり，家で寝込んでいるため家族が来局する場合は体力なしとするなど，販売する側が一定の物差しをもって行えば，1つの情報を得ることができ，処方選択の参考になる．きちんと来局した方から情報を得る必要がある．
中医学の場合：弁証として外感風熱証，論治としては選択肢はないが，銀翹散（ぎんぎょうさん）という選択になる．もともと胃腸虚弱にて胃気の生産が悪く，そこに，風寒もしくは風熱の外邪が侵襲．表にて邪正闘争が発生し，発熱．そこに胃気が供給されるため脈浮数．胃気の高まりが目的地（邪正闘争の場所）以外（頭顔部）に行き，頭痛が発生．汗の有無，寒症状にて処方も変わる．中医学的見解からみれば一般薬局での対応は厳しいと考える．

OTC漢方薬の副作用とその対策

1 製剤による注意

漢方薬は製品として1つの商品名をもっているが，冒頭でも述べたように，生薬を基本的に2種類以上混ぜているという特徴がある．そのため，患者さんからは商品名（販売名）が違えば中身は違うものと思われがちであるが，構成生薬が重複していることにより副作用が発生する場合が考えられる．

2 漢方処方を併用するときの注意

a 合方の場合

漢方薬はこの生薬重複も相まって漢方薬を併用するときは注意が必要である．漢方薬には一緒にすることで名前が変わるものがある．茯苓飲合半夏厚朴湯のように「合」で2つの漢方薬が書いてあればわかりやすいが，

- 柴朴湯＝小柴胡湯＋半夏厚朴湯
- 柴苓湯＝小柴胡湯＋五苓散

表1 かぜ初期症状への選択薬剤

薬剤	特徴	服薬のポイント
葛根湯	体力は中程度以上．汗が出ない感冒初期に使用 頭痛，発熱，肩・首・背部痛，悪寒 胃腸が丈夫で，脈や腹力が充実した人の感冒初期 首や背中がこり，発汗がない 桂枝湯に葛根，麻黄を加えたもの	汗が出ていない場合に使用するので，エキス製剤を熱湯で溶いた後，フーフーしながら服薬させるとよい．ドリンク製剤になっているものはお湯で溶いて服薬させるとよい
麻黄湯	体力充実 汗が出ない感冒初期に使用　悪寒，発熱，関節痛 胃腸が丈夫で，脈や腹力が充実した人の感冒初期 汗が出る者には使わない	
小青竜湯	体力は中程度またはやや虚弱 咳は湿った咳で喘鳴を伴い，痰は唾のように薄くて量が多い 鼻水や薄い水様の痰を伴う感冒初期	
桂枝湯	体力が落ちた時のかぜ初期に使用 自汗があり悪寒・悪風・微熱がある時に使用	自汗（無汗の場合もある）があるが，エキス製剤を熱湯で溶いた後，服薬するのがよい（吐気がある場合は，溶いた後に冷めてから服用した方がよい）

選択のポイント
- 発症時期，体力の有無，胃腸の虚弱が選択のポイント
- 咳，鼻水などの周辺症状
- 桂枝湯以外は麻黄を含んでいるため，アスリートへの販売には注意が必要

- 温清飲＝黄連解毒湯＋四物湯

のように，名前が変わりわかりにくいものもある．この列でいえば，柴朴湯に小柴胡湯を加味した場合には注意が必要である．

ⓑ 類似処方の場合

この組み合わせは，生薬だけの重複ではなく症状が同じ場合に使用する漢方であり，本当に漢方薬を知り尽くした薬剤師が量を調整しながら重ねて使う場合は考えられるが，漢方薬の知識が乏しい状態で併用すると副作用が起きる可能性が高くなる．

- 小柴胡湯＋大柴胡湯の併用
- 葛根湯＋麻黄湯の併用
- 麻黄湯＋麻黄附子細辛湯
- 桂枝茯苓丸＋当帰芍薬散の併用
- 補中益気湯＋十全大補湯の併用
- 桃核承気湯＋大承気湯の併用

ⓒ 併用による生薬の重複

漢方薬は同じ生薬を使用する場合があり，重複する生薬のため副作用が起きる可能性が高くなる場合がある．

- 葛根湯＋補中益気湯：甘草の重複が合計3.5gである．副作用としてミオパチー，偽アルドステロン症，低カリウム血症
- 麻黄湯＋小青竜湯：麻黄の重複が合計8gである．副作用として不眠，発汗過多，頻脈，動悸

3 投薬期間

以前，小柴胡湯を長期に服用した患者が間質性肺炎を併発したことがある．診療所での処方であれば，定期的に血液検査などを行い患者を管理コントロールできるが，セルフメディケーション（OTC医薬品の販売）の場合，患者は自己管理での服用となり，定期的な検査を受けない場合が多い．そのため，思わぬ副作用が起きる可能性も考えられるので，長期服薬させる場合には3〜6ヵ月に1回は受診勧奨を行い，定期的な検査を勧めるべきである．

◆◆◆ まとめ

　われわれ薬剤師は医療用の漢方処方の調剤だけではなく，一般用医薬品としての漢方製剤の販売供給にも携わらなければならない．発売されている一般用医薬品297処方の添付文書を確認し，成分構成や配合量にも注意するようにすべきである．セルフメディケーションを推進していくなかにあっても，きちんと患者の状況を見極め，ケアしていく必要がある．一般の方は漢方薬は安心・安全といった間違った認識をもっている．そのため，漢方の選択や使い方を間違えると，重篤な副作用を引き起こす可能性がある．

　今回，漢方薬の選択方法と基礎的な知識を紹介させていただいたが，あくまで総論としての紹介であり，各論については適宜知識の習得が必要となる．しかし漢方薬の基礎的な知識を学びある程度使いこなせるようになれば，プライマリ・ケア薬剤師として，薬学的視点から患者と接し，薬剤選択の幅が広がることから，より患者の満足度を上げることができるであろうと考える．漢方薬をうまく使いこなし，患者の気持ちに寄り添える薬剤師として活動してほしい．

（七嶋和孝）

文献

1) 山田光胤, 橋本竹二郎：図説東洋医学＜湯液編Ⅰ＞, 学研, 1984.
2) 山田光胤：図説東洋医学＜湯液編Ⅱ＞, 学研, 1986.
3) 山田光胤, 代田文彦：図説東洋医学＜基礎編＞, 学研, 1979.
4) 大塚敬節：傷寒論解説, 創元社, 1984.
5) 藤平 健, 山田光胤監修：実用漢方処方集, じほう, 1998.
6) 日本医師会ほか：漢方治療のABC, 医学書院, 1992.
7) 寺澤捷年：絵でみる和漢診療学, 医学書院, 2000.
8) 張 瓏英：臨床中医学概論, 緑書房, 1988.
9) 藤平 健：漢方処方類方鑑別便覧, リンネ, 1982.
10) 大塚敬節：漢方医学, 創元社, 1992.
11) 池田政一：初めて読む人のための難經ハンドブック, 医道の日本社, 1991.
12) 池田政一：傷寒論ハンドブック, 医道の日本社, 1991.

4 健康食品の知識と活用

健康食品とは

　健康食品とは，法律上の定義はなく，健康の保持増進に資する食品として販売・利用されるもの全般を指している．そのうち，国が定めた安全性や有効性に関する基準などを満たした「保健機能食品制度」がある．

　保健機能食品は，図1のように特定保健用食品と栄養機能食品に分けられる．栄養機能食品は栄養成分（ビタミン・ミネラル）の補給のために利用される食品で，一定の規格を満たせば認可される規格基準型である．特定保健用食品は，消費者庁長官の許可を得て特定の保健の用途に適する旨を表示した食品で，「個別許可型（疾病リスク低減表示を含む）」「規格基準型」「条件付き特定保健用食品」があり，有効性および安全性について，消費者庁および食品安全委員会の審査を経ることとされている．

健康食品の情報源

　健康食品の情報をインターネットで調べると，膨大な情報が検索され，何が正確な情報なのか，それを判断するのは相当困難な作業である．一般的なインターネット検索エンジンである「Google」で"健康食品""血圧"というキーワードだけでも370万件以上検索される．また医薬品もそうであるが，製造会社の学術資料を鵜呑みにするのも問題である．多くの場合で，そのような学術資料は製造会社の都合のよい情報が一見わかりやすく，実はその妥当性を考えようとしたときにとてもわかりにくく書いてあるといえる[2]．

　筆者が健康食品の情報源としてよく活用するのが，独立行政法人国立健康・栄養研究所の「健康食品の安全性・有効性情報」(https://hfnet.nih.go.jp/)である．特に「素材情報データベース」で

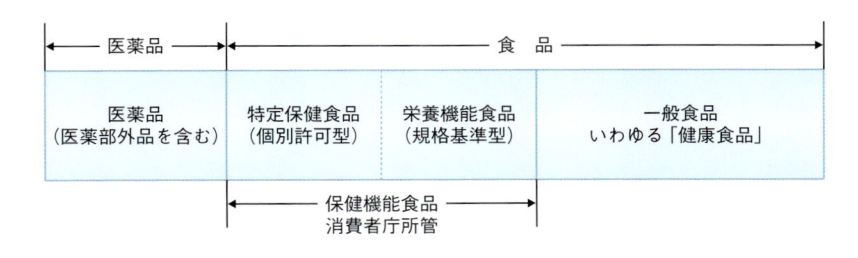

←医薬品→	←食品→		
医薬品 （医薬部外品を含む）	特定保健食品 （個別許可型）	栄養機能食品 （規格基準型）	一般食品 いわゆる「健康食品」
	←保健機能食品→ 消費者庁所管		

図1　保健機能食品の位置づけ

（文献1）より引用）

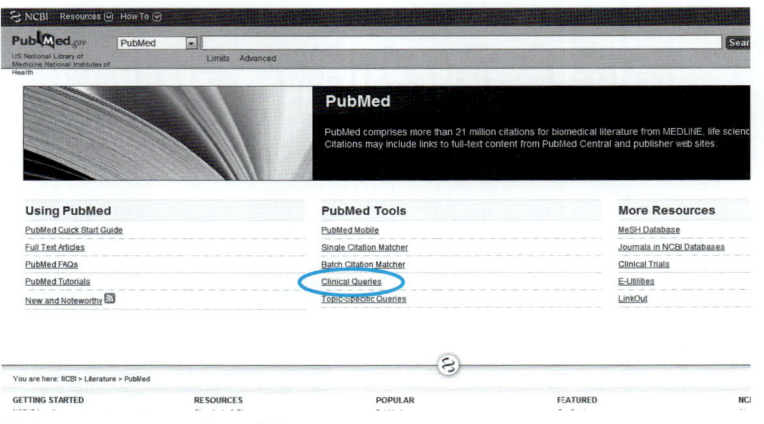

図2 PubMed のトップ画面
中央の PubMed Tools の下から2つ目が「Clinical Queries」（○で囲った部分）

は，五十音順に健康食品に関するエビデンスを調べることができるので便利である．そして多くの項目にPMID（文献検索サイトPubMedが各文献へ割りふっているID番号）が併記されており，さらにPubMedへのリンクがなされていて，原著論文の抄録までたどりつけるようになっている．各健康食品の有効性・安全性に関してはこのホームページを参照されたい．

　インターネット上で入手できる情報，あるいは教科書などでは改訂頻度や更新頻度が重要であり，しばしば最新の情報が欠落していることもある．また，探したい情報が見つからない場合などはPubMedから直接検索してみることも必要である．PubMed（www.pubmed.gov）は米国立医学図書館（National Library of Medicine）が作成しており，世界各国の生物学・医学系雑誌約5,600誌（2014年3月現在）に掲載された文献を検索できるデータベースである．多量の文献が掲載されているため，その検索も大変ではあるが，**図2**に示した「Clinical Queries」（http://www.ncbi.nlm.nih.gov/pubmed/clinical）を使うと比較的容易に検索できる．「Clinical Queries」とは，主に臨床医学領域の文献検索を想定した検索機能であり，検索ワードと疑問のカテゴリー（治療＝therapy，診断＝diagnosis，予後＝prognosis，副作用＝etiology），そして検索範囲であるスコープで「narrow：狭く限定的」または「broad：広く高感度」を選択するだけで，効率よく文献の検索が可能である．

　ネット上にあふれる情報量とは対照的に，健康食品に関する臨床研究は医薬品に比べると少なく，このような検索でも十分な情報が得られないことも多い．このような場合はヒトに対する効果については現時点で不明である，ということがわかり，患者さんにもそのように情報提供することが肝要である．

どんな情報を吟味すればよいか

　健康食品に関する情報として，投与前後を比較したデータを示すことが多い．しかし，例えば健康食品の摂取前後を比較して血圧が下がったというのは，実は運動などもしており，健康食品を摂らなくても下がったのではないかと考えられる．また血圧が下がるという情報が何を対象として得られた情報なのかも重要である．健康食品の作用や効果の可能性は，動物を対象とした基礎研究から得られたものが多い．マウ

スなどで血圧が下がった成分がヒトでも同様の効果を示すかどうかは別問題である．本当にヒトで得られた研究結果なのか十分確認したい．さらに，どんなヒトを対象にした情報であるかも重要である．例えば，高齢者だけで効果が認められた健康食品が若年層にも有効かどうかは不明である．

ヒトを対象とした研究で，投与前後比較ではなく，プラセボを用いて健康食品の効果を比較検討し，さらに対象患者の患者背景の偏りをなくすため健康食品とプラセボ，どちらを服用させるか，まったくランダムに決め，服用者も研究者もどちらを服用しているかわからなくさせる二重盲検という手法を用いることで，有効性に関する妥当な情報が得られる．このような研究デザインをプラセボ対照の二重盲検ランダム化比較試験という．

健康食品を何のために摂取するのか

例えば　血圧によいといわれている健康食品を例にすると，「何のために健康食品を摂取するのだろうか」という視点は大切である．血圧が高いとどうなるのか，将来的に脳卒中などを引き起こすかもしれない，脳血管疾患を予防するための血圧コントロールである．したがって血圧を下げることは手段であり目的ではないことに十分留意するべきである．医薬品や健康食品などの介入によりもたらされる患者さんの成り行きを「アウトカム」と呼ぶが，一般的には血圧が下がるというのを代用のアウトカムといい，脳卒中がどれだけ減ったか，あるいは健康寿命がどれだけ延びたか，という人の生死に関わるような重大な転機を真のアウトカムという．なお真のアウトカムは患者ごとに異なる．たとえ寿命が延びなくても，血圧をとりあえず今下げることで安心できるということであれ

ば，血圧そのものも真のアウトカムになりうるのである．健康食品を薦める際は，必ず患者さんの個々の真のアウトカムを意識することが肝要である．血圧が高めなことに不安を感じているのか，それとも末永く健康的な生活を願っているのか，このような患者さんの思いを十分に把握しなくてはいけない．

血圧が高い患者さんを例に

「最近，血圧が少し高めなのですが，何か血圧によい健康食品はないでしょうか？血液をサラサラにするナットウキナーゼという健康食品が血圧にも効果があると聞きましたがどうでしょうか？」と相談されたとしよう．他に基礎疾患などはなく，年齢は40代の男性である．収縮期血圧は140mmHg前後で降圧薬の服用はない．喫煙歴もない．

血圧を下げると謳った健康食品は多々あるが，血圧を下げるというのは手段であって目的ではないという前提を十分に認識していないといけない．血圧が高い状態が続くと何が問題かという思考を常にもっていないと，健康食品の真の効果という観点から情報を吟味できなくなってしまう．血圧を下げるのは脳卒中などの発症リスクを下げ，健康寿命を延ばすこと，一般的にはそう解釈できる．

ナットウキナーゼはそもそも抗血栓作用を期待される健康食品ではあるが，血圧降下作用も有するといわれている．どの程度の効果なのか，PubMedのClinical Queriesで調べてみよう．検索ワードに「nattokinase」，カテゴリーはtherapy，そしてスコープはnarrowにすると原著論文は3件までに絞られる（2013年7月1日現在）．そのなかでも二重盲検ランダム化比較試験のKim JYらによる2009年の報告[3]を見てみよう．

対象は20～80歳で収縮期血圧が130～

159 mmHgの86人である．過去6ヵ月以内に降圧薬の服用，心血管疾患の既往や糖尿病，がん，COPDなどの疾病を有する患者，妊娠中の女性を除外している．平均年齢は47歳前後で女性の割合は48％前後，平均BMI 25前後である．そして，ランダムにナットウキナーゼカプセル1日2,000FUを投与した44人の群とプラセボを投与した42人の群に分け，8週後の収縮期血圧および拡張期血圧（血圧は3回計測した平均値）の変化量を比較検討した二重盲検ランダム化比較試験である．結果を**表1**に示した．なお，試験を完遂できたのは86例中73例である．

本来，薬や健康食品などの有効性を評価する場合，血圧変化のような代用のアウトカムではなく，死亡リスクや脳卒中抑制など真のアウトカムを設定した論文を読むべきだが，残念ながら血圧に関連した健康食品の文献では真のアウトカムを検討した報告が少ない．その理由として，健康食品は医薬品のように大規模な研究をすることが資金的に厳しい場合が多く，症例数を少なくせざるを得ないうえに，医薬品ほどの臨床効果を期待できない可能性が高いため，発症頻度が少ない死亡リスクなどを検出できない可能性が高い，ということがあげられる．

そもそも，この試験の対象患者のような軽度高血圧患者の血圧は下げるべきなのだろうか．収縮期血圧が140〜159mmHgの軽度高血圧患者に降圧治療を行っても，プラセボに比べて総死亡や冠動脈疾患，脳卒中，心血管イベントに有意差がないとする報告がある[4]．対象年齢や基礎的な背景は十分考慮する必要があるが，この程度の血圧であればそもそも下げるべきかどうかよくわからないということを背景知識として知ることも肝要である．

あくまで脳卒中抑制効果などの真のアウトカムを検討した研究ではなく，その効果は血圧降下という代用のアウトカム改善でしかない可能性が高いのではあるが，医薬品ではなく健康食品であることを踏まえると，血圧という数値が気になる健康志向の人に対してお薦めするのはいいのかもしれない．数値が下がれば安心だという患者さんには，このような健康食品を摂取することは意味のあることだということになる．ただ，誰でも血圧が下がるわけではない．対象患者の情報は重要である．収縮期血圧が160mmHg以上ある場合やBMIが30以上ある人，降圧薬を服用中であるとか，糖尿病の治療中，心血管疾患の既往がある患者では効果があるかどうかはこの研究の対象外であり，有効性は不明である．この場合，お薦めすることは避けるべきであり，状況によって医療機関受診を勧めることも必要だろう．また脳卒中の二次予防のためにアスピリンを服用していた患者がナットウキナーゼを摂取したことで脳出血を起こした症例が報告[5]されており，基礎疾患や併用薬の確認は必須である．最終的に，収縮期血圧はプラセボに比べて5mmHgほど統計的有意に下がる可能性が示唆されたが，臨床的にはど

表1 ナットウキナーゼによる8週後の血圧変化

アウトカム	ナットウキナーゼ群 (n＝39)	プラセボ群 (n＝34)	8週後の血圧変化量の差 ［95％信頼区間］
収縮期血圧	145.0 mmHg →131.8 mmHg	143.6 mmHg →135.9 mmHg	－5.55 mmHg ［－10.5〜－0.57 mmHg］
拡張期血圧	94.7 mmHg →89.0 mmHg	94.0 mmHg →91.2 mmHg	－2.84 mmHg ［－5.33〜－0.33 mmHg］

（文献3）より作成）

うだろうか．この結果は個人差の範囲内と考えることもできてしまう．統計的有意な結果と実臨床で実感できる効果なのかは別問題である．またこの研究では試験終了までに脱落してしまった症例（86例中13例が試験を完遂していない）もやや多い印象で，結果はもう少し割り引いて考える必要があるかもしれない．さらにナットウキナーゼにかかる費用，コスト面も考慮したい．また，この研究ではプラセボ群でも投与前後で血圧が下がっている．先に述べたとおり，投与前後の比較を検討した情報は参考になることは少ない．投与前後の変化を2群間で比較することが肝要である．

健康食品の考え方とそのエビデンスの使い方

ランダム化比較試験などのエビデンスのみで判断すれば，ほとんどの健康食品は結果があいまいすぎて，これは摂取するに値しないただの高価な食品になってしまう．言い換えれば「この症状にはこの健康食品がお薦めです」という思考回路は，多くの場合でエビデンスの前に否定されることになる．薬剤師が健康食品を用いて健康相談に対応する際は，病気の診断がつく前の段階というあいまいな現象を，健康食品というさらに効果があいまいなものを用いて考えいくわけで，エビデンスは判断材料の一部と捉えないと，エビデンスの押し付けになってしまい，「健康食品なんて意味がない，気になるなら，病院へ行ってください」という一方向の答えしか導き出されない．

健康食品は選択肢の1つであり，症状や訴えそのものを解決する完璧な手段にはなり得ないということを前提に，患者さんがなぜ健康食品を服用したいと考えたのか，ということを熟慮しなくてはいけない．体調に何か不安があるのか，健康診断の数値が心配なのか，ものすごく健康志向なのか，さまざまな思いを分析すること，これは健康食品の効果を分析することよりも肝要である．どんな状況で，何のために健康食品を摂取したいのか，その状況を放置していたらどの程度のリスクがあるのか，それは健康食品で何とかなるレベルの話なのか，そういった視点から妥当な根拠に基づいて健康食品を取り扱うことが肝要である．

（青島周一）

文献
1) 厚生労働省ホームページ「健康食品」のホームページ．
2) 青島周一：薬局, 64（8）：2358-2363, 2013.
3) Kim JY, et al：Hypertens Res, 31（8）：1583-1588, 2008.
4) Diao D, et al：Cochrane Database Syst Rev, 15；8：CD006742, 2012.
5) Chang YY, et al：Intern Med, 47（5）：467-469, 2008.

5 医療機器の知識と活用

　プライマリ・ケアとは，国民のあらゆる健康上の問題，疾病に対し，総合的・継続的・そして全人的に対応する地域の保健医療福祉機能と日本プライマリ・ケア連合学会では定義されている．医療機器は医療，福祉，介護を提供し続けて行くために重要な道具となっている．さまざまな医療機器のなかから，一般的に薬局に置いてある機器，受診勧奨へのきっかけになる医療機器，医師・看護師が汎用する医療機器をそれぞれ紹介する．医療機器の知識を得ることは，プライマリ・ケア薬剤師としての役割の一端を果たすため，重要なことである．

体温計

　体温を測るということは，バイタルサインを把握する上で大切な指標の1つとなる．体温計の種類には，医療用と家庭用がある．医療用は特に不特定多数の使用が想定されるため，体温計全体を消毒液に浸けられるよう防水処理がされている．一般用でも医療用と同じ防水処理をされたものは販売されているが，一般には挟む部分のみ防水処理されているものが販売されている．体温は腋窩・口中の平衡温（恒定温）を測定することで知ることができるが，脇をしっかり閉じてから10分以上，口中では5分以上かかる．最近では耳内温という鼓膜およびその周辺の温度を測定し，体温を反映することができるタイプの商品も販売されている．

　現在市販されている体温計には体温測定データを記憶したマイクロコンピューターが内蔵されており，体温の上昇を20～30秒程度で平衡温を予測している．そのため短時間で測定が可能になった．しかし，予測式であっても実測検温する場合は10分以上かける必要がある．

　腋窩温の測定では斜め下から30～45度に挟むことが重要で，意外に真横に挟んだり，斜め上に挟むことがあるが，正しい測定がしにくいので注意する．

　口中の測定方法では，舌下の一番奥になる舌小帯の両側に体温計の先端が当たるように体温計を支えて測定するよう指導する．測定中は鼻呼吸をすることも忘れてはならない．

　耳式体温計は，耳の中から出ている赤外線をセンサーが瞬時に検出することで，耳内温を1秒で測定する．体からは体温に相応する赤外線が出ているので，赤外線の量を検出することで温度が測れるため，耳への害はないことを説明する．

　次世代型体温計として非接触式体温計が医療機器として承認されている．肌に触れることなく測定できるため，二次感染の恐れもなく，1秒もかからず測定でき，迅速で正確に体温を知ることができる．救急医療，感染症流行時に有用であり，空港・港湾検疫などでも利用されている．

血圧計

血圧計には，主として医療用で使われる手動式血圧計と，医療機器として薬局で市販されている自動式血圧計に分けることができる．

手動式血圧測定はリバロッチ／コロトコフ法と呼ばれるもので，血管音（コロトコフ音）を測定するものである．測定方法は，血管を加圧することで血流が遮断され（無音），カフ（またはマンシェットと呼ばれる）を減圧することで血流が再開される．血流に乱流が起こったときの開始音を収縮期血圧として測定する．血管が開ききって元に戻ると乱流がなくなり，加圧前と同じく無音になり拡張期血圧として測定する．

手動式血圧計には古くから使われている「水銀血圧計」「アネロイド血圧計」がある．

自動血圧測定はオシロメトリック方式と呼ばれるものが多く，血管の振動を測定するものである．カフに空気をいっぱいに加圧すると動脈血管では血液の流れがなくなる．その後，カフの空気を徐々に排気していくと，最初に血液が流れている時点で脈拍が走るとともに振動が発生する．さらにカフの加圧を減少し続けると血管が広がり，流れる血液量は多くなる．そして，振動も多くなって最大の振動を記録したのち，徐々に減少して結局は消滅する．振動幅が急速に高くなる時点を最高血圧，振動幅が急速に低くなる時点を最低血圧とみなす血圧測定を行う．

自動コロトコフ方式の血圧計も市販されている．カフのなかにマイクロフォンが内蔵され計測されるようになっており，血管音で測定する．音で計測されるため糖尿病，肝臓病，動脈硬化，高血圧症などで末梢循環障害のある場合は血圧値に差が出ることがある．また測定部位の血流が少ない場合，血管音が非常に小さい場合，不整脈のある場合，血管雑音が多い場合は誤差が出やすい．

自動式血圧計は「手動加圧式血圧計」があり，水銀血圧計同様の加圧式ではあるが，オシロメトリック法による測定器である．また，市販されている自動血圧計には「手首式」「指式」「上腕カフ式」「アームイン式」などがある．上腕式が測定誤差が少ないとされており，「上腕カフ式」「アームイン式」があるが，「上腕カフ式」はカフを巻くため使い方を指導する必要がある．また，「アーム式」は腕を入れるだけで測定できるので面倒がないが，場所をとるという欠点がある．「手首式」は携帯性に優れ，自宅以外で測定する場合などに便利であるが，測定値については上腕部の方が正確である．「指式」は光電容積振動法により左示指の基部の動脈より血圧を測定する．簡易的測定に便利であるが，拡張期血圧が高めに測定される傾向にあるといわれている．

その他に，Bluetooth® やNFC通信機能などを搭載した血圧計が出ている．スマートフォンなどを血圧計にかざすだけでデータを蓄積することができ，グラフなどで毎日の変化もすぐわかるので，利用者は自己管理が手軽にできるようになる．また，薬剤師は利用者の継続的な健康維持のため，日常での生活改善をサポートすることができる[1]．家庭用血圧計の使用に際しては，測定方法や身体条件によりバラツキが出やすいことに注意する．例えば，測定方法として，血圧を測るときの上腕および手首の高さによって血圧差が出ることは意外に知られていない．心臓より10cm高い位置で測定すると血液が流れにくくなり，正しい測定値より約8mmHg低くなる．また10cm低い位置で測定すると血液の流れが多くなり，約8mmHg高くなるため，手首は心臓の高さに合わせて測定することを基本事項として説明する必要がある．

身体条件としては，入浴直後や深呼吸後は低

く測定され，尿意のあるときなどは高く測定されやすい．また気温によっても左右されやすい．正しい測定のためのポイントとして，いつも同じ時間に，落ち着いた場所で，リラックスして，正しい姿勢で測ることを説明し，また日頃から血圧を測ることに慣れるように薬局でも勧めていく必要がある．

血糖測定器

生活習慣病の1つである糖尿病患者は，現在も急増している．そして糖尿病性腎症は人工透析導入の原因のトップになっている．また一方で，糖尿病予備群の人は650万人にも上っているとされる[2]．糖尿病は自覚症状がないこと，また，早期発見に不可欠な血液検査の普及が低いためである．

自己血糖測定（SMBG）は現在，インスリン使用者に病院内での貸与が認められている．しかし，該当者以外の患者は自費で購入しなければならず，機器購入費用がかかることや，消耗品である血糖測定用チップや採血用針の購入が定期的に必要になるため，自主的に購入する患者は少ない．

SMBGは少量の血液採取で数秒で測定が可能であるため，血糖値の確認は簡単になっている．地域住民のセルフケア支援として，自己血糖測定（SMBG）を薬局で自由に使えるようにする方法もあるが，使用にはコストがかかる．

尿糖検査紙は安価で測定が可能である（20〜30円／枚程度）．血糖値が170mg/dL以上で陽性反応（＋）が出る．また，尿糖の量により（＋＋＋）の3段階まで分けられている．食後2時間値を測定することにより，正確な数値はわからないが，食生活の指標として有用である．境界型や軽度糖尿病患者では食後尿糖の陰性化が最初の目標となり，食後2時間前後の尿糖を測定することで食生活の改善を自覚することができる．測定結果をノートに記入することにより，血糖コントロールの貴重な情報源になる．

POCT（Point Of Care Testing：臨床現場即時検査）は，わずか1μLの微量血液からHbA1cを測定できる画期的な装置である．この装置は迅速に検査結果が得られるため，病識のない人の早期発見を目的として，薬局に置いて患者と関わることができ，また受診勧奨にもつながるという利点があるが，一方で試薬の金額が高価である．以上のように，血糖測定にはさまざまな機器がある．

これらの機器を使用して血糖値への関心を高めるアプローチが薬局に必要になる．血糖値の意味を理解し健康な行動を勧めることは，セルフケア支援に必要なことである．

最も大切なことは，これらの機器を通してコミュニケーションの場を薬局の機能として広げることにある．薬局での体調チェックが動機づけとなり，患者が健康行動に向かうかどうかは，薬剤師との信頼関係に基づいた支援が重要な役割を果たす．薬局の機能が，地域社会のなかで気軽に体調を自分で管理できる場所であることを理解してもらい，啓発活動を進めることがプライマリ・ケアの醍醐味ともいえる．

パルスオキシメーター

パルスオキシメーターは赤色・赤外の2種類の光を利用して，血中ヘモグロビンのうち酸素と結びついているヘモグロビンの割合を表示するものであり，動脈血の酸素飽和度（O_2 Saturation：%）を示す．「標準酸素解離曲線」は，体温37℃ pH7.4の条件下のもので，酸素飽和度（%）と酸素分圧（PaO_2）（mmHg）の関係を示す重要なグラフである[3]．

SpO_2は95%以上が正常で，90〜94%では呼

吸状態が悪化し，90％になると呼吸不全の診断基準となる．ただし，90％まで下がっていなくても，平常のSpO_2より3～4％の下降を示した場合は何らかの疾患を引き起こしている可能性があるので注意が必要である．病院だけでなく，在宅医療やスポーツトレーニング，トレッキングや登山時など幅広く使われている．薬局では在宅酸素療法患者の指導として，測定値による呼吸の管理の教育に使われることもある．また，メモリー機能を利用して睡眠時無呼吸症候群のスクリーニングにも役立てることができる．

パルスオキシメーターの誤作動の原因には「色」の影響がある．血液中に色素が混注されている場合は赤色・赤外の透過光量に影響を及ぼす．また，マニキュアはLEDの透過光を吸収するため，計測値に影響が出る．

ネブライザー

喘息の際，吸入する器具として使われる医療機器にネブライザーがある．吸入療法は即効性があり，副作用が少なく，簡便で苦痛を伴わないため家庭でも使用でき，また最近では小型で使いやすい機器が開発されている．ネブライザーにはコンプレッサー式，超音波式，メッシュ式の3種類がある．超音波式は病院で使用され，霧化量が大きく効率的に使用できる機器である．今回は，家庭で使用することができるメッシュ式とコンプレッサー式について記す．

コンプレッサー式（霧吹き式）は病院・家庭のどちらでも使えるネブライザーである．一方，メッシュ式は携帯できる大きさであり家庭用に使われている．噴霧量は，コンプレッサー式の方が多く，使用後の手入れも簡単である．

メッシュ式は，噴霧量はコンプレッサー式に比べて劣るが，携帯に便利で電池で使用できるため災害時には有用であり，機器を横にすることもできるため，寝たまま使用することも可能である．また，メッシュ式は無音設計のため夜間でも周りを気にせず使用でき，さらに残液量がコンプレッサー式よりも少なく，薬液を残すことなく噴霧することができるという利点がある．しかし，同量の噴霧速度はコンプレッサー式の方が速く，メッシュ式は遅い．また細部が繊細にできているため，手入れが面倒であるという欠点がある．

CPAP

睡眠時無呼吸症候群（SAS）は生活習慣病と密接な関係があり，適切な治療をしないで放置すると高血圧症や糖尿病，脂質異常症などを誘発する．動脈硬化を進行させ，不整脈や狭心症，心筋梗塞，脳卒中などの重篤な病気を引き起こす．

睡眠時無呼吸は，睡眠中に胸部・腹部の呼吸運動が認められるが上気道の閉塞のため気流が停止する閉塞型（OSA）と，上気道の閉塞なしに胸部・腹部の運動がなくなり無呼吸となる中枢型（CSA），中枢型から閉塞型に移行する混合型の3種類に分類される．閉塞性睡眠時無呼吸・低呼吸症候群（OSAHS）は上気道の閉塞によって無呼吸・低呼吸が起きるために発症する．生活習慣病のみならず，社会的にも交通事故や大事故が発生しており，薬局などでも受診勧奨が必要と思われる．

検査は，外来で問診や24時間記録できるパルスオキシメーターが使われる．その後，入院検査でポリソムノグラフィーを実施する．現在では簡易検査として自宅で測定することができる機器もあるため，高度な症状があり緊急に診断治療が必要な場合や，睡眠検査室での検査が行えないような患者にも簡単に診断ができるようになった．

OSAHSの治療方法には，①生活習慣の改善，

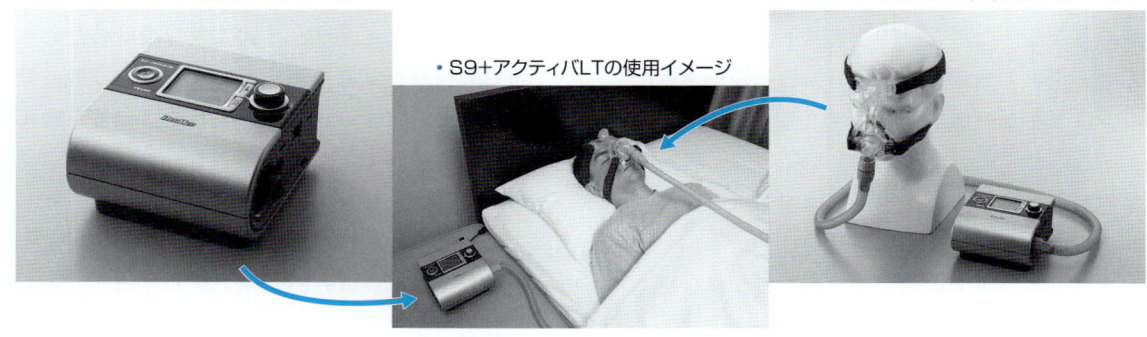

図1 CPAP装置

(帝人ファーマ株式会社提供資料)

②口腔内装置，③外科的手術，④CPAP療法がある．中等〜重症OSASには，CPAP療法が治療の第1選択といわれている．

　CPAPは鼻マスクを介して，一定陽圧の空気を送り込み，上気道を広げ上気道の開存を補助する（**図1**）．これにより軟口蓋や舌根の沈下による気道閉塞が改善し呼吸が容易になる．非侵襲的な手段であり，比較的短期で治療効果が得られることが長所である．また，健康保険の適応もあるため，使いやすい．一方，空気を送り込むため，呑気による腹部膨満感，鼻閉・口腔内の乾燥などの副作用もある．機器の騒音でかえって睡眠障害になることもある．在宅にてCPAP装置を継続使用する場合，毎月1回医療機関を受診する必要があり，その際にCPAP装置の調整やマスクなどの消耗品の補充も行う．薬局薬剤師はSASについて知識をもつばかりでなく，CPAP装置の使用方法など機器の使い方を知ることで，患者へよりわかりやすく，不安なく受診できるように伝えることができる．

　以上，一般的な機器を紹介した．その他，スマートフォンを使って心電図を記録するシステムや，血液を採取せず迅速にトータルヘモグロビン濃度を測定できる機器も開発されている．プライマリ・ケア薬剤師として，最新の機器を理解し活用することも，地域住民の健康管理を担う重要な役割である．

（小見川香代子）

文献
1) 山内一史ほか：千葉大学看護学部紀要，12：31-38，1990．
2) 厚生労働省：平成19年国民健康・栄養調査，p.43-55，2008．
3) 佐藤憲明編：臨床実践フィジカルアセスメント 急変対応力10倍アップ，p.89，南江堂，2012．
4) 厚生労働省：平成20年厚生労働省患者調査，p.5-6，2009．
5) 赤柴恒人：日本医事新報，(4248)：1-6，2005．
6) 睡眠呼吸障害研究会編：成人の睡眠時無呼吸症候群 診断と治療のためのガイドライン．p.25，メディカルレビュー，2005．
7) 高崎雄司ほか：日呼吸会誌，36(1)：53-60，1998．
8) 帝人ファーマ株式会社の各資料

第 9 章

地域活動

1 薬物乱用防止活動

　薬物乱用とは，薬物を本来の使用の目的や通常の使用量から逸脱した使用や，規制された違法薬物の使用をいう．

　人間は古代より薬物を活用しながら生命の保全をしてきた．本来の使用目的である病魔からの解放や，人間の生活を快適にする目的での使用であれば大いに活用すべきではあるが，非現実的な世界や，より異質の快楽を求めるために使用し，結果として人間としての一生を駄目にすることもある乱用も止まることがない．これは，現代においても危険性が十分に認知されている薬物についてさえ乱用が後を絶たないことからもわかる（**図1**）．

　乱用について，大人がその有害事象を理解している上で使用する場合と，若年者がまったく無知で使用してしまう場合とがあり，前者は本人の治療や更正しかないが，後者については非常に不幸な話である．

　われわれ医療関係者は，少なくともこのように本人が知らないで依存に陥ってしまうケースについて，未然に防ぐ手立てを考えていくべきである．それには，知識として理解できるよう啓発活動に積極的に取り組むべきであろう．特に若年層には啓発が必須であると考えられると

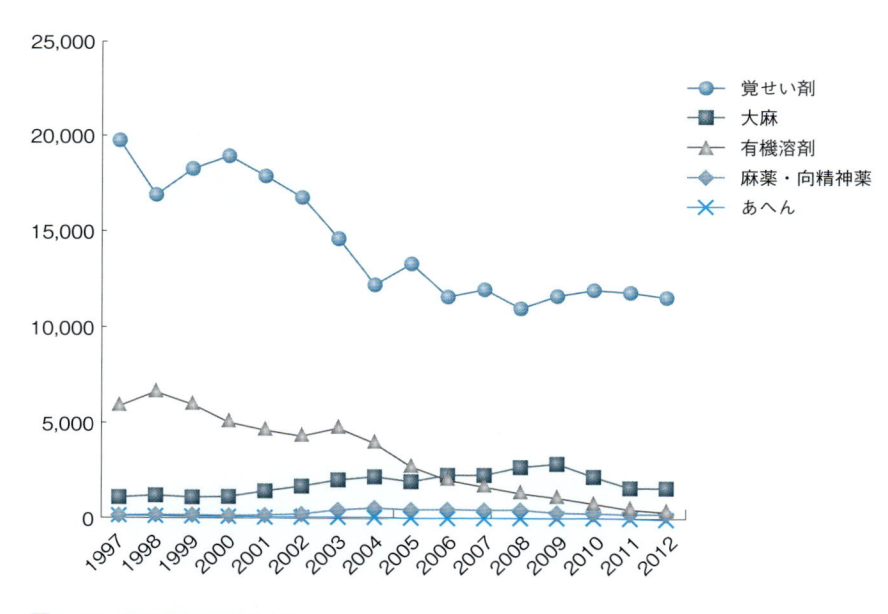

図1 ◆ 薬物事犯の検挙人数

（各年度の警察白書より筆者作成）

表1 ◆◆ 乱用薬物の依存形成

乱用薬物	精神依存	身体依存	中枢作用	主な症状
覚せい剤	+++	−	興奮	高揚感，妄想，幻覚
MDMA	+++	−	興奮	妄想，幻覚，陶酔感
コカイン	+++	−	興奮	妄想，幻覚，陶酔感
ヘロイン・モルヒネ	+++	+++	抑制	陶酔感，呼吸抑制
あへん	+++	+++	抑制	陶酔感，呼吸抑制
大麻	+++	±	抑制	感情不安定，妄想，幻覚，陶酔感
アルコール	++	+++	抑制	酩酊
有機溶剤	+	−	抑制	幻覚，妄想，認知障害

ころから，2002年度から実施している学習指導要領において，新たに小学校の教科「体育」においても薬物乱用防止に関する指導を行うことが明記されている．この教育現場にも，医療関係者などの専門家の指導介入が必須であろう．

若年者の乱用を根絶するのは，容易なことではない．非現実に対する興味だけでなく，他の非行と同様，その子の生活環境によって薬物乱用に走ってしまうことが考えられる．生活の根本である環境の整備をいかにできるかが重要である．

また，近年ではOTC医薬品や医療用医薬品での依存症も問題になっている．特に向精神薬では自殺との関連を考えると軽視できない問題であり，医療人全体で使用を考えていく必要がある．

依存の問題

薬物の乱用で最も大きな問題は，「依存形成」である．精神依存ではコカインが最も強く，身体依存はヘロインが最も強いといわれている（表1）．

乱用されている薬物

乱用されている薬物には大きく分けると，脳に対する作用で抑制系薬物と興奮系薬物とに分類できる．抑制系薬物にはあへん類，有機溶剤，大麻，睡眠薬，抗不安薬，アルコールなどが入る．また，興奮系薬物としては覚せい剤，コカイン，LSDなどが代表的な薬物である．

1 覚せい剤（アンフェタミン，メタンフェタミン）

覚せい剤は薬物関連疾患や検挙人数からみて，日本で一番多く乱用されていると思われる薬物である．俗称として「エス」「氷」「スピード」「アイス」「シャブ」「クリスタル」などと呼ばれている．

メタンフェタミンは，第2次大戦中には軍需工場などで工具の生産効率向上のために使用されていたり，特攻隊が出撃時や前夜に士気高揚のために使用したという逸話もある．戦後は薬局でも普通に売られ，1949年に劇薬指定されるまでは，居酒屋などでも「ヒロポン®」（メタンフェタミン塩酸塩）を置いていたというほどヒロポン中毒が蔓延していた．

覚せい剤は，使用時の高揚感，興奮など快感が強いこと，また短期間で依存症になりやすい薬物で慢性化しやすい薬物である．特に中断時には妄想（多くは被害的），幻覚（幻視，幻聴，幻臭など）などの精神病的障害が現れることが多く，抑うつ状態，イライラ，焦燥感が出る．また，身体的には血圧上昇，瞳孔散大，頻脈，

食欲抑制，静脈炎，手足の振戦などがある．急性心不全や脳内出血による突然死もみられる．

いったん依存や慢性化した場合，断薬後でも少量の薬物使用やアルコール，ストレスなどで自然再燃（フラッシュバック）も起こりやすい状態が長期にわたることがある．このフラッシュバックとは，乱用時に体験した幻覚や妄想が再燃する現象である．

2 大麻（マリファナ）

大麻の中枢作用は，アサ（大麻草：*Cannabis sativa*）の葉や花に含まれるテトラヒドロカンナビノール（THC）によるものである．亜種のインド麻（*Cannabis indica Lam*）には *C. sativa* の数倍のTHCが含まれている．

大麻にはアサの花冠，葉を乾燥（俗称：ハッパ，クサなど）または樹脂化（俗称：チョコなど），液体化させたもの（ハッシュドオイル）など，さまざまな形で流通している．

THCの薬理作用は，脳に対し興奮作用と抑制作用の両面をもっている．精神機能に及ぼす障害として人格変容（感覚，情動，思考機能の変容）や幻聴，幻視，考想察知（自分の考えは他人に知られていると感じる）など統合失調症によく似た大麻精神病や無動機症候群も起こる．

身体的影響として心拍数増加，眼球結膜充血，筋力低下，口渇，めまい，悪心・嘔吐，頻尿，平衡感覚障害などがみられる．

3 有機溶剤

シンナーやトルエンなどの有機溶剤を吸引して乱用する．以前は「シンナー遊び」と称され若年層で流行した時期があったが，身体的な有害作用のみならず，発火し火事の原因になった事件もあった．しかしながら，臭いで発覚しやすかったりするため，最近では補導の頻度も受診する患者も減少してきている．

有機溶剤は特に若年層には重大な身体的な影響を及ぼす．大脳に対しては皮質の萎縮を起こし，精神症状として記憶障害，幻覚，妄想，認知障害，夢想症，有機溶剤精神病，無動機症候群などの症状などがよくみられる．歯に対しては溶解しぼろぼろにさせ，視神経に対する障害により視力低下や失明にまで至ることもある．また，気管支や肺の粘膜に対しても傷害する．末梢系では多発神経炎や筋萎縮なども起こすことが知られている．その他，腎機能や肝機能，循環器系，消化器系，呼吸器系など，多岐にわたる臓器障害を起こす．

4 麻　薬

主にケシ（*Papaver somniferum, Papaver setigerum* など）の果実（さく果：ケシ坊主）に傷をつけ，滲み出た樹液から作られるあへんからは20種以上のアヘンアルカロイドが抽出される．主なものはモルヒネ，コデイン，パパベリン，ノスカピン（ナルコチン）など，医療用としても有用なものも多い．国内では「麻薬及び向精神薬取締法」により規制されており，乱用の頻度は少ない．依存は身体的依存も精神依存も強く，離脱時は悪寒やふるえ，悪心・嘔吐，易刺激性，筋や関節痛などが数日間続く．

合成麻薬としては，MDMA（3,4-methylenedioxymethamphetamine），MDA（3,4-methylenedioxyamphetamine），MDEA（3,4-methylenediox-*N*-ethylamphetamine）など多くの薬物がある．MDMAは米国でPTSDの治療に使用されていたことがあったが，日本では1989年に麻薬指定された．一時期は価格も下がったこともあり，特に若年層での乱用が広がり問題となっていたが，現在は減少してきている．

構造式からみると，メタンフェタミンとメスカリン（サボテンの一種ペヨーテなどに含まれ，幻覚作用をもつ）と合わせたような構造となっ

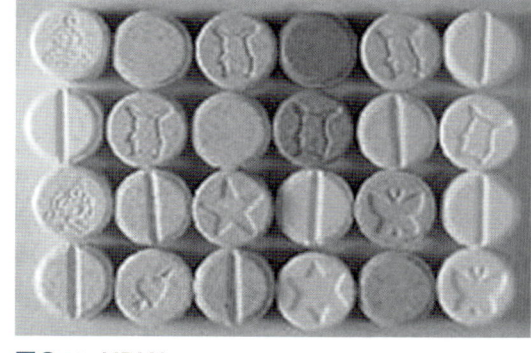

図2 ◆◆ MDMA の構造式
覚せい剤とメスカリンとの比較.

図3 ◆◆ MDMA
（東京都福祉保健局薬務課より写真提供）

ている（図2）．俗称として，「エクスタシー」「X」「バツ」などと呼ばれている．また，錠剤型の麻薬なので「タマ」とも呼ばれることもある．

作用も覚せい剤類似の中枢刺激作用と幻覚作用をもっている．急性中毒としては悪性高体温症がみられ，横紋筋溶解症から腎不全を起こすことがある．

綺麗な錠剤に加工されていることが多く（図3），見栄えのよいことから若年層が手を出しやすくなっており，危険性について十分に啓発していかなくてはいけない薬物の1つである．

5 医薬品（睡眠薬，抗不安薬，OTC医薬品）

「平成24年度全国の精神科医療施設における薬物関連精神疾患の実態調査」（病院調査，2012年）の報告では，主たる薬物で，覚せい剤（42.0％），脱法ドラッグ（16.3％），睡眠薬・抗不安薬（15.1％），有機溶剤（7.7％），鎮咳薬（2.7％），大麻（2.5％），鎮痛薬（1.4％）となっている[1]．この調査は隔年で実施されているが，他のデータでは現れない「脱法ドラッグ」「睡眠薬・抗不安薬」「鎮咳薬」「鎮痛薬」など違法ではない薬物での「依存症」や「精神病性障害」が多いこともわかり，これからの乱用対策の方向性も見直す必要がある．

このなかで，脱法ドラッグ以外のものは医師からの処方された薬や，OTC医薬品での乱用である．主にジヒドロコデイン含有の鎮咳薬の乱用は，「白灯族」と呼ばれていた時期に比べると沈静化はしているが，いまだになくなってはいない．「薬剤師を情報源とする医薬品乱用の実態把握に関する研究」では，1,108人の薬剤師のうち692人（58.6％）がOTC医薬品の大量・頻回購入者への対応経験があったという報告がある[2]．

医療用の睡眠薬や抗不安薬が主たる薬物であった薬物関連精神疾患も，今や有機溶剤よりも多くなっている．2008年度の病院調査で報告された薬物は，睡眠薬ではトリアゾラム，フルニトラゼパム，ブロムワレリル尿素（OTC医薬品のウット®を含む），ゾルピデム，ベゲタミン，ブロチゾラム，ニトラゼパムなど，抗不安薬ではエチゾラム，アルプラゾラム，クロキサゾラム，ブロマゼパム，ジアゼパム，ロラゼパムなど，鎮痛薬ではセデス，ペンタゾシンなどであった[3]．

これらの薬物は，治療の目的で医師から処方されている．しかも精神科だけでなく，多くの

診療科から処方される医薬品である．自殺・うつ病対策プロジェクトチームの「過量服薬への取組」によれば，自殺既遂者のうち亡くなる前の1年間に精神科または心療内科に受診歴があった者が50%で，さらにそのうちの約6割が自殺時向精神薬の過量服薬を行っていた（直接の死因が薬物以外の自殺者）[4]．

過量服薬の対策として，薬剤師を活用した声かけの推進が必要といわれている．確かに，薬剤師はかかりつけ薬局の機能を活用した薬歴管理をもとに，通常からアドヒアランスの確認や患者インタビューなどにより過量服薬のリスクの高い患者を早期に発見し，適切な医療に結びつけることが可能ではないだろうか．自殺者のゲートキーパーとしての役割を保険薬局の薬剤師は果たせる環境となっている．

6 脱法ドラッグ（違法ドラッグ，脱法ハーブ）

2012年度の病院調査[1]には，新たに脱法ドラッグという調査項目が追加されたが，脱法ドラッグの症例数は覚せい剤に次いで大きな割合となっている．脱法ドラッグによる依存症となっている人が多いことが明らかにされた．

脱法ドラッグはインターネットやヘッドショップ，アダルトショップ，ハーブカフェなどで販売されていることが多い．また，近年では宅配便での取引や，自動販売機なども使われたケースがある．

これらを販売するにあたり，「合法ドラッグ」「ハーブ」「お香」「アロマオイル」「芳香剤」「バスソルト」「試薬」「クリーナー」などさまざまな見掛けや呼び方で販売されている．脱法ドラッグは麻薬などと同様に，使用することにより幻覚作用や興奮作用（多幸感や快感など）を高める作用の有するものもあり，危険性がかなり高いものも含まれている．以前，例えば「2C-B」や「マジックマッシュルーム」（シロシビン含有）など，「合法ドラッグ」として販売されていたが，2C-Bは1998年に麻薬に指定され，マジックマッシュルームは2002年にシロシビンやシロシンを含むキノコ類として麻薬原料植物としての規制をされた．その後も十数種の薬物が麻薬指定されている．しかしながら，「麻薬指定」などで規制するためには手続きなどで一定の時間が必要なことから，東京都が2005年に「東京都薬物の乱用防止に関する条例」（通称：脱法ドラッグ条例）を制定し，「知事指定薬物」として製造，販売などを短時間で規制をかけられる制度を策定した．さらに2007年には薬事法改正が改正され「大臣指定薬物」として規制が掛かるようになった（2013年4月現在68物質）．さらに2013年に，薬事法の「指定薬物」の構造と成分構造が類似している薬物を一括して規制対象とする「包括指定」が導入された．包括規制された成分は881物質（2013年7月時点）ある．東京都と同様の制度は，愛知県，大阪府，徳島県，和歌山県などでも施行されている．

しかしながら，2012年に報道された「脱法ハーブ」の関連と思われる事故や事件として，本人が死亡した事故が3件，車の運転で人を死亡させた事故やひき逃げ事件などが3件その他救急搬送された事故などが発生しており，検挙された事件が76件報告されている（警察庁）．この「脱法ハーブ」は乾燥した植物片に薬物を塗布して再乾燥させ販売されているようで，何の薬物が使用されているか不明であり非常に危険である．今までに見つかったものでは，カンナビノイド類や覚せい剤類似の成分が含まれている商品があった．

「飲酒・喫煙・薬物乱用についての全国中学生意識・実態調査」（2012年）の報告には，大麻・覚せい剤乱用のゲートドラッグとして，「有機溶

剤」から「脱法ドラッグ」に流れが変わってきている可能性があることが示唆されている[5].

(野中明人)

文献

1) 松本俊彦：全国の精神科医療施設における薬物関連精神疾患の実態調査. 平成24年度厚生労働科学研究費補助金（医薬品・医療機器等レギュラトリーサイエンス総合研究事業）研究報告書, 2013.
2) 嶋根卓也ほか：薬剤師を情報源とする医薬品乱用の実態把握に関する研究：平成24年度厚生労働科学研究費補助金（医薬品・医療機器等レギュラトリーサイエンス総合研究事業）研究報告書, 2013.
3) 尾崎 茂ほか：全国の精神科医療施設における薬物関連疾患の実態調査：平成20年度厚生労働科学研究費補助金（医薬品・医療機器等レギュラトリーサイエンス総合研究事業）, 2009.
4) 厚生労働省 自殺・うつ病対策プロジェクトチーム：過量服薬への取組―薬物治療のみに頼らない診療体制の構築に向けて―, 2010.
5) 和田 清ほか：飲酒・喫煙・薬物乱用についての全国中学生意識・実態調査(2012年), 平成24年度厚生労働科学研究費補助金（医薬品・医療機器等レギュラトリーサイエンス総合研究事業）研究報告書（主任研究者：和田 清), 2013.
6) 麻薬・覚せい剤乱用防止センター：薬物乱用防止読本「健康に生きようパート25」, 2012.
7) 麻薬・覚せい剤乱用防止センター：NEWS LETTER KNOW, 86 (2)：2-14, 2012.

2 学校薬剤師活動

学校薬剤師とは

　学校薬剤師は，薬剤師職能の全領域の活用を基本として，学校における保健管理に関する専門的事項に関し，技術および指導に従事し，快適かつ健康的な学校環境を熟成し，児童・生徒の健康，学習効率の向上を図ることを目的とする[1]．

　学校保健には，保健教育と保健管理があり，保健教育は学校環境衛生が中心となり，定期や臨時の検査を実施しての問題点や改善点などの指導助言を行い，健康教育や安全教育に役立てることである．また，安全管理指導には，薬品管理指導と施設・設備の管理指導があり，医薬品・化学薬品の管理や処理の指導，校舎施設・遊具・机・いすなどの安全点検指導などがある．

　その職務は学校保健法に示されており，**表1**の各号に掲げるとおりである．

表1　学校保健安全法施行規則第24条第1項

1. 学校保健計画及び学校安全計画の立案に参与すること．
2. 第1条の環境衛生検査に従事すること．
3. 学校の環境衛生の維持及び改善に関し，必要な指導及び助言を行うこと．
4. 法第8条の健康相談に従事すること．
5. 法第9条の保健指導に従事すること．
6. 学校において使用する医薬品，毒物，劇物並びに保健管理に必要な用具及び材料の管理に関し必要な指導及び助言を行い，及びこれらのものについて必要に応じ試験，検査又は鑑定を行うこと．
7. 前各号に掲げるもののほか，必要に応じ，学校における保健管理に関する専門的事項に関する技術及び指導に従事すること．

学校環境衛生検査

　学校環境衛生検査を行う目的とは，児童・生徒が安心して健康な生活を営む環境を維持することであり，環境が衛生的で快適であることは学習や仕事の能率を高めることから，児童・生徒の心身の発達を促し健康の保持増進を図り，豊かな情操を淘治することとなる．学校薬剤師は学校における環境衛生，薬事衛生などを中心とした薬剤師の専門性を生かし，健康管理の内容についてその徹底を図るよう指導助言を行い，また検査などの実施に積極的に努めることが必要である．

　環境衛生検査は「学校環境衛生基準」に基づいて行われ，またこの基準により判定される．毎学年定期に行う項目は**表2**のとおりである[2]．

ⓐ 教室における環境検査

　教室における環境衛生は，1日の大半を学校で過ごす児童・生徒などにとって，教室の温熱条件や換気の環境が快適・清浄でなければならず，児童・生徒などの体感や，学習意欲に影響

表2　学校環境衛生検査項目

1. 飲料水及び水泳プールの水の水質並びに排水の状況
2. 水道及び水泳プール（附属する施設及び設備を含む．）並びに学校給食用の施設及び設備の衛生状態並びに浄化消毒等のための設備の機能
3. 教室その他学校における採光及び照明
4. 教室その他学校における空気，暖房，換気方法及び騒音
5. その他校長が必要と認める項目

を与える[24].

検査項目としては，温度，相対湿度，二酸化炭素濃度，浮遊粉じん（粒径10μm以下の粒子をいい，肺や気管支に付着して呼吸器に悪影響を及ぼす），気流がある．冬季には一酸化炭素（COは物の不完全燃焼から発生し，空気中のCO濃度が高くなると，血液中のヘモグロビンと結合しCO-Hbとなり，酸素運搬作用を阻害して直接人体に悪影響を及ぼす），二酸化窒素（暖房時に使用する灯油の燃焼に伴って発生する）の測定も行う．特に換気の基準としては，二酸化炭素濃度が1,500ppm以下であることが望ましく，濃度が高い場合は窓を開けることで換気するよう指導する．

その他に，揮発性有機化合物の測定も行う．化学物質が及ぼす悪影響は問題となっており，児童・生徒の健康や健全な成長を保持・増進するため，定期的に化学物質の検査・点検を実施するなど，学校環境の維持・改善に，積極的に対応する．この検査は，校舎の新築，改装時に特に注意を要する．

ダニまたはダニアレルゲンの検査は，保健室の寝具，カーペット敷の教室など，ダニの発生しやすい場所において行う．基準値を超えた場合，保健室では，寝具やベッド周辺や床の清掃に留意し，寝具などの交換の頻度を高める．

ⓑ 照度

学校における照明の目的は，児童・生徒などや教師が，教科書や黒板の文字などを見やすくすることにより学習効果の向上を図ること，また，目の疲労を抑制し，近視を予防することである．また，学校教育にパソコンが導入されたことにより，コンピューター教室の検査も必要となる．

ⓒ 騒音

学校における騒音とは，教室内で教師の声が聞き取れない，学習や思考することに集中でき

ないなど，教師，児童・生徒双方にとって授業の妨げとなる音であり，教室の窓の開閉時にそれぞれ行う．

ⓓ プールの水質検査

学校のプールは多人数で利用することから，施設・設備が正常に機能し，プール水の衛生的な環境が保持できるように水質管理の徹底を図り，施設・設備も安全であることが必要である．

検査はプール使用期間中に児童生徒が入水中のときにプール水を採取する．また，プール内の施設・設備もチェックする．プール水の検査項目は，遊離残留塩素，pH値，大腸菌，一般細菌，有機物など過マンガン酸カリウム消費量，濁度，総トリハロメタンを測定する．特に注意を要するのは大腸菌であり，検出した際は，再度検査を行いそれでも検出した場合は，プール水の交換を行う必要がある．

ⓔ 飲料水

飲料水の検査項目は，水質ならびに施設・設備について行う．水道水を原水とする飲料水（専用水道を除く）の検査は，**表3**の事項を給水栓水について（高置水槽がある場合はその系統ごとに）行う．

水質に関しては専門業者に依頼することが多いが，学校薬剤師はその検査結果をもとにして指導，助言をする必要がある．

ⓕ 給食室検査

学校給食施設並びに設備の整備および管理に関わる衛生管理基準は①学校給食施設，②学校給食設備，③学校給食施設および設備の衛生管理である．

表3 ◆ 飲料水の検査項目

ア 遊離残留塩素	イ 色度・濁度・臭気・味
ウ 水素イオン濃度	エ 一般細菌
オ 大腸菌	カ 塩化物イオン
キ 有機物など〔過マンガン酸カリウム消費量または全有機炭素（TOC）〕	

給食施設の構造および附属設備の管理については，建物の位置，使用区分など，建物の構造，採光，通風，換気，防そ，防虫，建物の周囲の状況，給水設備，厨芥容器，清掃用具および便所などについて，衛生的であるか，または能率的であるかどうかを学校医および学校薬剤師などの協力を得て調べることとなっている．

学校薬剤師の保健指導

1 学校保健委員会への参加

学校には「学校保健委員会」が設けられており，年間1～2回開催される．学校保健委員会は校長・副校長・養護教諭・保健主事・給食担当職員・PTA・学校薬剤師・学校医・学校歯科医などで構成され，健康診断の結果や児童・生徒の健康に関する事項や環境検査の結果報告などを行い，改善点の話し合いが行われる．その委員会において学校薬剤師の果たす役割は，環境検査の結果や改善点を報告するだけでなく，児童・生徒が身につける内容として「喫煙，飲酒，薬物乱用の有害性について理解し，喫煙，飲酒，薬物乱用を促す要因に気づき避けることができる」「医薬品の有効性や副作用を理解し，正しく医薬品を使うことができる」などを学校保健委員会と連携を図り，児童・生徒および教職員・PTAをはじめとする学校関係者を対象として積極的に啓発活動を実施することである．

2 学校における薬の適正使用の教育

医療の担い手である薬剤師の果たすべき役割の中心は，患者の安全と医薬品の適正使用の確保であり，そのための国民への啓発活動も重要な役割である．学校においても「くすり教育」が，中学校では2012年度から，高校では2013年から保健体育授業で義務化された．学校薬剤師がくすり教育に関与するには，ゲストティーチャーとして児童・生徒を対象とした保健指導に参画し，学級担任や養護教諭と連携してグループワークや実験を主体とした授業を実施することにより，医薬品の正しい使い方や効くしくみを児童・生徒に理解させる方法がある．

くすり教育授業の進め方にはTT方式が効果的である．TT方式とは，チームティーチングの略で，薬剤師は教育については専門家ではないので，授業を行う場合，授業は担任の先生や養護の先生が進めていき，要点や重要な項目は先生が学校薬剤師に質問をするような形式でそれぞれの専門性を生かして授業を組み立てる．

実施するにあたっては，授業の目標（事前に学校との打ち合わせに沿った学習のねらい）に沿った内容とする．授業は"関心，意欲，問題の気づき""自己の生き方についての思考判断""自主的実践的な活動や態度"を評価基準として進める．そのため聞く者の興味を引き出し，知識や理解を深めて自分の判断で行動できる力を身につけてもらう．できるだけ話だけではなく，実験を行い視覚に訴えて印象づけることが大切である．

授業の基本的流れは次の3つの部分で構成される．

①導入の部分：講演の始まりの部分で，聞く者の気持ちをひきつけるインパクトのあるフレーズがあるとよい．

②展開の部分：対象が生徒の場合は難しい言葉はできるだけ避け，わかりにくそうな言葉があったらその都度説明する．

③まとめの部分：授業のねらいが「薬を正しく使う」というテーマの場合は，下の枠の4つの重要項目を含める．

・薬は必ずコップ一杯の水で飲む
・どのような薬にも主作用と副作用があることを理解してもらう
・副作用が出た場合はすぐに飲むのをやめ，身

近な大人に相談する
・薬についてわからないことがあった場合は，薬剤師に相談する

3 薬物乱用防止啓発活動

薬物乱用は世界的規模で広がりを見せ，日本においても例外ではなく社会問題となっている．学校教育のなかで，薬物乱用防止に対し薬剤師の果たす役割が期待される．

薬物乱用防止に関する指導としては，児童・生徒に対して正しい知識の伝達と，その知識を正しく使う意識を育てることにある．ゲートウェイドラッグといわれる，「タバコの害」「アルコールの害」の教育をはじめとして，シンナー・覚せい剤・大麻・脱法ドラッグなどの違法薬物の健康への影響や社会への影響などを教育することにより，薬物乱用を防止することが求められる．

薬物乱用に関する教育には以下の点を取り入れる[3]．
① 薬物乱用によって脳が侵されて，もとには戻らないこと
② 家庭生活が崩壊し，まともな社会生活ができなくなってしまうこと
③ 犯罪に走ったり，他人を殺傷したりしてしまうこと
④ 乱用することで暴力団などの組織犯罪グループをはびこらせてしまうこと
⑤ 覚せい剤，麻薬，シンナーなどの乱用はすべて犯罪であること

また，授業で行う場合は以下の実験を取り入れると効果が大きい．
① ニコチン・タールがフィルターにべったりつく実験
② 呼気中炭酸ガスの捕捉，タバコの一酸化炭素の捕捉実験
③ 発泡スチロールがシンナーにより，たちまち溶ける実験

4 アンチ・ドーピング

近年，スポーツ競技において「アンチ・ドーピング」の意識が高まっている．ドーピングは，重大な規則違反であることは言うに及ばず，選手自身の身体にも悪影響を及ぼす可能性がある．また，禁止対象薬物と知らずに使用し，不幸にしてその後の選手生命を絶たれるなどの事例も見受けられる．「医薬品の適正使用」という観点から，薬の専門家である薬剤師がアンチ・ドーピング活動に積極的に関わることは，児童・生徒の健康や選手生命の保持という意味において，またスポーツの健全な発展という意味において，重要な活動である．

学校薬剤師は以下のような活動を行う必要がある．
① 校長，教頭，保健体育の教諭，養護教諭，スポーツクラブの担当教諭または監督とのコミュニケーションを図り，啓発教育の機会を確保する
② 児童・生徒への授業やクラブ活動の時間などを利用し，啓発を行う
③ アンチ・ドーピングの観点から，保健室の医薬品を点検する

5 学校におけるアレルギー疾患をもつ児童・生徒に対する対応

学校生活において食物アレルギーの児童・生徒が増加しており，給食における除去食やアナフィラキシーの際の対応が求められている．

アナフィラキシーは，食物，薬物，蜂刺され，ラテックス（天然ゴム），ワクチンや運動などが原因で誘発される全身性の急性アレルギー反応で，急激な症状悪化から死に至る可能性もある重篤なアレルギー反応である．アナフィラキシーでよくみられる症状として，じん麻疹，呼

吸困難，腹痛，嘔吐，下痢および血圧低下を伴うショックなどがあげられる．アナフィラキシー症状に対しては早期のエピネフリン投与が不可欠であり，できれば初期症状（原因食物を摂取して口の中がしびれる，違和感，口唇の浮腫，気分不快，吐き気，嘔吐，腹痛，じん麻疹，せきこみなど）のうちに，ショック症状が進行する前に自己注射することが望まれる．

　過去に食物，薬物または蜂刺されなどによってアナフィラキシーを起こした児童・生徒は，即時型のアレルギー症状に対するエピネフリンの自己注射（エピペン®）を持参してくる場合がある．その際に留意することは以下の点である．

　エピペン®を学校内に持ち込む場合は，他の児童・生徒が手を触れないように留意し，養護教諭などの管理責任者がいる保健室などの場所に保管することが望まれる．ただし，緊急時には担任などの教職員がすぐに取り出して，処方を受けた児童・生徒に手渡すことができるように配慮することが必要である．エピネフリンは光により分解しやすいため，遮光保存が必要であり，常温での保管が求められているため，冷蔵庫や真夏の車内など高温になる場所での保管は避ける必要がある．

　学校薬剤師としての活動を1つのチャンスにして，児童・生徒に対する良い働きかけや支援を実現することもプライマリ・ケア薬剤師の役割である．

（嶋　元）

文献

1) 日本薬剤師会ホームページ 学校薬剤師部会「学校薬剤師の仕事」．
2) 日本学校薬剤師会：新訂「学校環境衛生基準」解説 2010, p.25, 薬事日報社, 2010.
3) 石川哲也ほか：薬物乱用防止の知識とその教育, p.137, 薬事日報社, 2000.

3 住民健康教育

　わが国は世界に例を見ないスピードで少子高齢化が進行しており，「寝たきり」や「認知症」の要介護状態の予備軍が増加している．また，「21世紀における第三次国民健康づくり運動」いわゆる「健康日本21」でもこのような少子高齢化を受け，生活習慣の改善や健康の増進，疾病の予防など，一次予防に重点を置く施策が強力に推進されている．

　このような状況を受け，薬剤師は医薬品の供給・適正使用への関与にとどまらず，地域の住民健康教育に積極的に関わっていくことが求められている．

健康教育に関する基礎知識

1 健康教育の目的

　健康教育は，健康の保持・増進を目的とする働きかけとして行われる．ただし，健康の保持・増進はきわめて広義である．すなわち，健康問題が起こらないようにする（予防），起こってもすぐ対処できるようにする（早期発見・早期治療），健康問題を解決する（治療），完全に解決して社会復帰する（リハビリテーション），よい方向に向かわせるという意味合いを含む．個人が健康的な生活習慣を確立できるよう，社会環境の整備とともに，教育面から支援を行い，行動変容への動機づけや行動変容に必要な知識・技術の取得を促すことが必要となる．大きく分けると，①対象者が正しい知識や理解をもつこと（技術の習得，理解），②健康行動を起こそうという気持ちになること（態度の変容），③日常生活での健康生活の実践と習慣化（行動変容とその維持）となり，最終的な目標は，自分の体の状態を理解し，健康の保持・増進のためにどんなことをすればよいかがわかるセルフケア，セルフコントロールできる状態を目指すことである．

2 健康教育の範囲

　健康教育というと，市町村などが開催する健康教室を思い浮かべやすい．このような健康教室に加え，講演会やマスコミ教育活動も健康教育に含まれる．これらは，先述の健康教育の目的でいえば①知識の習得にはなるが，②態度の変容や，③行動変容まで参加者全員が到達することは，実際は難しい．

　一方，生活習慣病のように健康問題に個々の生活という要素が含まれると，個別的な健康教育が必要になる．例えば，保健指導，家庭訪問，特定の小グループでの健康教育などである．

　また，健康問題をもつ当事者を対象とした健康教育のみでなく，当事者の行動変容に影響する（環境要因となる）職場の管理者や，教育プログラム従事者などを対象とした研修会も健康教育の一環として位置づけることができる．

3 健康教育と行動科学

　行動科学は，人間の行動の理解を通して，人間の行動に関わる諸問題を解決することを目的

とする科学である．行動科学の研究成果として，理論やモデルが提唱されてきた．そしてこれらの理論やモデルは，行動変容に関わる要因を確認して効果的な介入プログラムを組み立てる上で健康教育に大いに用いられている．また，地域住民と幅広い視点で関わりをもつためのコミュニケーションスタイルとして重要な役割がある．

行動変容は，習慣（長い期間，くり返し行われて学習すること）化された行動が対象となる．そもそも行動は，刺激による反応と反応により学習されると考えられている（刺激－反応学習説）．さらに，行動の結果が次の行動の刺激となって，その行動はくり返され，学習される．行動科学では，よい習慣だけでなく悪い習慣も学習された習慣と考える．健康教育では，健康保持・増進のために行動・ライフスタイルを望ましいものに改善することを行動変容といい，①今までに経験したことのない行動を新たに始める，②かつて経験したことのある行動を再開する，③好ましくない行動を止める，④行動を修正する，⑤①～④を継続する，という流れでよい習慣を身につけていく．

4 健康教育と自己効力感

自己効力感は，ある結果をもたらす行動をできるという確信度をいい，行動変容に影響する個人的要因の1つにあたる．食行動，喫煙，運動，飲酒など長期間にわたって形成された生活習慣の変容を促す場合，さらにプログラム終了後のセルフケアにむけて自己効力感の概念は不可欠である．健康教育において個人の自己効力感を高めながら支援していくには，行動変容計画を作成する過程において次のような方法が考えられる．
① いきなり実行困難な目標を設定するのではなく，本人が実行できそうな目標を設定し，目標が達成できたら次の目標へと順次高めていく（ステージ理論）
② よい変化が観察された場合や目標が達成された場合は褒める（オペラントの利用）
③ 望ましい行動を提示する（ロールモデル）
④ 実行する前に具体的な指導を行う（ガイダンスの利用）

5 トランスセオリティカル・モデル ―行動変容ステージとプロセス―

数多くある理論モデルを統合して提唱されたのが汎理論的モデル（プロチャスカ 1979）である．対象者の関心の程度や実行の状況に応じて行動変容ステージを分類し，行動変容ステージによって効果的な変容プロセスがあることを示したものである．健康・栄養問題や食行動・ライフスタイルのアセスメント時に，個別の行動変容ステージを見極めることが必要である（図1）といわれている[1]．

6 健康教育の手順

健康教育の最終目標は，対象である個人または集団の行動の変容である．そのために，改善すべき問題点，原因となる背景を整理し，対象者の実態を十分に把握する必要がある．その上で健康教育計画を立案し，以下の手順で実施する．
① 対象者の健康に対する実感
② 問題行動の特定
③ 行動の分析
④ 行動の選択
⑤ 継続支援

7 健康教育から健康学習へ

保健医療事業は1960年代までは感染症対策が中心であり，結核などの感染症を予防することが重要課題であった．また，栄養状態や衛生状態も悪く，健康に対する知識や意識が低かっ

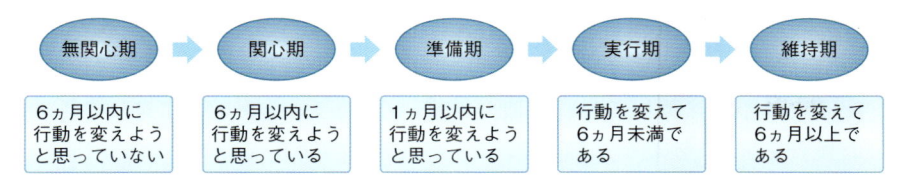

図1 ◆ 行動変容ステージモデル

無関心期 → 関心期 → 準備期 → 実行期 → 維持期

- 無関心期：6ヵ月以内に行動を変えようと思っていない
- 関心期：6ヵ月以内に行動を変えようと思っている
- 準備期：1ヵ月以内に行動を変えようと思っている
- 実行期：行動を変えて6ヵ月未満である
- 維持期：行動を変えて6ヵ月以上である

（文献1）より作成）

たため，医学的な知識を地域住民に対して啓発していく必要があった．1970〜1980年代は，栄養状態や衛生状態が良好となり健康に対する知識や情報が普及したが，運動不足や過食など生活習慣病の予防対策が中心となった．1990年代以降は高齢化社会に入り，まったく病気にならずに生涯を過ごすのが難しいほど長寿の時代になり，健康に対する考え方が変わってきた．このような時代では「健康教育」から「健康学習」への転換が必要となる．健康学習の場では，主体は医療従事者ではなく住民であり，単に医学知識を学習するのではなく一人ひとりが自分自身の健康について考え自分を振り返る学習である．すなわち，教師中心型教育（how to teach）から学生中心教育（how to learn）への転換である．

健康教育の実例

1 行政や薬剤会による取り組み

a 薬と健康の週間

本週間は，医薬品および薬剤師の役割に関する正しい認識を広く国民に浸透させることにより，国民の保健衛生の維持向上に寄与することを目的に，毎年10月17日を初日とする1週間を実施期間とし，開催されている（主催：厚生労働省，都道府県，日本薬剤師会および都道府県薬剤師会）．

b メディアを利用した薬局薬剤師業務の広報（薬剤師会）

「災害とお薬手帳」，「災害時における薬剤師の公衆衛生活動」，「一般用医薬品（大衆薬）とジェネリック」などをテーマに，新聞広告による広報活動が行われている．

2 薬剤師会に報告のあった個別の取り組み

a 「健康介護まちかど相談薬局」事業

日本薬剤師会では，2001，2002年度において老人保健健康増進事業「介護保険まちかど相談所事業」を実施し，地域住民への介護保険などに関する情報提供，介護保険などに関する住民からの相談応需，行政・関係機関への連絡・紹介などを行った．その後，2005年より介護保険のみならず健康支援も含めた地域住民の相談の受け皿として，また医療機関との連携の窓口として「健康介護まちかど相談薬局」事業としてスタートした．2012年2月時点で10,501薬局が参加している．

b 生活習慣病

高知薬剤師会では「自己血圧測定相談事業」が報告されている．「薬と健康の週間」に合わせた1ヵ月間（2011年10月17日〜11月1日）に，薬局での自己血圧測定，自己体脂肪測定と薬剤師による健康相談を行った．参加薬局数は156薬局，血圧自己測定者1,070人，体脂肪自己測定者240人で，健康相談が273件，受診勧奨が86件であった．

東京都薬剤師会からは，足立薬剤師会が東京大学・筑波大学・足立区薬剤師会・NPO法人ADMSと連携して実施している共同研究「糖尿

病アクセス革命プロジェクト」が報告されている．公表されている成果報告によると，2010年10月～2011年9月の1年間に薬局で自己血糖測定器を用いた検査を538人が受け，糖尿病，予備軍と疑われた約3割に対して受診勧奨が行われた．

上記の例は薬剤師による早期の関わりと医師との連携により，薬局が地域住民の健康支援と疾病の早期発見・早期治療に果たす可能性の大きさを示唆している．

c 禁煙支援

日本薬剤師会が2011年度に実施した「薬剤師の禁煙支援の取り組みに関するアンケート調査」結果からは，薬剤師は禁煙支援の一連の流れである，①予防教育，②禁煙誘導（動機づけ），③禁煙補助薬の供給と服薬指導，④禁煙指導，⑤経過観察と介入と，禁煙の達成までのあらゆる過程で関わっていることが報告されている．都道府県から報告された事例には，一定の研修などを修了した薬剤師を「禁煙支援薬剤師」として養成・認定するしくみと地方自治体の行う健康増進事業に薬局が協力するしくみの2通りがある．

d アルコール

薬剤師が学校薬剤師活動として，薬物乱用防止とあわせてアルコール対策について啓発を行っている．疾病の予防や健康な生活習慣のためのアルコール対策はもとより，薬剤師としては，薬物治療とアルコールの関連，アルコール依存防止，また自殺リスクなどの観点から，患者のアルコール摂取の状況について気を配り，適切な助言などを行っていくことが重要である．

e 栄養・食生活（健康食品も含む）

薬局では，薬物治療上の指導などとあわせて，食生活などの療養上のアドバイスも通常業務として行っており，その他に子育て支援，女性の健康づくり，ドーピング防止，認知症サポート，高齢者見守りなどの取り組みが報告されている．これ以外にも，こころの健康支援に関して，過量服薬の取り組みに対して薬剤師の関わりが期待されている．

今後の方向性

薬局は全国に約56,000軒あり，薬局薬剤師は健康な人から疾病予備軍，治療中の方まで幅広い層の地域住民にとって日常生活圏内で日常生活時間帯に気軽にアクセスできる医療職である．また，事前の契約や手続きに基づかずとも誰もが容易にアクセスできる．これらは他の医療関連職種の事業所や地方自治体のサービス窓口と比較して薬局の特性であり，住民健康教育にとって大きな利点であるといえる．

このような利点を生かし，薬局は今後，他職種や行政サービスなどと有機的なつながりを結び，地域住民の健康増進の一翼を担っていく必要がある．

（上杉和仁）

文献

1) ジェイムス・プロチャスカほか著，中村正和監訳：チェンジング・フォー・グッド ステージ変容理論で上手に行動を変える，法研，2005．
2) 田中平三編：新・健康管理概論，p.108，医歯薬出版，1997．
3) 宮坂忠夫ほか編著：最新保健学講座別巻1 健康教育論，メヂカルフレンド社，2007．
4) Karen Glanzほか編，曽根智史ほか訳：健康行動と健康教育 理論，研究，実践，医学書院，2006．
5) 畑 栄一，土井由利子編：行動科学 健康づくりのための理論と応用，南江堂，2006．
6) 中村正和：栄養学雑誌，60 (5)：213-222，2002．
7) 石原俊一：日本栄養士会雑誌，51 (2)：112-125，2008．
8) 生活情報センター編集部：勤労者の暮らしと生活意識データ集 (2006)，生活情報センター，2006．
9) 石川雄一：行動科学的コミュニケーション，日本ヘルスサイエンスセンター，2010．
10) 日本薬剤師会 地域保健委員会：『健康介護まちかど相談薬局』をはじめとした薬局の相談機能等を活かした取り組みに関する調査」結果報告，2012．

4 アンチ・ドーピング

　ドーピングとは，競技能力の向上などを目的として，禁止されている物質を使用したり禁止されている方法を実施したりすることである．ドーピングは，その競技の価値や公平性を損なう反社会的な行為であるばかりか，何よりも競技者自身の健康を害する行為でもあり，厳しく禁止されている．違反した場合は選手資格の停止や記録の取り消しなど，厳しい制裁が科される．

　ドーピングというと，オリンピックや国際大会に出場するような一部のトップ・アスリートにしか関係のないことのように思われるが，実はそうではない．競技会の規模や競技者のレベルにかかわらず，参加するすべての競技者がドーピング検査の対象になることをわれわれは理解しなければならない．

　ここでは，プライマリ・ケアに携わる薬剤師が知っておくべきドーピングに関する基礎的な知識と，相談を受けた場合の対応について主に述べる．

ドーピングと薬剤師

　オリンピックや国際大会に出場するようなトップ・アスリートは，ドーピング違反にならないように国立スポーツ科学センター（JISS）内に設置された専門の医療機関で治療や投薬を受けたり，薬やサプリメントなどの相談をしていることが多い．つまり，一般の保険薬局やドラッグストアで，自らの判断で新規に薬やサプリメントなどを購入することはまずないと言っても過言ではない．

　しかし，トップ・アスリート以外の競技者，つまり，国民体育大会（国体）などの国内大会に出場する可能性のある競技者では事情が異なる．その多くがJISSのような専門の施設で治療や投薬を受けているわけではないので，調剤やセルフメディケーションを目的に保険薬局やドラッグストアを訪れ，われわれに薬やサプリメントなどの相談を持ちかけてくることは容易に予想できる．すなわち，われわれの対象となるのは，主として教育現場や地域のスポーツ団体，さらには企業の競技団体などに所属する競技者や指導者などである．

　使用が禁止されている物質は，医療用医薬品や一般用医薬品（OTC医薬品），サプリメントや健康食品などにも含まれている．そうと知らずに服用してしまい，ドーピング検査で陽性と判定される「うっかりドーピング」が問題になっている．

　われわれプライマリ・ケアに携わる薬剤師の役割は，競技者を「うっかりドーピング」から守ると同時に，ドーピングに関する正しい知識を備えて適切なセルフメディケーションが行えるように支援すること，さらには，アンチ・ドーピングの啓発である．われわれに課せられた役割は大変大きい．

　さらに言えば，医療者のなかにドーピングに関する知識と正しい対応方法を知っている職種

表1　WADA禁止表の項目（2014年）

●常に禁止される物質と方法〔競技会（時）および競技会外〕
24時間365日，競技会の有無にかかわらず，常に禁止される

禁止物質	S0．無承認物質
	S1．蛋白同化薬
	S2．ペプチドホルモン，成長因子および関連物質
	S3．β_2作用薬
	S4．ホルモン調節薬および代謝調節薬
	S5．利尿薬および他の隠蔽薬
禁止方法	M1．血液および血液成分の操作
	M2．化学的および物理的操作
	M3．遺伝子ドーピング

●競技会（時）に禁止される物質と方法
常に禁止される物質と方法に加えて，競技会（時）だけ禁止される

禁止物質	S6．興奮薬
	S7．麻薬
	S8．カンナビノイド
	S9．糖質コルチコイド

●特定競技において禁止される物質〔主として競技会（時）〕
常に禁止される物質と方法および競技会（時）に禁止される物質に加えて禁止される．アーチェリー，ゴルフ，ビリヤードなど，特定の競技団体が主に競技会（時）に使用を禁止している．競技団体により異なるので確認が必要である．

禁止物質	P1．アルコール
	P2．β遮断薬

がいることは，医療者側だけではなく，患者として訪れる競技者にとっても心強い存在であると考える．

ドーピング関連用語

1 ドーピング検査

ドーピング検査には，競技会中に実施される「競技会検査（ICT）」と不定期に実施される「競技会外検査（OOCT）」の2種類がある．

「競技会検査」の検査対象者は，メダリストなどの成績上位者や記録更新者，抽選などで選定される．

「競技会外検査」は，文字どおり競技会が開催されていないときに行われる検査である．この検査の対象者は，「登録検査対象者リスト（RTP）」に登録された競技者から選定される．このリストは，各競技の国際競技連盟（IF）や日本アンチ・ドーピング機構（JADA）により作成される．登録された競技者（RTP競技者）は，常に自分の所在を届け出る義務があり，またいつでも検査に応じなければならない．

2 禁止物質・禁止方法

ドーピングにおける禁止物質・禁止方法は，世界ドーピング防止機構（WADA）が毎年決定する禁止表に掲載されており，3種類に分類される（**表1**）．

禁止表は毎年1月1日に変更されるので，その都度内容を確認する必要がある．禁止表各項

表2　TUE申請が不要な吸入薬の例

糖質コルチコイド	β_2作用薬	合　剤
フルタイド®各種	セレベント®各種	アドエア®各種 シムビコート®タービュヘイラー
パルミコート®各種	サルタノール®インヘラー	
オルベスコ®インヘラー	アイミロール®エアゾール	
キュバール®エアゾール	オーキシス®タービュヘイラー	
アズマネックス®ツイストヘラー	ベネトリン®吸入液	

注）サルブタモール（24時間で最大1,600μg），ホルモテロール（24時間で最大54μg）およびサルメテロールが製造販売会社によって推奨される治療法に従って吸入使用される場合（つまり，添付文書どおりに使用する場合）は禁止されず，TUE申請も不要である．ただし，定められた用量を超えての使用およびこの3成分以外を使用する場合は TUE申請が必要である．国内承認用量で注意が必要なのはベネトリン®吸入液である．

（文献1）を参考に作成）

目の詳細はJADAホームページで確認できる．禁止表には「類似の化学構造または類似の生物学的効果を有するもの」と表記されていることがあるので，禁止物質を確認する際はこの点に注意が必要である．

3　特定物質

禁止表では，すべての禁止物質は「特定物質」として扱われる．ただし，蛋白同化薬（禁止表カテゴリー：S1），ペプチドホルモン・成長因子および関連物質（S2），ホルモン調節薬および代謝調節薬の一部（S4.4，S4.5），禁止表に「非特定物質の興奮薬」として薬物名が掲載されている興奮薬（S6.a）および禁止方法（M1，M2およびM3）は，「特定物質」から除外されているので注意が必要である．

「特定物質」とは，ドーピング違反と判定されても，この物質の使用が競技能力の向上を目的としたことではないことを競技者が証明できれば，制裁措置が軽減される可能性がある物質のことである．ただし，この証明には多大な時間と労力を要するので，日頃から使用しないことが肝要である．

治療に必要な薬（医療用医薬品）にも「特定物質」がある．その場合の措置として，治療目的使用に係る除外措置（Therapeutic Use Exemption；TUE）がある．

4　TUE

TUEとは，競技者が治療のために禁止物質・禁止方法を使用するための許可のことで，競技者自身が申請して認められれば（記入は本人と医師が行う），治療目的で使用することができる．TUE申請用紙はJADAホームページからダウンロードすることができる．また，TUE申請が必要な競技会や提出先などの情報も同ホームページから確認できる．

TUE申請は禁止物質の投与経路によっては不要の場合がある．これには一部の吸入薬と，糖質コルチコイドの外用薬の一部が該当する．

β_2作用薬は，交感神経刺激作用と蛋白同化作用が期待されるため，常に禁止される．しかし，β_2作用薬の吸入使用は気管支喘息などの治療に重要であるため，禁止表では，サルブタモール，ホルモテロール，サルメテロールの3成分について吸入による使用を一定の条件下で認めている．

吸入薬にはβ_2作用薬と糖質コルチコイドの合剤があるが，糖質コルチコイドは経口使用，静脈内使用，筋肉内使用，経直腸使用は禁止されているが，吸入使用は禁止されていないので使用可能である（**表2**）．

表3 うっかりドーピングの事例

事例	服用目的	禁止表分類	禁止物質	TUE申請	制裁措置
①	高血圧治療	利尿薬(常に禁止)	ヒドロクロロチアジド	なし	2年間の資格停止
②	感冒治療(OTC医薬品)	興奮薬〔競技会(時)〕に禁止	メチルエフェドリン	OTCのため対象外	競技能力の向上を目的としていないことを本人が証明.3ヵ月の資格停止に軽減
③	痛風治療	隠蔽薬(常に禁止)	プロベネシド	なし	競技能力の向上を目的としていないことを本人が証明.ゼロ日の資格停止に軽減

(文献2)より一部改変して引用)

表4 主な情報入手先一覧

- 各都道府県薬剤師会ドーピング防止ホットライン
  (http://www.playtruejapan.org/medicine/hotline/)
  各都道府県薬剤師会が相談窓口を設けており,このサイトで連絡先一覧表を入手できる.
- Global Drug Reference Online (Global DRO) JAPAN サイト
  (http://www.globaldro.com/jp-ja)
  WADA禁止表に則っており,禁止物質の検索が可能.
  イギリス,カナダ,アメリカ,日本で販売されている商品名や成分名で検索が可能.
- 薬剤師のためのドーピング防止ガイドブック 2013年版
  日本薬剤師会ホームページ(http://www.nichiyaku.or.jp)からダウンロードできる.
  WADA禁止表の内容がわかりやすく解説されている.
  禁止物質が含まれるOTC医薬品や,使用可能な医療用医薬品・OTC医薬品を掲載.
  相談を受けたときの対応方法などを具体的に紹介.
  プリントアウトして手元に準備しておくと便利.

5 うっかりドーピング

「うっかりドーピング」とは,医療用医薬品やOTC医薬品,サプリメントや健康食品に禁止物質が含まれていることを知らずに服用し,ドーピング違反と判定されることである.また,禁止物質・禁止方法を治療目的で使用しているが,TUE申請をしていない場合も「うっかりドーピング」といえる.TUE申請をしていない場合は「遡及的TUE申請」ができるが,TUE付与の基準は通常の申請と同じであり,すべての申請に対して認められるわけではない.

「うっかりドーピング」を防ぐためには,禁止物質・禁止方法を治療目的で使用している場合は,必ずあらかじめTUE申請をしておくことである.OTC医薬品については,配合されている薬を把握して,禁止物質を含まない商品を提案できるようにしておくことが大切である(**表3**).

相談を受けたときの対応

くり返しになるが,われわれの重要な役割は,競技者を「うっかりドーピング」から守ることである.ドーピング違反になった場合,選手生命を奪いかねないことを心得ておくべきである.したがって,薬やサプリメントなどの相談を受けた場合は,ドーピング検査の対象となる競技者であるか常に考慮する必要がある.注意すべきは,競技者自身がドーピング検査の対象になりうるとの認識をしていないことがあるので,確認は必ずすべきである.

相談を受けたときは,信頼できる情報を入手

表5 OTC医薬品に含まれる注意を要する代表的な薬物

感冒薬・鼻炎薬・鎮咳薬		
禁止物質	禁止表項目	禁止の分類
エフェドリン	S6. 興奮薬	競技会(時)に禁止
麻黄（エフェドリン類）	S6. 興奮薬	競技会(時)に禁止
メチルエフェドリン	S6. 興奮薬	競技会(時)に禁止
プソイドエフェドリン	S6. 興奮薬	競技会(時)に禁止
トリメトキノール	S3. β_2作用薬	常に禁止
メトキシフェナミン	S3. β_2作用薬	常に禁止

胃腸薬		
禁止物質	禁止表項目	禁止の分類
ホミカ（ストリキニーネ）	S6. 興奮薬	競技会(時)に禁止

痔疾・皮膚疾患		
禁止物質	禁止表項目	禁止の分類
糖質コルチコイド	S9. 糖質コルチコイド	競技会(時)に禁止

注：糖質コルチコイドは，経口，静脈内，筋肉内，経直腸使用は競技会(時)に禁止．したがって，坐剤使用時はTUE申請が必要．軟膏塗布の場合は申請不要．
また，痔疾用の坐剤・軟膏には，糖質コルチコイドの他に，競技会(時)禁止の血管収縮薬が含まれている商品もあるので注意が必要．

（文献1）を参考に作成）

してから回答すべきである．その場で判断ができない場合は安易に回答せず，必ず都道府県薬剤師会の相談窓口や専用サイトを参照し，正確な情報を提供すべきである（**表4**）．

なお，問い合わせの内容やその回答については記録に残すことも大切であるが，相談者と直接顔を合わせていなければ，FAXやE-mailなど，文書での相談応需，情報提供が望ましいと考える．これは，口頭による言葉の聞き間違いを回避するためである．

相談を受けた場合に確認が必要な事項として，以下の項目があげられる．

① 相談者の氏名，競技者自身でなければ競技者との関係
② 連絡先
③ 競技種目
④ 相談内容
⑤ 現在，薬物治療を受けているか．受けていればその内容
⑥ ⑤の場合，TUEについて理解しているか
⑦ その他，使用しているOTC医薬品やサプリメントなどはあるか　など

重要なのは，OTC医薬品も含め医薬品名（商品名）は必ずフルネームと剤形を確認することである．これは，投与経路によっては禁止物質に該当しない場合や，剤形によっては禁止物質を含む場合があるからである．

TUEについての情報提供を行う場合，申請が必要かどうかの確認や提出先など，JADAホームページから情報を入手することができる．

また，ドーピングとは直接関係ないが，抗ヒスタミン薬など競技能力を低下させるおそれのある薬にも配慮が必要である．競技者が最高の能力を発揮できるように助言することも大切である．

注意が必要なOTC医薬品の配合薬剤

OTC医薬品は，ほとんどの商品が配合剤である．また，同じ商品名であっても，剤形が違うと配合薬剤が異なる場合があるので注意が必要である．一例をあげると，ストナ®アイビー錠剤には禁止物質は含まれていないが，ストナ®アイビー顆粒にはメチルエフェドリン〔競技会(時)に禁止〕が含まれている（**表5**）．

漢方薬，滋養強壮薬も注意が必要である．漢方薬には麻黄（エフェドリン類）などの禁止物質〔競技会(時)〕が含まれていることがあり，

また，滋養強壮薬には蛋白同化薬（常に禁止）などを含む生薬が配合されていることがある．

JADA認定商品

健康食品やサプリメントなどには，医薬品のような厳しい製造や販売に関する規制がなく，また，すべての成分が表示されているわけではない．つまり，何が含まれているかわからない状態であり，禁止物質が含まれている可能性がある．Geyerらは，米国・欧州など13ヵ国で入手した非ホルモン性サプリメントおよび健康食品634品目を分析したところ，禁止物質である蛋白同化ホルモンが94品目（14.8％）から検出されたと報告している[3]．

JADA認定商品は，禁止表に抵触する成分を含まないことをJADAが審査・認定した商品である．このような商品を提案することも競技者を「うっかりドーピング」から守るのに有効である．具体的な商品名などはJADAホームページで確認できる．

地域啓発活動

地域のスポーツ団体や，学校薬剤師であれば教育現場におけるアンチ・ドーピングの啓発活動は，プライマリ・ケアに携わる薬剤師にとって重要な活動であると考える．あらゆる機会を捉えて，ドーピングに関する正しい知識の普及を図ったり，相談会を催すなどして，ドーピングの防止に努めることも大切である．

まとめ

ご存知のように，この分野では「公認スポーツファーマシスト」の資格制度がある．このような資格取得を1つの手段として，ドーピングに関する深い知識を習得することも大変有用であると考える．

以上，ドーピングに関する基礎的な知識とプライマリ・ケア薬剤師の役割を述べた．日常業務や「うっかりドーピング」を防ぐための一助となれば幸いである．

（田中康裕）

文献

1) 日本薬剤師会ドーピング防止対策委員会ほか：薬剤師のためのドーピング防止ガイドブック 2013年版, 2013.
2) スポーツファーマシスト認定審査委員会編：公認スポーツファーマシスト認定プログラム, 2011.
3) Geyer H, et al：Int J Sports Med, 25（2）：124-129, 2004.
4) 日本アンチ・ドーピング機構：日本ドーピング防止規定Ver.2.0, 2009.
5) 日本アンチ・ドーピング機構：世界ドーピング防止規定 治療目的使用に係る除外措置に関する国際基準 2011年版, 2011.
6) 日本アンチ・ドーピング機構：世界ドーピング防止規定 2013年禁止表国際基準, 2013.
7) 公認スポーツファーマシストホームページ
8) 東京都薬剤師会：2012年度 公認スポーツファーマシスト実務講習会テキスト, 2012.
9) 日本アンチ・ドーピング機構ホームページ

5 薬剤師と地域の関わり

地域とは

　地域とは，住まいや職場を中心に安心・安全な日常生活を行う場所であり，またそれを可能とするための機能の集合体，人と人とのつながりを保つ場所といわれている．

　したがって，その場所を確保するために，国は都道府県に対して医療計画を策定し，医療機能の分化・連携（「医療連携」）を推進することにより，急性期から回復期，在宅医療に至るまで，地域全体で切れ目なく必要な医療が提供される「地域完結型医療」を推進している．しかしながらその範囲は計画の目的によって異なる．行政的には，市町村単位，または二次医療圏（医療法第30条の4第2項第10号で規定）を単位としている．

　さらに，医療の機能分化と効率的運用を行い「病院完結型」から「地域完結型」へと変わりつつある．この状況を多様化，複雑化させているのは人口構造の変化である．わが国は2025年の超高齢化（高齢化率30%）に向けて急速に進行している．加えて少子化である．2013年，全国平均25%の高齢化率といわれているが，すでに70%を超えている町村も存在している．高齢化率がアップすれば，一般的に人口は減少する．今後特に問題視されるのは，東京など大都市の高齢化である．さらに，全国的には地域差はあるものの，高齢者による老々介護，または独居など問題がすでに顕在化している．

　地域の問題は，高齢化社会だけではなく，家族問題，人間関係，雇用，経済などの日常生活が関係し，医療や福祉などもそれらに大きく影響される．特に，健康問題は地域性と密着な関係にあり，それに対処することが重要となる．地域のこれらの問題を考えると，「地域」というのは，大都会型，中間型，僻地型に分けて考える必要がある．

地域の役割

　地域の役割とは，個人が安心して充実した生活ができるために，互助，共助，公助のしくみを提供することである．したがって，地域を構成する団体や個人など，あらゆる人々がそのしくみに参加して作り上げなければならない．具体的には，健康フェア，健康診断，禁煙の普及，自殺予防，障害者への対応，災害時対応，高齢者や認知症患者の見守りなどの活動があり，加えて医療や福祉の連携，緊急時の体制確保が必要となる．

　こうしたことから，国は市町村単位で地域包括ケアシステムを構築しようとしている．地域包括ケアシステムとは，「高齢者が尊厳を保ちながら，住み慣れた地域で自立した生活を送ることができるよう，医療，介護，予防，住まい及び生活支援サービスが，日常生活の場で切れ目なく提供できる地域での体制づくり」と定義

されている．さらに，地域ケア会議を設置し，住民を主体として，すべての職種の人たちが協働して地域包括ケアシステムをより確実に運用できるようにすることを推進している．

現在は，医学・医療の進歩により，後遺症の残ったまま長寿を全うする人や，人工透析のように医療機器を用いて長生きする人が増加している．また，高齢化によって生活機能が衰えている人も増加している．これらの方々の生活をいかにサポートするかが大切である．健康的な日常生活を営むためには，①睡眠，②栄養，③運動，④心のケアが重要である．また，もし障害をもっても，それをサポートする「地域包括ケアシステム」が重要である．

しかし，それをサポートするために必要な医師をはじめとする医療職や介護福祉職の偏在が問題化している．医療供給体制が「病院完結型」から「地域完結型」へ移行するといわれているが，地域によってはそれらの職種（特に医療職）が必ず揃うという保障はない．そこで，その地域で活用しうるあらゆる医療職，介護福祉職，その他の人々によって，よりよい日常生活が提供されることが必要となる．また，どの職種においても1人で24時間対応を行うことは困難であり，グループ化が必須となる．その地域ごとに最善の地域包括支援センターをサポートするシステムを作りあげることが重要である．すなわち，地域での医療資源，福祉資源の総合的活用である．

地域における薬局の形態と役割

薬局とは，薬剤師が販売または授与の目的で調剤の業務を行う場と規定されている（薬事法第2条第11項）．2012年度末の推計で薬局は全国に約56,000軒ある[1]が，そのなかには薬剤師が休暇などによって不在になると業務が遂行できなくなる小規模薬局も含まれる．調剤は医師の処方する処方箋に基づいて行われる行為であり，薬局の主な業務である．処方箋発行率は2013年3月時点で約66％と推計されており，それを受ける薬局の形態は，近年次のように多様化している．

① 一部調剤も行うが，OTC医薬品，サプリメント，医療用品，介護用品，雑貨まで販売する，いわゆるドラッグストア
② 調剤業務がメインであるが，一部OTC医薬品や医療用品を供給する，いわゆる調剤薬局
③ 調剤業務と在宅服薬指導をメインとする薬局

地域医療の役割を担うために，薬局は次のような拠点になるべきである．

ⓐ 医療に関する拠点

調剤行為のほか，総合的健康に関するアドバイスができ，栄養士との協働による栄養ケア，その他健康教室，薬物相談，健康情報の発信，地域住民の健康教育，地域の医療機関情報の提供などを行う．

ⓑ 介護・福祉に関する拠点

在宅療養支援診療所，訪問看護ステーション，在宅介護支援センター（特にケアマネジャー）などとの連携，介護施設情報の提供などを行う．

ⓒ 安全な日常生活に対応する拠点

インフルエンザなどの感染症の流行に対する対応，食中毒，薬物中毒，禁煙，節酒に対する対応，アレルギー・食物アレルギー・シックハウス症候群に対する対応，認知症患者に対する見守り，障害者への対応を行う．

ⓓ 病気の発見，潜在患者の掘り起こしの拠点

睡眠時無呼吸症候群，糖尿病（自己血糖測定），COPD（肺チェッカー），健康診断（ワンコイン検診），うつ病（自殺予防），骨密度測定．場合によっては，住民に対して受診勧奨をする．

以上の機能をもつ拠点となるためには，薬局単独の完結型ではなく，その地域における他の

医療職，介護福祉職，行政などと連携し，地域包括ケアシステムに参加することが必要である．小規模薬局であれば，近隣でグループ化してシステムに参加する．さらにその運営を効率化するために，一中学校区に1ヵ所，無菌製剤室を備えてIVHなどの製造ができ，また，小規模薬局に薬剤師を派遣したりできる拠点薬局を作ることが求められている．

上記のような地域包括ケアシステムに薬局として参加することによって「かかりつけ薬局」として地域住民に認知される．そのためには，地域住民の抱える諸問題に対応できる能力をもった質の高い薬剤師が必要である．

今まで記述したことをモデル化すると，**図1**のイメージになる．

地域における薬剤師の役割

薬剤師は，その専門的薬学知識をもとに調剤および医薬品の安全供給をすることは当然の任務であるが，同時に，各種の薬事衛生を司ることで地域住民の健康を確保しなければならない（「薬剤師法第1条 薬剤師の任務」による）．薬剤師の役割としては，**表1**が考えられる．

地域に求められる薬剤師の役割は，①身近にあって，②医療・介護・病院と連携があり，③他職種と交流ができ，④患者さんの人生を継続的に見守り，⑤国民の健康推進の任務を果たすことである．そのためには，医師をはじめとする医療職や福祉関係職などの他職種，そして国民に，われわれ薬剤師の必要性，重要性を認められなければならない．

そして薬剤師は，人口構造・経済などの社会情勢の変化，医学・薬学の進歩などによる地域の変化に対応できるよう，より専門性を高め，常に知識の向上に努めなければならない．

（中島慶八郎）

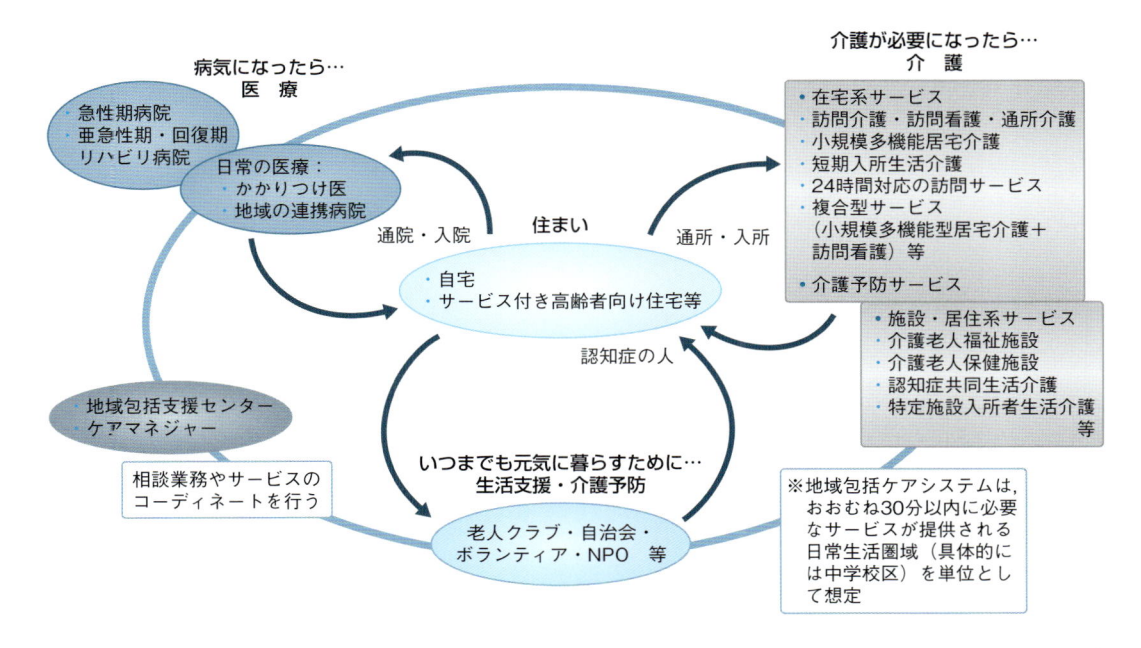

図1 地域包括ケアシステムのイメージ

（文献2）より引用）

表1 地域における薬剤師の役割

①地域住民に対応する役割
• 健康コーディネーターとしての役割 　・健康食品やサプリメントのアドバイザー 　・総合医療分野でのアドバイス(漢方薬，民間治療薬などに関するアドバイス) 　・生活習慣病指導(糖尿病療養指導，禁煙・節酒指導，特定保健指導など)
②医療を受ける人(外来)に対応する役割
• 患者さんが会う最初の医療職 　・健康や医療，介護などについての相談を受ける 　・受診勧奨や医療機関紹介，連携など，地域医療の入口・窓口としての役割 　・セルフメディケーションの支援のために，OTC医薬品・サプリメントの相談を受ける • 患者さんが会う最後の医療職 　診療所や病院からの処方箋を持った患者さんを受ける薬剤師(薬局)は，地域医療の出口としての役割になる
③在宅で医療を受ける人に対応する役割
在宅ケアによって，患者さんの生命と生活を支えるには，医師・看護師をはじめ，患者さんに関わる職種の人たちがチームを組んで24時間対応をすることが，患者さんに安心を提供することになる．薬剤師もチームの一員である． 居宅療養管理指導(医療材料の供給および医薬品，OTC医薬品，健康食品，サプリメントなどの管理)／病院薬剤師との連携／日常生活チェック(衛生管理－感染予防)／患者さんへの精神的支援を含めた生活支援／患者家族への精神的支援を含めた生活支援／他職種への情報提供／ケアマネジャーと連携し，ケアプランの作成に関与する／地域栄養ケアチームの一員としての役割
④医師に対応する役割
• チェッカーとしての役割 　処方内容(用法・用量)／副作用／合併症／相互作用／服薬状況／その他 • アドバイザーとしての役割 　薬剤の選択／薬の味／薬の剤形／後発医薬品／服薬方法／服薬時間／その他 • エデュケーターとしての役割 　薬の効能，効果／服薬継続することの意味，重要性／服薬の工夫／副作用の初期症状の見つけ方／生活習慣改善指導(睡眠，アルコール，タバコなど)／インスリン注射指導，吸入器使用法／薬品管理／その他
⑤その他の職種(訪問看護師，栄養士，歯科医師，介護福祉士，保健師など)に対応する役割
薬剤師が居宅療養管理指導で得られた患者さんの情報を伝達し，情報を共有化する

文献

1) 日本薬剤師会：日本薬剤師会雑誌, 66 (1)：22, 2014.
2) 厚生労働省ホームページ 地域包括ケアシステムの実現に向けて．
3) 日本プライマリ・ケア学会編：プライマリ・ケア薬剤師, エルゼビア・ジャパン, 2005.
4) 石橋幸滋：薬剤師, 薬局, 薬剤師会への期待in広島, 2013.

6 災害医療における薬剤師の役割

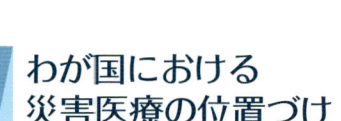

わが国における災害医療の位置づけ

わが国は，世界に類を見ない多様な災害（地震，台風，暴風，豪雨，高潮，津波，その他異常な自然現象）が頻発する国である．現在災害医療は，厚生労働大臣が定める医療計画に掲げている5疾病5事業のなかにも掲げられている重要な分野であり，特に2011年3月11日の東日本大震災の後，大規模災害時に対する災害医療や，そこでの薬剤師の役割は以前にもまして大きくなっている．

災害の分類

日本では地震や津波などの災害対策を考える際に，東日本大震災や阪神・淡路大震災などを主要な位置に置きながら検討される傾向がある．しかし，災害は多種多様であり，以下のように分類できる．
・自然災害（地震災害，火山噴火災害，気象災害）
・人為災害（火災，交通災害，海難事故，産業事故，原発事故，テロ）
・災害と二次災害

災害時に活動する団体

1 DMAT

DMAT（災害派遣医療チーム：Disaster Medical Assistance Team）は，医師，看護師，業務調整員（医師・看護師以外の医療職および事務職員）で構成され，大規模災害や多傷病者が発生した事故などの現場に，急性期（おおむね48時間以内）に活動できる機動性をもった，専門的な訓練を受けた医療チームである．

1995年1月17日に発生した阪神・淡路大震災では，平時の救急医療レベルの医療が提供されていれば救命できたと考えられる「避けられた災害死」が500人存在した可能性があったと後に報告された[1]．DMATはこのときの教訓を生かすために2005年4月に発足された．

2 JMAT

JMAT（日本医師会災害医療チーム：Japan Medical Association Team）は，日本医師会によって組織される災害医療チームである．東日本大震災でも重要な役割を果たした．日本薬剤師会は2011年3月16日，日本医師会に申し入れを行い，都道府県医師会にJMATへの薬剤師の参加について検討を要請し，その結果，JMATへの薬剤師の参加は464人に上った（2011年7月11日時点）．

災害医療用語

1 トリアージ

トリアージとは，複数患者の緊急度・重症度を評価し，救護，搬送および治療の優先順位を

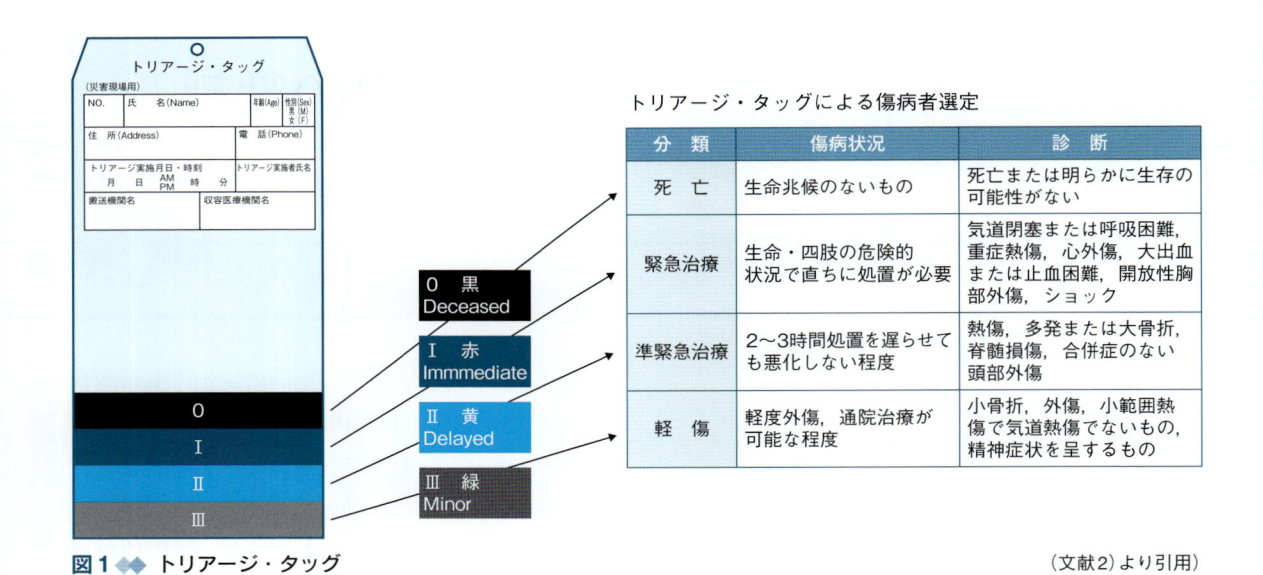

図1 ◆ トリアージ・タッグ

トリアージ・タッグによる傷病者選定

分類	傷病状況	診断
死亡	生命兆候のないもの	死亡または明らかに生存の可能性がない
緊急治療	生命・四肢の危険的状況で直ちに処置が必要	気道閉塞または呼吸困難，重症熱傷，心外傷，大出血または止血困難，開放性胸部外傷，ショック
準緊急治療	2〜3時間処置を遅らせても悪化しない程度	熱傷，多発または大骨折，脊髄損傷，合併症のない頭部外傷
軽傷	軽度外傷，通院治療が可能な程度	小骨折，外傷，小範囲熱傷で気道熱傷でないもの，精神症状を呈するもの

（文献2）より引用）

決定する手法を指す．トリアージに際しては，全国共通のトリアージ・タッグ（図1）を使用し傷病者の識別を行うことが望ましい．タッグは，治療優先度順から赤，黄，緑，黒が用いられている．装着部は，原則として傷病者の右手首に行う．この部分が負傷したり切断されている場合は，左手首→右足首→左足首→首の順に装着する．衣類や靴などには装着しない．

トリアージは，救出直後の現場のみならず，その後さまざまな場所で何度も行われる．その理由として，患者の病態が時間とともに変化すること，利用できる医療資源も刻々変化すること，さらにトリアージの方法が緊急度・重症度を評価する絶対的なツールではないことなどがあげられている．

2 広域災害救急医療情報システム（EMIS）

阪神・淡路大震災では，病院の被災状況，患者受入情報を医療機関・消防機関・関係行政機関が共有できなかった事実がある．これに対し，整備されたのがEMIS（イーミス）である．

このシステムは，厚生労働省など関係省庁，都道府県関係部局，医療機関をインターネットで結ぶ情報ネットワークで，DMATの活動における重要なツールにもなっている[3]．

3 CSCATTT

災害発生後の急性期に迅速な医療救援活動を行うためには，組織化された指揮命令系統の確立がその後の医療救護活動の円滑化につながる．DMATでは，現場に到着した複数のチームが連携し円滑に機能するために，災害医療における基本原則であるCSCATTTが導入され，活動の標準化が図られている[1]．

C：command and control（指揮と統制）
S：safety（安全）
C：communication（情報伝達）
A：assessment（評価）
T：triage（重症度による選別）
T：treatment（応急処置）
T：transportation（傷病者搬送）

4 クラッシュ症候群

クラッシュ症候群は挫滅症候群ともいわれる．災害時などで手足や腹部などの筋肉が長時間圧迫されることによって筋肉細胞が障害や壊死を起こし，筋肉内の大量のカリウムが流失して高カリウム血症になったり，筋肉を構成しているミオグロビンが大量に遊離して腎臓の尿細管を詰まらせて急性腎不全を起こす．

災害の時期

1 超急性期（発生直後）

この時期は，（発生場所や発生時刻にもよるが）発生地域外からの医療を含む援助がほとんどない，もしくは望めない状況である．しかし，この時期の適切な対応がその後の救援活動を円滑なものとし，多くの人命を救助することを可能とする．東日本大震災後，多くの地方自治体が地域医療計画の見直しを行っている．そのなかで，この超急性期における薬剤師の果たすべき役割の大きさがあらためて評価されている．

2 急性期（発生後72時間程度）

この時間帯で特に取り上げられるのがクラッシュ症候群である．一般的にクラッシュ症候群の患者を救命できるのが，最大72時間といわれている．そのため，現在，国内・国外の救助団体は，災害発生時，できる限り早期に被災地に入り，救護活動ができるような取り組みを行っている．

3 亜急性期（発生後2週間程度）

この時期は，災害の直接被害である一次災害から二次災害が発生してくる時期である．避難所生活など集団生活が原因による感染症や多くの疲れ・ストレスによる精神的疾患が発生しやすくなる．薬剤師は，災害時，医薬品管理業務だけでなく，広く公衆衛生管理をサポートする必要がある．

4 慢性期（発生後2週間程度以降）

2週間を過ぎると災害時の患者に対するサポートはもちろん，その他のさまざま課題（医薬品在庫・供給問題，慢性疾患の患者サポート，在宅患者への対応，医療機関の不足，地域医療計画の見直し）に対して，薬剤師がより積極的に関わっていくことが求められる時期である．

災害時における薬剤師の役割

大規模災害時，災害救護法に基づき各地に避難所や救護所が設置される．災害発生から亜急性期については，特に医療スタッフが不足すると考えられる．医師，看護師などは緊急性の高い患者の救命に人員を集中させるために他の医療が不足してしまう．薬剤師による救護活動は，被災者への医薬品の提供のみならず，支援物資である医薬品など（OTC医薬品を含む）の仕分け，災害医療チームへの参画，公衆衛生管理など多岐にわたる．薬剤師会，自治体，支援団体との連携のもとで，薬剤師の積極的な活動が求められている．

平時において，地域医療における主要施設やステークホルダーとなっている医療関係者，行政担当者とコミュニケーションを構築しておくことは必要である．また，さまざまな災害に対応する薬剤師として活動するために，医療に関してはジェネラリストを目指さなければならない．災害時に薬剤師が貢献するためには，平時の薬剤師業務を高いモチベーションをもって取り組んでいかなくてはならないと考える．

平時における対策

1 薬局運営

さまざまな災害が頻発する日本では，薬局運営においても平時から対策を講じておくことが必須となる．災害というリスクを完全に抑制できないのであれば，平時から十分な準備を行い，自薬局にダメージを与えない対策を取ることは自明の理である．薬局で「防災・危機管理マニュアル」を作成・運営することは，BCP（Business Continuity Plan）ならびにBCM（Business Continuity Management）の観点からも非常に重要になっている．

平時には在庫することは少ないが災害時には必要になる器材がある（**表1**）．もし薬局内に在庫していない場合は，どこに行けばそれらの必要なものが入手できるか確認しておくことが必要である．それでも入手できない場合，代用できるものを考えることも必要となる．

2 防災訓練（地域，薬局内）

災害時に適切で迅速な対応ができるよう，普段から災害時に対応した訓練を実施することが重要である．各自治体では，定期的に警察，消防，医療機関，住民などによる合同防災訓練を実施しているが，個人や薬局で，積極的に参加・協力することは重要である．

3 薬剤師会との連携

大規模災害の場合，被災地の薬剤師会や薬局には，自らの被災の有無にかかわらず，被災者に対する救援活動が求められることになるが，自らが負傷したり，薬局の建物や設備が損傷している場合には，十分な救援活動を行えない事態となることも考えられる．

このような場合，県内外の薬剤師会からの支援が重要となる．このような事態を想定し，平時より，相互支援の協議を行い協定を結ぶなど相互の支援体制を確立しておくことが重要である．

4 医療機関などとの連携

災害発生直後，薬剤師は救護所，地域の病院で支援活動を行うことが求められる．平時から防災訓練などを通じて，各自治体の医療機関と薬剤師会，薬局の連携を深めておくことは重要である．また，卸会社とも良好な関係を構築しておきたい．災害時の医薬品安定供給には，地域の交通網と医薬品供給を熟知している卸会社の協力が不可欠となる．

PCATについて

東日本大震災の際に日本プライマリ・ケア連合学会で行った被災地支援プロジェクト，PCAT（ピーキャット）の活動について紹介する．

1 PCATとは[4]

日本プライマリ・ケア連合学会では，被災地の保健・医療と地域社会が復興を遂げるその日まで「Primary Care for All」を合言葉に多職種で構成する「Team」を立ち上げた．PCATはその頭文字をとって命名された．PCATの活動は，災害発生時の超急性期や急性期を対象とした短期の医療支援とは異なり，亜急性期から慢性期

表1 ◆◆ 災害時に薬局で必要となるもの

- 薬袋（災害対応救急薬袋）
- 薬包紙
- 水
- 散剤秤量器（乾電池用）
- 消毒剤
- 懐中電灯
- 災害救護者用ベスト
- 地域マップ
- 災害時優先電話
- マスク
- 手袋
- ヘルメット

にかけての長期支援を前提としている．その活動の目標も，被災地の保健・医療などの支援を通して，最終的には被災者でもある地域の保健・医療などの関係職種が自らの力で地域を支えられるようになることをゴールとしている．よって主体は地域（被災地）であり，どのような支援が必要かニーズを把握するところから始まるのがPCATの活動の特徴といえる．

2 PCATの活動と方針[4]

PCATの活動は，震災直後の2011年3月14日から始動し，保健・医療に関わるさまざまな被災地のニーズに関わりながら，その支援活動は2013年3月まで続けられた．参加したボランティアも2012年1月末の段階で568人を数え，その職種も薬剤師27人を含む，医師，看護師，歯科医師・歯科衛生士，理学療法士，作業療法士，栄養士など，実にさまざまな職種が参加した．PCATは，3月17日から被災地に調査・支援医師を送り出し，その後まもなく宮城県陸前高田と気仙沼の拠点の「藤沢ハブ」，同石巻市・南三陸町・女川町の拠点の「涌谷ハブ」，福島県の拠点の「天栄村ハブ」の3拠点を確保し活動を開始した．

PCATは活動にあたり，プライマリ・ケアの5つの基本理念から以下の3つの活動方針を掲げ，Continuity（継続性）とAccountability（責任性）を重視し，被災地の医療保健システムが安定するまでの2年間を目途に活動計画が立てられた．実際には，高齢者や障害者などの身体弱者，在宅被災者や妊産婦など社会的弱者，そして被災した医療者，さらに夜間当直や検死，過疎の地域など質的・量的に絶対的に少ない医療サービスの支援を展開した．

PCATの3つの活動方針は以下のようなものである．
① 継続性・恒久性・地元人材／文化の尊重を重視した底上げ型の医療・保健支援
② 被災者／被災地の多様なニーズに対応するための多職種を巻き込んだ包括的な医療・保健支援
③ 将来必ず起こるであろう未来の災害へ向けて行う学術型の医療・保健支援

3 PCATにおける薬剤師の活動事例

PCATの活動拠点のうち，継続的に薬剤師が活動した地域は石巻市の避難所「遊楽館」であった．当初遊楽館は，他の避難所と同様さまざまな被災者が避難する一般的な避難所であった．しかし，その後各避難所に2～3％程度の割合でいた要介護者を集約させてケアを行う福祉的避難所に移行することとなり，活動はその環境整備から関わりがはじまった．震災後1ヵ月を過ぎたころの話である．この福祉的避難所への移行の決定を受けて，遊楽館での医療提供の体制の見直しが必要となり，このなかで薬剤師は，医薬品の供給体制と遊楽館内での服薬管理体制の確保を担うこととなった．

a 医薬品供給体制の確保

福祉的避難所に移行した場合の状況を，入所人員80～100人，月間の災害処方箋（以下，処方箋）枚数120～250枚程度と予測．外来通院から遊楽館内の診療へ切り替わるため，地元薬剤師会と連携して図2に示す処方箋発行から医薬品供給までの流れを構築した．その後，行政からFAX利用の許可を取り，遊楽館から協力薬局へ処方箋を送信するための通信環境を整えた．また，薬剤は預かって管理することが増えるため，管理する棚を業者の協力を得て整備した．さらに，誤薬などの事故を防ぐために一包化などの調剤方法の統一を図った．

この環境整備の段階は，地元薬剤師会と連携しながら支援する側のPCAT薬剤師が積極的に行動して構築することが必要である．

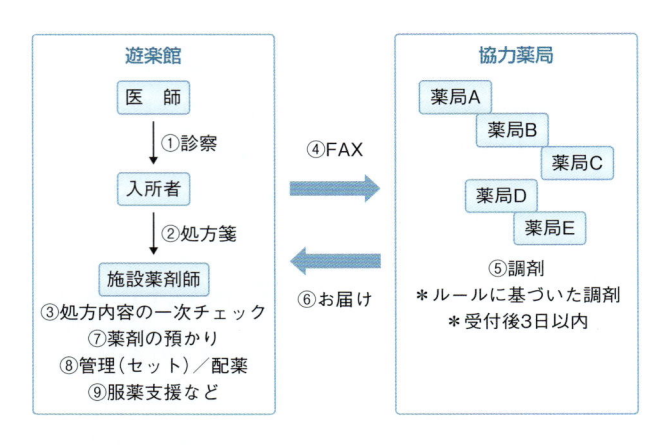

図2 定時薬の流れと薬剤師の業務

b 遊楽館内の服薬管理体制の確保

遊楽館内の薬剤師は地元薬剤師1人とPCAT薬剤師1人の2人体制とし，一人ひとりに服薬管理を行った．主な活動は，処方設計のサポート，処方箋チェック，薬剤管理，服薬指導と記録，薬剤情報管理，臨時薬の調剤，他職種との入所者情報の共有などであった．この服薬管理体制の構築の段階は，地元の薬剤師へ最後は業務を移管することを念頭にPCAT薬剤師は地元薬剤師としっかり連携しながら進める必要がある．そしてPCATの支援は，避難所が閉鎖されるまで行われた．

被災地における中長期的な支援のあり方は地域によって異なる．支援のゴールはそれぞれの被災地域の医療・福祉の関係者の自主自立による活動につなげることにある．支援のあり方，その答は彼らの中にあることを忘れてはならない．

（森並健二郎，宇田和夫）

文献

1) 平成23年度厚生労働科学研究「薬局及び薬剤師に関する災害対策マニュアルの策定に関する研究」研究班：薬剤師のための災害対策マニュアル, p.56, 日本薬剤師会, 2012.
2) 日本薬剤師会編：薬剤師のための災害対策マニュアル, p.116, 日本薬剤師会, 2012.
3) 杉本勝彦ほか編：災害医学 第2版, p.259, 南山堂, 2009.
4) 日本プライマリ・ケア連合学会東日本支援プロジェクトホームページ. http://www.pcat.or.jp/
5) 日本薬剤師会：薬局・薬剤師の災害対策マニュアル, 日本薬剤師会, 2012.
6) 現場の声から学ぶ 災害時の薬剤業務, 調剤と情報2011年9月臨時増刊号, じほう, 2011.
7) 山村武彦：本当に使える企業防災・危機管理マニュアルのつくり方, 金融財政事情研究会, 2006.
8) 辰濃哲郎ほか：ドキュメント・東日本大震災「脇役」たちがつないだ震災医療, 医薬経済社, 2011.
9) 久志本成樹：石巻赤十字病院, 気仙沼市立病院, 東北大学病院が救った命, アスペクト, 2011.
10) 石巻赤十字病院ほか：石巻赤十字病院の100日間, 小学館, 2011.

第10章

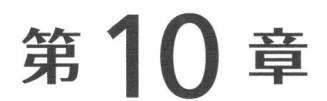

これからの地域連携・チーム医療

1 地域医療計画における地域連携

地域医療計画における地域連携

　地域医療計画とは，医療法第30条の4によって都道府県が作成することを定められたもので，医療法第30条の3において，厚生労働大臣は良質かつ適切な医療を効率的に提供する体制の確保を図るための基本的な方針を定めるものとされ，この基本方針に即して都道府県の実情を踏まえた上で，5年ごとに作成される計画である．現在は2013年からスタートした新たな医療計画に基づき，計画の達成・推進に向け動き始めている．

　医療計画は，1985年の第一次医療法改正によってはじめて規定され，同時に都道府県による5年ごとの見直しも定められた．その後医療法の改正に合わせ医療計画の見直しも行われている（表1）．2013年から実施されている医療計画は，前回2008年から開始された医療計画の中核である4疾病（がん，脳卒中，急性心筋梗塞，糖尿病）と5事業（救急医療，災害時医療，へき地医療，周産期医療，小児医療）に5つ目の疾病として精神病および精神疾患を加え，さらに5事業に在宅医療に対する体制構築も加えたものとなっている[2]．

　都道府県が医療計画に記載しなければならないものとして以下の9項目が指定されており，これらは地域医療を行う上でなければならない項目である．

①病床の整備を図るべき地域（医療圏）の設定
②達成すべき5疾病・5事業＋在宅医療の目標設定
③医師・歯科医師・薬剤師・看護師その他の医療従事者の確保
④医療安全の確保
⑤基準病床数の算定
⑥地域医療支援病院の整備目標
⑦医療連携における医療機能に関する情報提供の推進
⑧5疾病・5事業＋在宅医療における医療連携体制
⑨その他，医療供給体制の確保に関し必要な事項

　これらの項目のうち，主なものに対して以下で詳しく述べることとする．

1 医療圏に関して

　医療圏とは作成される医療計画のなかで設けられた，病院の病床および診療所の病床の適正な整備を図るために設定される地域的単位のことで，現在二次医療圏と三次医療圏に分かれている．

　一次医療圏に関しては医療法による規定はないが，地域保健法により規定され，「健康管理，予防，一般的な疾病や外傷等に対処して，住民の日常生活に密着した医療・保健・福祉サービスを提供する区域」をいい，住民検診を実施し，母子保健事業，介護保険など，住民の日常生活

表1 ◆ 医療法改正の経緯と医療計画の特色

改正年	改正の趣旨など	主な改正内容など
1948年 医療法制定	終戦後,医療機関の量的整備が急務とされるなかで,医療水準の確保を図るため,病院の施設基準等を整備	○病院の施設基準を創設
1985年 第一次改正	医療施設の量的整備が全国的にほぼ達成されたことに伴い,医療資源の地域偏在の是正と医療施設の連携の推進を目指したもの	○医療計画制度の導入 ・二次医療圏ごとに必要病床数を設定
1992年 第二次改正	人口の高齢化等に対応し,患者の症状に応じた適切な医療を効率的に提供するための医療施設機能の体系化,患者サービスの向上を図るための患者に対する必要な情報の提供等を行ったもの ・薬剤師が医療の担い手として認められる	○特定機能病院の制度化 ○療養型病床群の制度化
1997年 第三次改正	要介護者の増大等に対し,介護体制の整備,日常生活圏における医療需要に対する医療提供,患者の立場に立った情報提供体制,医療機関の役割分担の明確化及び連携の促進等を行ったもの ・医療計画のなかに医薬分業を盛り込む(任意)	○診療所への療養型病床群の設置 ○地域医療支援病院制度の創設 ○医療計画制度の充実 ・二次医療圏ごとに以下の内容を記載 　地域医療支援病院,療養型病床群の整備目標 　医療関係施設間の機能分担,業務連携
2000年 第四次改正	高齢化の進展等に伴う疾病構造の変化等を踏まえ,良質な医療を効率的に提供する体制を確立するため,入院医療を提供する体制の整備等を行ったもの	○療養病床,一般病床の創設 ○医療計画制度の見直し ・基準病床数へ名称を変更
2006年 第五次改正	質の高い医療サービスが適切に受けられる体制を構築するため,医療に関する情報提供の推進,医療計画制度の見直し等を通じた医療機能の分化・連携の推進,地域や診療科による医師不足問題への対応等を行ったもの ・薬局を医療提供施設として位置づける	○都道府県の医療対策協議会制度化 ○医療計画制度の見直し ・4疾病5事業の具体的な医療連携体制を位置づけ ・具体的な数値目標やPDCAサイクルの導入 ・地域連携構造をピラミッド型から患者や住民を中心とした水平型へ移行(患者主体の医療へ)

「『第1回 医療計画の見直し等に関する検討会』資料(医政局指導課)2010年12月17日」に筆者が色字を加えたものである.
(文献1)より一部改変して引用)

に身近な医療・保健のサービスを行う単位で,一般的には市町村がこれに該当する.

　二次医療圏とは一次医療圏の機能を広域的に支援し,特殊な医療を除く入院治療を主体とした一般の医療需要に対応するために設定する区域であり,主に病院の一般病床および療養病床の整備を図る地域的単位で,地理的条件,人口,患者の流入・流出,交通事情などを考慮し設けられる.2013年6月現在で全国に344の二次医療圏が存在する.

　三次医療圏とは,高度救命救急センターや都道府県がん診療連携拠点病院などの高度で特殊な専門的医療を提供する単位で,基本的には都道府県単位となる.ただし北海道においては地理的条件などから6医療圏に設定され,全国では現在52の医療圏が存在する.

2 目標設定と評価,PDCAサイクル

　前々回以前の医療計画において具体的な数値目標があったのは基準病床数のみで,医療計画における疾病や事業に関する具体的な数値目標はなく,計画としては不十分であったといえる.そこで,前回の医療計画から数値目標が導入されたが,数値目標設定が初めてであったこともあり,都道府県によっては混乱があったことは否定できない.2013年から実施された新医療計画では,目標値の設定方法やPDCA(Plan:計画,Do:実施,Check:評価,Action:改善)サイクルの活用に関しても記載され,具体的な評価が行われるものとなった.

3 医師・歯科医師・薬剤師・看護師 その他の医療従事者の確保

　医療計画は医療というインフラの整備を効率的かつ効果的に行う計画でもある．医師不足が長い間叫ばれ，へき地における医師不足が現在も解決しているとはいえない．都道府県を基本単位とする三次医療圏では，圏内の地方から都市部へのアクセスの充実が大きな問題となる．

　また，都道府県ごとの医療従事者の不均衡も大きな問題であり，都市部での医療従事者の偏在だけではなく，東京都に隣接する茨城県，埼玉県，千葉県の人口10万人当たりの医師数や全病床数は全国平均に比べ20％以上も少ない（**表2**）．

　さらに，都道府県ごとの高齢者の増加人口をみると，今後30年に増加する高齢者約920万人のうち42％である390万人が首都圏に居住すると考えられていることから，地方での高齢化率の急速な進行に目を奪われることなく，首都圏をはじめとする都市部での高齢者の増加に対しても十分な対策を講じる必要があり，首都圏の各県の医療計画には急増する高齢者対策が盛り込まれている（**表3**，**表4**）．

医療計画と地域連携

　生活習慣病である4疾病（がん，脳卒中，急性心筋梗塞，糖尿病）に精神疾患を加えた5疾病と5事業（救急医療，災害時医療，へき地医療，周産期医療，小児医療）に対する対策を確実に実行する上で重要なのは，地域における連携である．特に超高齢社会を迎え，今後高齢者が増え続ける状況が続くことから，認知症患者の急増と躁うつ病患者の対策を盛り込む目的で精神疾患が医療計画に加えられた意義は大きい．

　各都道府県の医療計画において地域包括ケアシステム（**図1**）の推進が盛り込まれているが，高齢化の進展には高齢者人口の急増する大都市部と人口減少により高齢者人口は穏やかに増加する地域など，さまざまな地域差があることから今後の変化に基づいた内容が盛り込まれており，薬剤師も地域包括ケアシステムの構成員としても位置づけられている．ここでは医療計画に盛り込まれている疾患と地域連携について述べる．

1 がんと薬剤師の地域連携

　がんは，1977年から死因の第1位で死亡者全体の1/3を占めている[7]．がんは，早期に発見し治療を行うことが重要であることから，市町村の事業として各種のがん検診が行われているが，高齢化に伴ってがんによる死亡者が今後も増え続けることが予想されている．がん治療の基本は手術，放射線，化学療法であるが，近年，がん化学療法の進歩に伴い，以前は入院して化学療法を受けていたものが外来や在宅などより身近なところで行えるようになってきた．さらにがん性疼痛の緩和に関しても使用できる麻薬の種類や剤形が多くなり，薬剤師ががん治療や緩和医療に関わる機会が増えてきている．一方で，保険薬局が麻薬小売業者の免許を受けていなかったり，注射用麻薬の調製に必要なクリーンベンチなどの設備を備えていない場合もあることから，一部の薬局への負担が多くなっていることも指摘されている．そのような状況から，すべてのがん患者が望む治療を行えるように，薬局において注射剤の調製に必要な設備の相互利用などに関し，行政や薬剤師会，薬系大学などが協力して行っていくことを医療計画に盛り込んでいる都道府県もある．

　一方，がん化学療法の進歩により外来や在宅で化学療法を行う機会も増えてきていることから，薬剤師が適切な服薬指導を行うことで効果や安全性を高めることが期待され，さらに副作

表2 都道府県別人口10万人当たりの主な医療従事者および病床数

	医　師	歯科医師	薬剤師	＊看護師・准看護師	全病床数	
北海道	229.0	80.9	191.9	1284.7	1786.7	
青　森	191.9	56.9	146.5	1243.3	1337.6	
岩　手	193.7	78.6	159.6	1153.6	1370.4	
宮　城	222.9	77.6	207.6	958.3	1096.8	
秋　田	213.6	58.2	170.9	1190.8	1492.8	
山　形	221.5	57.4	163.0	1120.6	1303.9	全国平均の0.8倍以下
福　島	191.2	70.6	170.6	1109.6	1342.7	
茨　城	166.8	62.5	211.7	865.5	1101.9	
栃　木	216.0	65.7	179.2	968.9	1088.0	全国平均の1.2倍以下
群　馬	216.8	67.8	165.4	1096.6	1245.8	
埼　玉	148.6	70.3	186.5	691.9	867.6	
千　葉	170.3	79.6	197.1	710.8	920.0	
東　京	303.7	122.0	337.1	832.8	963.6	
神奈川	195.4	78.0	216.7	693.7	821.0	
新　潟	191.2	90.3	169.2	1064.7	1247.9	
富　山	241.0	59.5	279.6	1234.2	1613.7	
石　川	267.0	57.0	219.9	1277.1	1623.4	
福　井	238.4	51.5	164.2	1262.2	1413.3	
山　梨	218.6	65.1	172.9	994.7	1310.2	
長　野	213.9	75.4	189.2	1079.3	1142.1	
岐　阜	194.6	76.7	176.9	934.0	1012.4	
静　岡	190.3	60.4	208.0	863.2	1050.3	
愛　知	203.4	72.4	178.1	851.1	909.8	
三　重	198.7	60.3	1666.8	986.0	1118.9	
滋　賀	211.4	57.2	198.0	953.8	1041.3	
京　都	302.3	69.4	222.8	1096.7	1373.2	
大　阪	260.7	88.7	268.7	973.3	1224.9	
兵　庫	226.2	69.2	239.3	1001.2	1145.5	
奈　良	220.6	65.0	196.4	920.2	1182.6	
和歌山	270.6	72.5	213.0	1218.4	1433.9	
鳥　取	287.6	64.0	181.9	1343.9	1535.4	
島　根	264.8	56.6	162.1	1437.4	1581.9	
岡　山	282.9	86.7	194.1	1264.0	1527.6	
広　島	248.6	83.7	225.9	1263.3	1437.5	
山　口	247.1	65.7	210.8	1422.4	1905.9	
徳　島	304.0	103.5	332.1	1484.6	1933.9	
香　川	266.9	69.1	218.9	1346.6	1562.0	
愛　媛	244.7	64.6	181.3	1380.7	1612.8	
高　知	285.6	63.3	214.8	1663.0	2476.2	
福　岡	288.4	103.2	208.0	1365.1	1707.2	
佐　賀	256.5	72.5	208.3	1544.6	1792.9	
長　崎	284.7	85.2	189.9	1587.8	1926.4	
熊　本	271.0	69.8	187.1	1573.4	1957.3	
大　分	256.1	63.2	173.3	1453.2	1697.3	
宮　崎	233.7	63.0	167.7	1584.2	1714.7	
鹿児島	242.3	74.3	166.2	1652.4	2052.5	
沖　縄	235.2	62.0	142.2	1169.3	1344.9	
全　国	230.4	79.3	215.9	1030.2	1237.7	

＊看護師・准看護師には保健師，助産師は含まない

（医師・歯科医師・薬剤師については文献3）より，看護師・准看護師については文献4）より作成）

表3 2010年から2040年にかけて高齢者人口の増加率の高い都府県（上位10都府県）

	2010年 高齢者人口	2040年 高齢者人口	2040年増加指数 （2010年＝100）	高齢者 増加人口	2040年 人口	2040年 高齢化率
沖　縄	242,510	415,447	171.3	172,937	1,369,408	30.3
神奈川	1,830,009	2,918,907	159.5	1,088,898	8,343,495	35.0
東　京	2,679,265	4,117,563	153.7	1,438,298	12,307,641	33.5
埼　玉	1,470,251	2,201,641	149.7	731,390	6,304,607	34.9
愛　知	1,505,973	2,219,223	147.4	713,250	6,855,632	32.4
滋　賀	291,814	428,941	147.0	137,127	1,309,300	32.8
千　葉	1,339,291	1,956,478	146.1	617,187	5,358,191	36.5
福　岡	1,132,437	1,545,905	136.5	413,468	4,379,486	35.3
宮　城	524,405	714,943	136.3	190,538	1,972,577	36.2
大　阪	1,984,854	2,684,737	135.3	699,883	7,453,526	36.0
全　国	13,000,809	19,203,785	131.2	6,202,976	55,653,863	36.0

（文献5）より作成）

表4 2040年の推定人口における高齢化率の高い道県（上位10道県）

	2010年 高齢者人口	2040年 高齢者人口	2040年増加指数 （2010年＝100）	高齢者 増加人口	2040年 人口	2040年 高齢化率
秋　田	321,028	306,433	95.5	－14,595	699,814	43.8
青　森	354,290	387,165	109.3	32,875	932,028	41.5
高　知	220,334	219,575	99.7	－759	536,514	40.9
北海道	1,360,460	1,707,328	125.5	346,868	4,190,073	40.7
徳　島	212,423	229,820	108.2	17,397	571,016	40.2
和歌山	274,192	286,868	104.6	12,676	719,427	39.9
岩　手	361,969	372,672	103.0	10,703	938,104	39.7
山　形	322,690	328,545	101.8	5,855	835,554	39.3
福　島	508,101	583,952	114.9	75,851	1,485,158	39.3
長　崎	371,450	411,910	110.9	40,460	1,048,728	39.3
全　国	4,306,937	4,834,268	131.2	527,331	11,956,416	36.0

（文献5）より作成）

用のチェックなども実施し，その情報を他の医療従事者と共有することで化学療法を適切に行うことが薬剤師に求められている．地域連携クリティカルパスという標準的な治療計画を地域で作成し，ガイドラインに沿ったがん治療を地域で行うことが2010年の診療報酬改定により認められたため，医療計画に定められた4疾病（がん，脳卒中，急性心筋梗塞，糖尿病）に対して地域連携クリティカルパスの導入が進めら れている．

さらに，がんは予防が重要であるので，薬剤師が禁煙指導や禁煙補助薬の販売などを通じてがん予防に積極的に貢献することが望まれている．

2 脳卒中と薬剤師の地域連携

脳卒中は現在死因の第4位で，死亡者の約1割が脳卒中などの脳血管障害で死亡している[7]．脳卒中を予防するためには高血圧，糖尿病，脂

第10章　これからの地域連携・チーム医療

- 団塊の世代が75歳以上となる2025年を目途に，重度な要介護状態となっても住み慣れた地域で自分らしい暮らしを人生の最後まで続けることができるよう，住まい・医療・介護・予防・生活支援が一体的に提供される地域包括ケアシステムの構築を実現していきます．
- 今後，認知症高齢者の増加が見込まれることから，認知症高齢者の地域での生活を支えるためにも，地域包括ケアシステムの構築が重要です．
- 人口が横ばいで75歳以上人口が急増する大都市部，75歳以上人口の増加は緩やかだが人口は減少する町村部など，高齢化の進展状況には大きな地域差が生じています．
  地域包括ケアシステムは，保険者である市町村や都道府県が，地域の自主性や主体性に基づき，地域の特性に応じて作り上げていくことが必要です．

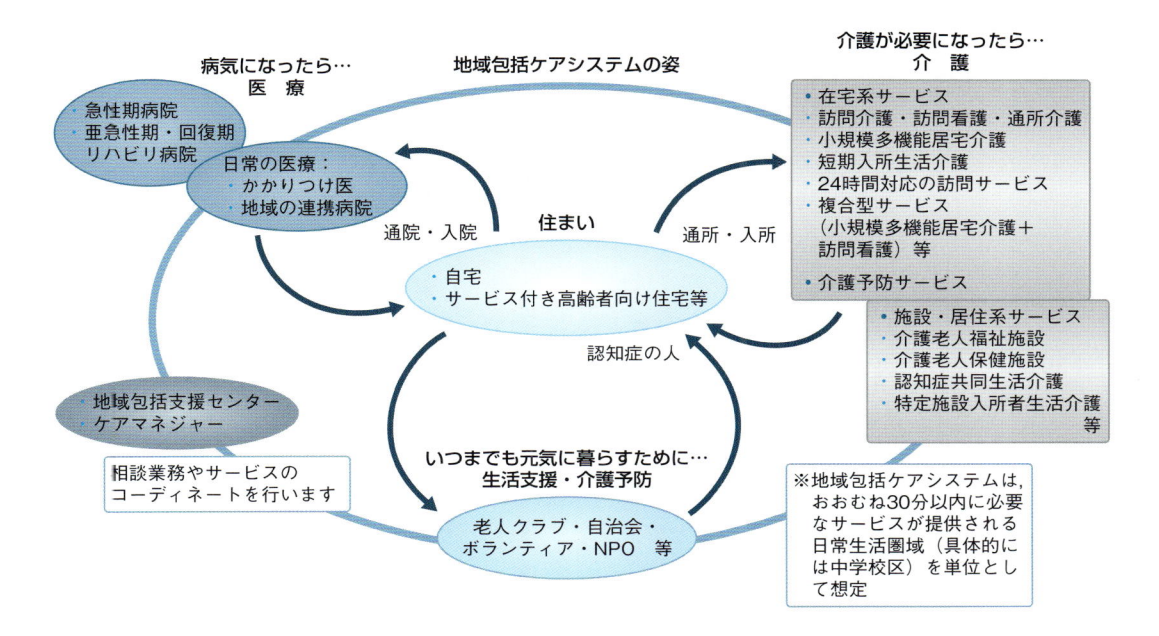

図1　地域包括ケアシステム

(文献6)より一部改変して引用)

質異常症などの危険因子を早期に発見することが重要であり，生活習慣の改善などを指導する薬剤師の役割は大きい．また脳卒中は発症後，障害をもちながら居宅で療養することも多い疾患であるので，障害をもった患者への服薬や使用薬によるADLなどへの影響を薬剤師として評価することが必要であり，その情報を患者に関わる医療従事者だけではなく，介護従事者とも共有することや療養で必要な衛生材料などの供給も薬剤師として重要な責務である．

脳卒中に対しても地域連携クリティカルパスの導入が進められている．

3　急性心筋梗塞と薬剤師の地域連携

心臓病は死因の第2位で，そのうち急性心筋梗塞は20％以上を占め[7]，ストレス社会や食事の欧米化などの進展によって今後患者数が増えることが予想される．急性心筋梗塞の発症予防は高血圧，糖尿病，脂質異常症，喫煙などの危険因子を早期に発見することである．特定健康診査などによって危険因子の有無を知ることは重要であるが，実施率は低く，2010年度では43.2％であった．高血圧，糖尿病，脂質異常症などは自覚症状が乏しいため，治療の継続が重

要であるが，薬剤師が発症予防や再発防止のための治療の意義や服薬の重要性などを伝えることや禁煙指導などにも積極的に介入することも重要である．

4 糖尿病と薬剤師の地域連携

糖尿病は放置すると糖尿病性腎症によって人工透析が必要になったり，網膜症による失明，脳卒中や心筋梗塞などの合併症を引き起こす疾患である．糖尿病もしくは糖尿病の疑いといわれたことがある者の割合は，男性15.7％，女性8.6％である．そのうち，糖尿病の治療を「これまでに治療を受けたことがない」と回答した者の割合と「過去に受けたことがあるが，現在は受けていない」と回答した者の割合は，あわせて男性39.0％，女性35.4％であり[8]，多くの糖尿病患者が治療を受けていないことから，将来合併症によって重大な疾患を発症する可能性のある患者が多数存在することを示している．糖尿病は正しい治療や生活習慣を続けることで，合併症の発症を防ぐことのできる疾患であるが，自覚症状が乏しいことなどから，糖尿病を放置している症例が多いものと考えられる．そのような患者には，食生活や運動，適切な治療などで改善ができることを薬剤師が示すことが重要である．また，近年薬局において店頭に設置した指先採血HbA1c測定器によって未発見・未治療の糖尿病やその予備群を見つけ出し，早期診断・治療へつなげていく社会実験プロジェクトが開始され，成果を上げている．このように糖尿病の未治療患者を発見し，受診勧奨を行い合併症の発症を地域で連携して行うことも薬剤師の重要な責務である．

5 精神疾患と薬剤師の地域連携

精神疾患の患者数は，近年「気分障害」と呼ばれるうつ病などの増加と高齢化に伴うアルツハイマー型認知症患者の増加が著しい[9]．

年間3万人ほどの自殺者が出ている対策として，うつ病対策は重要である．なかでも対策が急がれるのが，医師から処方される薬を飲んで自殺を図る「処方薬自殺」対策である．新潟県では，処方薬自殺を防ぐため，薬局の薬剤師が眠剤など自殺に用いられやすい薬物を反復投与される患者に個別に面談を行い，過去の服用歴や薬物を溜め込んでいないかなどをチェックし，自殺の危険性を判断し，担当の医師に現状を伝え，処方内容の変更や地域での見守りなどを行って成果を上げている．

また，認知症患者の早期発見のため，薬局店頭での服薬指導の際に患者の変化などを確認し，服薬コンプライアンスなどの低下から認知症発症のサインを見つけ出すことも重要である．家族だけではなく地域の医療・介護関係者の情報を共有し，薬物療法が中心となる精神疾患，とりわけうつ病と認知症患者の早期発見に努めるべきである．

（古田精一）

文献

1) 厚生労働省ホームページ「第1回 医療計画の見直し等に関する検討会」資料，2010年12月17日．
2) 厚生労働省ホームページ「第10回 医療計画の見直し等に関する検討会」資料，2011年12月16日．
3) 厚生労働省：平成22年医師・歯科医師・薬剤師調査，2011．
4) 日本看護協会出版会編：平成24年 看護関係統計資料集，日本看護協会出版会，2013．
5) 国立社会保障・人口問題研究所：日本の地域別将来推計人口（平成25年3月推計），2013．
6) 厚生労働省ホームページ 地域ケア会議について．地域ケア会議推進に係る全国担当者会議資料，2013年9月20日．
7) 厚生労働省：平成24年人口動態統計（確定数）の概況，2013．
8) 厚生労働省：平成23年国民健康・栄養調査結果の概要，2012．
9) 厚生労働省：平成23年患者調査の概況，2012．

2 チーム医療とは

「チーム医療」の登場

　医療技術の進歩や社会状況が大きく変化した1970年代，医療体制の変革が迫られるなかで，新たな体制とそれに付随する概念を示すものとして，「チーム医療」という言葉が登場した．チーム医療が医学系論文において取り上げられるようになったのは1970年代のことであり[注1]，新聞などのマスメディアで取り上げられるようになったのは1980年以降である[注2]．

　1970年代の医療状況は「従来の……医師またはその集団によってのみ推進された医療から，医師以外の高度に教育された医療従事者を含めてのチーム医療への再編成という革命的変化の過程の中にある」[1]と説明されている．この時点では，新たに模索され始めた医療提供体制を説明する言葉としてチーム医療の必要性が提唱されたが，その定義が明文化されるには至らなかった．

　その後，さらなる医療技術の進歩や医療の専門分化を医療現場に効果的に反映させるための多くの取り組みを経て，「医療に従事する多種多様な医療スタッフが，各々の高い専門性を前提に，目的と情報を共有し，業務を分担しつつも互いに連携・補完し合い，患者の状況に的確に対応した医療を提供すること」がチーム医療の基本的な考え方として理解されるに至った[2]．

注1）医中誌Webにてキーワード検索
注2）新聞データベースヨミダスにて検索

チーム医療を後押ししてきた背景

1 病院中心型の医療体制と高齢社会の進展

　1948年の医師法改正を契機に，戦後の医療制度改革を通して，生命の誕生と死，病気や怪我の治療の多くが病院という「場」に集約されることで，病院は医療のなかで中心的役割を担うようになった．医療を病院という「場」に集約することによって効率的提供が進み，その精度も押し上げられてきた[3]．

　また，国民皆保険制度（1961年）が確立されたことで質の高い医療が広く提供されるようになった．保健予防体制や生活環境の改善とも相まって，女性の平均寿命86歳（世界1位），男性80歳（同4位）（2011年）という世界屈指の長寿国へと日本は成長した[4]．

　しかし，加齢によって引き起こされる障害を抱える高齢者の増加や慢性疾患患者への治療やケアという新たな課題も生じ，医療政策上の観点からは，増大する医療費の抑制や，長期に及ぶ療養を見据えた医療やケアの提供体制の確立が迫られるに至った．

　年間の死亡者数は現在約120万人であるが，2040年ごろまでに166万人に達すると予想される．他方，自宅で死亡する人の割合は1950年の80％から2010年は12％にまで低下した[5]．現在の日本の医療体制では，病院でこれだけの

人数を看取ることは困難である．

そこで，療養者が人生の最終段階[注3]を過ごし看取られる場としてグループホームやサービス付き高齢者向け住宅などの居住系施設の重要度も高まるが，医療のバックアップ体制に対する不安から，高齢者の需要には十分応えられない[6]．こうした制度的課題に加え，国民の50％以上が自宅での療養を望んでいるという社会的背景も[7]在宅医療の推進を後押ししてきた．

2 在宅医療に対する需要の高まり

1992年の医療法一部改正により，従来の医療の場であった病院や診療所に加え，医療を受ける者の居宅も医療の場として規定された．

現実には独居世帯の増加も著しく，家族に介護の大半を依存する狭義の意味での在宅医療という考え方では，医療やケアを必要とする療養者の需要に応えることは難しい．独居世帯は2000年時点で303万世帯であったが，2025年には680万世帯にまで倍増すると予測されている[8]．老老世帯や日中独居など，独居世帯と類似の困難を抱える世帯も含めると，過半数の高齢者が介護力の乏しい条件での生活を余儀なくされることになる．

今後の在宅医療のフィールドは，これまでの狭義の居宅のみならず，地域のなかの住み慣れた場所も射程に入る．居住者にとってそこが生活の場となり，そこで最期まで支え続けられ，看取られていく．こうした現実に則した看取りまで支える在宅医療制度の確立が課題となっていく．

1970年代は病院中心型の医療体制のもとでのチーム医療が模索されたが，現在，そして今後必要とされるのは，多職種が連携するしくみである．地域を1つの病院と捉え，これまで病院に集約されてきた機能を，地域にも応用した連携体制の構築である．

チーム医療を推進するための政策

厚生労働省では2009年8月に開催した「チーム医療の推進に関する検討会」を嚆矢とし，その後検討を重ね，2010年5月に「チーム医療推進会議」を立ち上げ，最終的に2011年6月に「チーム医療推進のための基本的な考え方と実践的事例集」をまとめた[9]．

在宅医療を念頭に据えたチーム医療をすすめる上で重要なポイントとして，①チームの統合性，②チームのスピード性，③チームの効率性の3つの要素が指摘されている．これらを具現化するために，どのような取り組みがなされているのか，また今後必要となるのか？筆者が所属するあおぞら診療所（千葉県松戸市．以下，当院）の事例を用いて以下に述べる．

1 診療所医師と訪問看護師の連携

——"在宅医療における医師と看護師の連携については，患者対応のスピードが求められるとともに実施する医療行為には様々なものがあることから，在宅医療を担う医療機関と訪問看護を担う機関が提供する医療に関する哲学や実際のやり方を共有することが重要である．"[9]

当院では2011年より，患者さんの在宅療養生活をより充実したものにするため，5人以上の患者さんの支援を依頼している地域の訪問看護ステーションと，定期的に合同カンファレンスを開催している．

カンファレンスでは，訪問看護ステーションからは訪問回数や支援内容だけでなく，支援中の家族の様子や介護保険サービスに関すること

注3）2012年度より，厚生労働省の「終末期医療に関する調査」では，「人生の最終段階の医療」という表現が使われるようになった．

など患者さんの療養生活に関する幅広い内容の報告が行われ，主治医からは最近の病状や直近の検査結果を伝え，診療所の医師とステーションの看護師との間で，病状だけでなく本人を取り巻く環境などに関しても共通認識をもてるようなカンファレンスを継続的に開催している．

2 入院から在宅への移行支援

——"入院から在宅への移行支援については，在宅チームが主導して在宅への移行準備，試験外泊などを実施する仕組みを構築することが必要である．"[9]

ⓐ 病診連携

病院側は患者が在宅医療に移行した後，どのような療養生活を送っているのかなどの情報を知るすべがなく，その結果，在宅での療養生活をイメージすることができないまま退院支援を行っていることも多々ある．そこで，定期的に病診連携カンファレンスを開催し，病院から在宅への移行がスムーズに進められるよう，2ヵ月に1回のペースで，診療所と病院の両者の医師，医療ソーシャルワーカーが同席した「病診連携カンファレンス」を開催し，病院と診療所間で情報共有をしている．

ⓑ 在宅療養移行報告書

在宅での療養生活を支えている多職種（医師・訪問看護師・ケアマネジャーなど）に情報収集を行い，本人・家族に聞いた療養生活上のエピソードを交えた「在宅療養移行報告書」の作成を行っている．

病院から訪問診療の依頼を受けた患者のなかで，病院の退院支援に関わったスタッフが病状以外の面に不安要素を抱いていた患者（独居，家族の介護力など）を対象に作成している．作成した報告書は，入院していた病院の病棟・地域連携室宛てに郵送し，病院からも適宜フィードバックを受け取り，双方のスタッフで情報共有を行っている．

ⓒ ホスピストライアングル

患者の病状に応じて，患者やその家族の希望も尊重しながら，治療や療養の場所を選べるようにしているのが「ホスピストライアングル」というしくみである．松戸市立福祉医療センター東松戸病院，国立がん研究センター東病院緩和医療科，当院の3者が一体となり患者さんやご家族を地域で支えるシステムである．「がん治療を行う専門病院」「地域の病院」「地域の診療所」の3ヵ所が緊密に連携し，患者さんやご家族が3ヵ所の医療機関のどこに相談しても，患者さんの状態に最適な医療機関で切れ目のない医療やケアを提供できるように対応することを目指したものである．

3 診診連携

——"在宅医療において，患者・家族の不安を取り除くために24時間対応は非常に重要であり，確実な連絡体制を確保する必要がある．"[9]

訪問診療を行っている多くの診療所が常勤医師1人体制をとっている．そのため，各々で24時間体制を整えるには，心理的にも肉体的にも負担が小さくない．よって24時間体制をとるのは困難であり，24時間の対応が地域全体に広がらないという課題がある．

医師の負担を軽減しながら24時間体制を構築するため，複数の医療期間が連携し365日24時間対応する機能強化型（連携型）体制を敷くことは現実的かつ有効な方法だろう．例えば，当院は5診療所と機能強化型（連携型）体制をとり，月1回の診診連携カンファレンスをもっている（診診連携 まつど方式）．同様の取り組みは多地域で試みられているが，まつど方式の

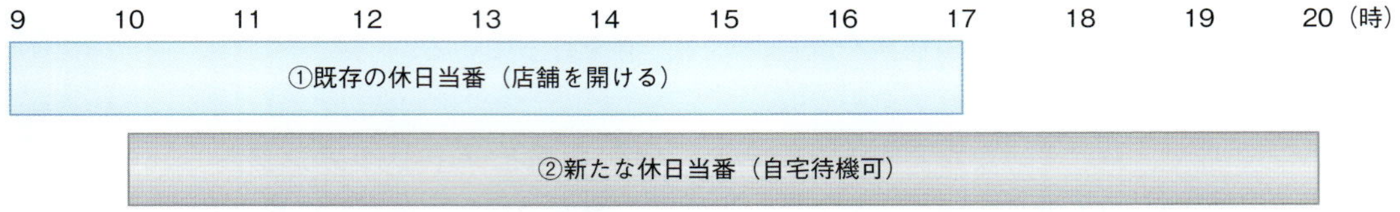

```
9    10   11   12   13   14   15   16   17   18   19   20 (時)
```
①既存の休日当番（店舗を開ける）

②新たな休日当番（自宅待機可）

図1 休日当番体制を補強する新たな輪番制

特徴は運営の簡易さにある．事前の共有は，患者の氏名，住所，電話番号のみで，カルテ共有や事前のサマリー作成などの心理的抵抗や負担をできるだけ回避している．主治医が患者から連絡を受け臨時往診が必要と判断した場合に，連携医師に連絡して病歴や留意すべき点を直接伝える．主治医が方針決定を行い，連携医師は主治医の指示を仰ぎながら患者に対応するというものである．

チーム医療における薬剤師の実践

在宅現場におけるチーム医療を推進する上で，薬剤師の担う役割は大きい．訪問薬剤指導もさることながら，365日24時間必要に応じて対応できる体制は，自宅で療養を続ける患者にとっては非常に重要な要素である．これを実現するには，地域の薬局が相互に協力体制をとることが必須となる．松戸市薬剤師会と在宅医療連携薬局連絡会[注3]（以下，連絡会）は共同で365日24時間の対応を目指して取組みを進めている．

1 365日の輪番制

365日の輪番制の構築を目指すにあたっては，地域における休日当番薬局（松戸市薬剤師会会員薬局が当番制で休日の9時～17時まで

注3）当院が2011年度，並びに2012年度に受託したモデル事業の一環

対応する）の機能を拡充する方向で制度の構築を進めてきた．その際，必要に応じて在宅患者への訪問薬剤管理指導や麻薬処方箋にも対応できる体制も整えてきた．

既存の休日当番薬局（**図1**上段）に加え，連絡会会員薬局（2013年9月時点で34薬局）が新たに休日の輪番体制（**図1**下段）を組むことで，10～20時まで対応できるような体制を構築した（**図1**）．

2 麻薬を含めた輪番制の運営

麻薬が必要となる緊急時の対応で，輪番制がどのように機能できるかは非常に重要な課題である．そこで，最低限備えておくべき麻薬をリスト化（必須麻薬）し，それを常備することを輪番制への参加条件としている．その上で，必須麻薬在庫だけでは対応できない状況を回避するために，市内の薬局を5～8薬局からなる5グループに分け，マニュアルを作成し，それに基づいて運用を開始した（**図2**）．しかし，グループ内で対応できない場合は後方支援薬局を決め，情報を共有し対応するようにしている（**図3**）．

連絡会会員の薬剤師には，以上の取り組みを始める時点ですでに訪問薬剤管理指導についてかなりの経験蓄積があったことに加え，連絡会の活動を通じて，薬剤師として地域に貢献するために在宅医療に取り組むという目的意識を会員間で共有できたことが活動を進める上で大きな推進力となってきた．

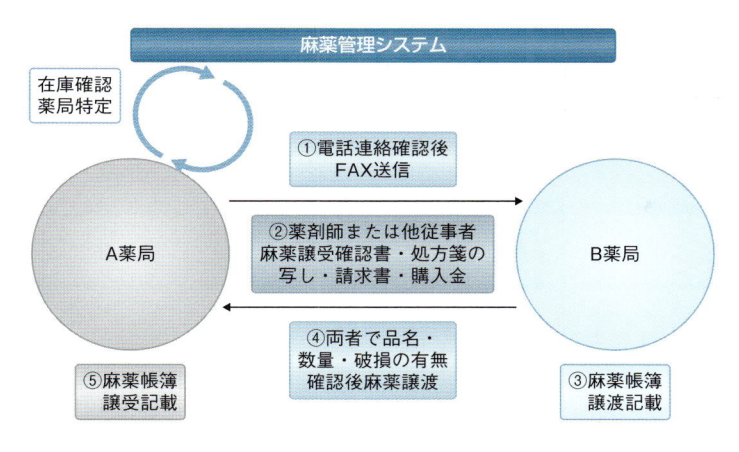

図2 グループ内での麻薬小分けイメージ

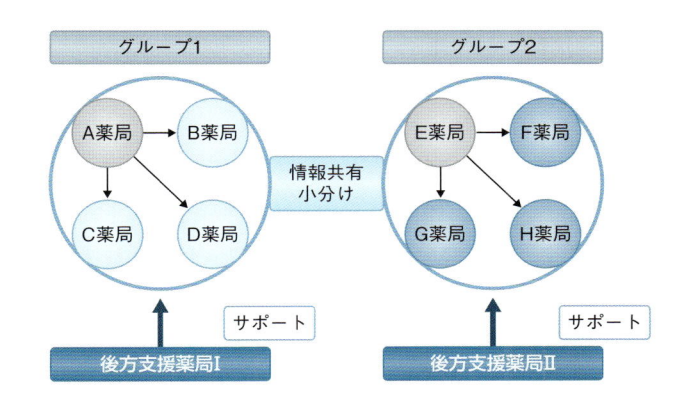

図3 松戸市薬剤師会連携イメージ（当番薬局に麻薬在庫なしの場合）

　チーム医療を実践していくためには，点在している既存の医療資源が結びつき，状況に応じて専門職種が協働体制をとることが重要となる．それをスムーズに運ぶためには，いかにしくみを作っていくかが鍵となる．さらに重要な点は，多職種が共通の目的意識をもち，状況を見据え，柔軟に考え行動できるプロフェッショナルとしての態度だろう．

（友松郁子）

文献

1) 正本宗子：九州大学医療技術短期大学部紀要, 7-10, 1976.
2) 厚生労働省：チーム医療の推進について, p.2, 2010.
3) 猪飼周平：病院の世紀の理論, 有斐閣, 2010.
4) 経済協力開発機構：OECD Health Data 2012, 2012.
5) 厚生労働省：平成22年（2010）人口動態統計（各定数）の概況, 2012.
6) 二木 立：21世紀初頭の都道府県・大都市の［自宅死亡割合］の推移—今後の［自宅死亡割合］の変化を予想するための基礎作業. 文化連情報, 419：16-27, 2013.
7) 内閣府：平成25年版 高齢社会白書, 2013.
8) 厚生労働省：平成23年 国民生活基礎調査, 2012.
9) チーム医療推進方策検討ワーキンググループ（チーム医療推進会議）：チーム医療推進のための基本的な考え方と実践的事例集, p.6, 2011.

3 薬薬連携

薬薬連携とは

　今や医薬分業率は全国平均で67.9%（2013年2月日本薬剤師会公表）に達しており，地域により差はあるものの，おおむね医薬分業の体制が定着してきた．医薬分業の大きなメリットの1つは「かかりつけ薬局」であるが，現状では立地などのアクセス面から，複数診療科を受診した患者は複数の保険薬局から薬剤の交付を受けることが多い現状がある．そこで保険薬局間での簡易な情報共有の手段として「お薬手帳」が用いられているが，ある患者が入院し，そして退院後再び来局したとき，その患者が入院中にどのような治療を受け，どのように服薬指導を受けどのような経過であったのか，保険薬局側では情報を得にくいという問題がある．

　一方で，これは病院薬剤師にとっても同様である．近年はDPC（Diagnosis Procedure Combination：診断群分類包括評価制度）や，特定入院料のような定額算定を行う病院・病棟が増加しているが，そこでは入院中の投薬が診療報酬として算定できないため，入院前に使用していた薬剤をそのまま持ち込んで使用するケースが増えた．しかし，お薬手帳を持って入院することはあるにしても，保険薬局で具体的にどのような指導や説明があったのかがわからない．ましてやお薬手帳も薬剤情報提供文書もない場合には，どのように薬を飲んでいたのかすらよくわからないケースもある．

　このことと関連した事故事例としては，2004年に起こったメトトレキサートの過量投与による死亡事故があげられる．この事故は当初，関節リウマチ治療中の外来患者に対して『メトトレキサート（1カプセル2mg），1日3カプセル，分3×4日分』という処方が「1日3カプセル（計6mg）を，週1回のみ決まった曜日に服用する」という了解の上で1ヵ月分として交付されていたが，その患者が入院し持参薬としてそれが持ち込まれた際に，担当医が保険薬局で発行された薬剤情報提供文書と上記の外来処方歴から，そのままの与薬指示を行ってしまったものである．

　この事故ではカルテや処方箋の記載方法や持参薬チェックのあり方など，さまざまな問題点が指摘されているが，薬局薬剤師が患者から実際の服薬方法について情報収集し，そのことを病院薬剤師に適切に伝えられていれば，つまり薬局薬剤師と病院薬剤師が十分連携して互いの職能を発揮していれば，未然に防ぐことができた可能性がある．また，そのような医療事故防止の観点のみならず，近年はかつて入院で行っていた治療を外来や在宅で行うケースも増えていることから，薬剤管理指導のシームレスな引き継ぎによる薬物療法マネジメントの必要性も高まっている．例えば，がん治療においては，1週間程度の入院の後に外来で経口抗がん薬で治療するケースや，外来通院で化学療法を受け

表1 薬局薬剤師は医療機関に対してどのような患者情報を求めているか

- 病名(処方目的も含む)(90.4%, 724件)
- 病名告知の有無(83.1%, 666件)
- 指導時の留意点(68.0%, 545件)
- アレルギー歴・副作用歴(67.7%, 542件)
- 入院中の患者の服薬記録(点滴・注射を含む)(61.7%, 494件)
- 調剤上の工夫(60.4%, 484件)
- 検査値・TDMのデータ(55.7%, 446件)
- 服薬能力(飲み込み状況も含む)(43.7%, 350件)
- プラセボ投与(23.6%, 189件)
- ストーマ・ペースメーカー装着の有無(22.7%, 182件)
- コンプライアンス(16.7%, 134件)
- 視力・聴力(11.7%, 94件)
- その他(4.6%, 37件)

複数回答可能　　　　　　　　　(文献1)より数値を引用)

表2 病院薬剤師は薬局に対してどのような患者情報を求めているか

- アレルギー歴・副作用歴(76.8%, 322件)
- 患者の服薬記録(74.2%, 311件)
- 調剤上の工夫(61.1%, 256件)
- 指導時の留意点(57.3%, 240件)
- 一般用医薬品・サプリメント等服用状況(56.8%, 238件)
- コンプライアンス(56.6%, 237件)
- 患者の訴え(51.3%, 215件)
- 服薬能力(飲み込み状況も含む)(46.1%, 193件)
- 未解決な薬学的問題点(22.9%, 96件)
- その他(3.8%, 16件)

複数回答可能　　　　　　　　　(文献1)より数値を引用)

るケースもある．こういった場合には病院薬剤師だけでは服薬指導や経過のフォローが不十分になりがちであり，薬局薬剤師にとっては病院でどのような注射剤が投与されたのかわからないといったことが起きる．精神疾患の治療においても，薬の説明や使い方について個別性が高い向精神薬について指導内容が共有されるケースは少ないようである．

このように，患者は入院や外来を行き来するのに薬剤師は病院と薬局で情報が途絶してしまうことを防ぎ，双方の理解と情報共有を通してよりよい薬物療法を継続的に提供するために薬局薬剤師と病院薬剤師が連携することが薬薬連携の本質である．

どのような情報が求められているのか

薬局薬剤師と病院薬剤師でお互いどのような情報にニーズがあるのかという調査結果がある．日本薬剤師会の医療事故防止委員会が公表した『医療安全のための薬局薬剤師と病院薬剤師の連携についての提言』によると，薬局薬剤師が病院などの医療機関に対して求める患者情報は「病名(処方目的も含む)」「病名告知の有無」「指導時の留意点」「アレルギー歴・副作用歴」「点滴・注射を含む入院中の患者の服薬記録」などに多くのニーズが認められた(**表1**)．一方で，病院薬剤師が保険薬局に対して求める患者情報は「アレルギー歴・副作用歴」「患者の服薬記録」「調剤上の工夫」「指導上の留意点」「一般用医薬品・サプリメント等服薬状況」などであった(**表2**)．

薬局薬剤師にとっては病名や処方意図を知ることは処方監査や服薬指導を行う上で非常に重要なことであるし，病院薬剤師にとっては入院に至る前にその患者が薬物療法上どのような経過を辿ってきたのかについて，患者の自己申告や医師同士の紹介状では情報不足を感じていることが現れているのではないだろうか．それらの情報がきちんと引き継がれると，病院と薬局で一貫した服薬指導が可能となり，患者が継続した薬物療法を安心して受けられることにもつながる．特に，未告知やプラセボとしての薬剤については薬剤師間の引き継ぎは不可欠であり，医師が治療上の必要性からやむを得ず添付文書とは異なった用法・用量で処方している場合や，視覚や聴覚に障害がある場合などについても，その情報が伝達されることが望ましい．

さらに，体質，副作用やアレルギー歴，他科受診の有無などを共有できれば重複投薬，相互作用，禁忌投薬や副作用を回避しやすい．患者の副作用の詳細を次の薬剤師に引き継ぎ，一度起きた副作用から患者を守ることは，薬剤師の職能であり使命であろう．

どのような方法で連携するのか

具体的な薬薬連携の方法については，薬薬連携そのものがいまだ一部の地域や限られたケースでのみしか機能していないため，統一的な方法が確立されている状況ではない．しかし,「お薬手帳」だけでは足りない情報を「施設間情報連絡書」という書面を用いてやり取りすることが基本となる．

図1に日本薬剤師会による施設間情報連絡書の書式を示す．この連絡書は，薬学的管理をする上で必要な患者情報を他施設の薬剤師へ伝達するためのものであるが，原則としては患者へ情報公開されることが前提である．ただし，患者の了解を得られた場合には郵送や電子メールなどで他施設へ情報提供することも可能である．いずれにしても，例えば病院薬剤師が他施設の薬剤師などに患者情報を提供する場合には，院内において病院薬剤師が連絡書を他施設へ発行することと，他施設からの照会に対して回答することについて，病院全体として合意や

薬剤適正使用のための施設間情報連絡書

平成　　年　　月　　日

殿

※全ての欄に記入する必要はありません。必要と考えられる情報の欄のみに記入ください。

ふりがな 患者氏名	情報提供元施設の所在地及び名称
性　別　：男・女	電　話　：
生年月日：明・大・昭・平　年　月　日生（　歳）	F A X　：
住　所　：	e-mail　：
電話番号：	薬剤師氏名：　　印

使用薬（一般用医薬品・健康食品等を含む）

※当該患者さんの情報は、この文書とは別に、以下（チェック（レ）印のもの）があります。

□お薬手帳　□薬剤情報提供文書　□退院時服薬指導書

医療機関（診療科名、処方医名）／処方日又は調剤日／医薬品名／用法・用量　等

調剤上の留意点（粉砕・別包等）

副作用歴・アレルギー歴

□あり
□なし
□不明

服薬状況等

①服薬介助　□自己管理
□要介助 → 薬の管理・介助者（　）

②コンプライアンス　□良
□不良

その他特記事項（処方目的、患者への服薬指導上で注意すべき事項等）

この文書を受け取った薬剤師の方は、上記情報提供元施設の薬剤師までご連絡下さい。

図1 日本薬剤師会による施設間情報連絡書の書式

（文献2）より引用）

了承を受けることが必要である．他職種や地域連携室などの部署との調整や，処方医の治療方針や患者への説明内容との不一致がないよう，整合性の取れた書き方について十分に検討する必要がある．

主な記載内容や方法については以下のとおりである．

1 使用薬

現在の処方について経口以外の投与経路（注射剤，経管など）や頓用や臨時処方（または一時中止）を可能な限り記載する．複数診療科を受診している場合は診療科ごとに記載する．もし，常用している一般用医薬品や健康食品などもあればあわせて記載する．

2 調剤上の留意点

粉砕，別包，脱カプセル，賦形，一包化，ライン引き，水剤の調製，簡易懸濁法など調剤上の工夫を記載する．

3 副作用歴・アレルギー歴

過去の副作用およびアレルギーについて，被疑薬や症状などが判明している場合にはそれらもあわせて記載する．

4 服薬状況など

患者の服薬自己管理状況（介助が必要であれば誰がどの程度行うかなど）および服薬コンプライアンスを記載する．

5 その他特記事項

病名告知や配慮を要する点など，他施設の薬剤師などが特に留意するよう伝えておく必要があると思われる事項を記載する．

これらのことを書き上げるのは，事前にしっかりとした準備がなければ時間がかかることであるから，あらかじめ地域で相互の交流や研鑽を図る機会を設け，十分な意思疎通と協議と準備の上で行う必要があると考えられる．また，薬剤師もただ連絡書を発信するだけでなく，送信時に次施設へ電話を入れたり，連絡書の提供を受けたら発信元の施設へ受領した旨の連絡をするといった気遣いも必要であろう．

その他の薬薬連携

一方，施設間情報連絡書をやり取りすることが現状では困難でも，次のようなものも薬薬連携の1つにあげることはできる．

1 病院薬剤師による疑義照会受付

本来，疑義照会は薬局薬剤師から医師に直接行うものであるが，病院薬剤師が疑義照会をいったん受け付ける方法をとることもできる．この方法では，医師に直接照会するまでもない疑義について迅速な対応が可能であることや，看護師や事務職員が仲介するよりも意図が正確に伝わり，医師に照会内容を正しく理解してもらえるといった利点がある．

2 院外処方箋交付前の病院薬剤師による処方箋監査

不適正な処方箋が出回ることを防げば調剤事故のリスクや疑義照会の手間を減らすことにもつながる．その際には，比較的多い処方箋の不備や院内で未然に済ませている疑義照会事項について，病院薬剤師と薬局薬剤師間で分析，共有して今後の処方にフィードバックしていくような取り組みがあることが望ましい．

3 事故報告制度

薬局での事故事例やヒヤリ・ハット事例を処

方箋発行元の医療機関へ報告するしくみづくりをすることも医療安全の観点から有意義である．

4 医療機関情報・薬局情報の提供

病院などに対して，無菌製剤や麻薬，漢方のきざみ調剤に即応できる薬局の一覧や地元薬剤師会の各薬局の開局時間と時間外の連絡先を提供することは患者の利便性の点から非常に有用である．一方で，病院などが地元の薬局に対して医薬品の新規採用・採用中止の情報，疑義照会の対応方法，時間外の連絡先などの情報を提供することも同様である．

5 後発医薬品の使用に関する情報共有

薬局において後発医薬品への変更調剤をした場合，薬局は処方箋を発行した医療機関に情報提供する必要がある．このような場合も，病院薬剤師が仲介して処方医へ伝達する方がスムーズである．一方で，後発医薬品の採用基準や品目，備蓄情報，製品情報などを病院薬剤師と地域薬剤師会が共有できるような取り組みが望まれる．

これら薬薬連携に関する取り組みは，地元薬剤師会が中心となり，病院の薬剤部など病院薬剤師が仲介して医療機関側全体と協議することが望ましいと考えられる．

〈桑原秀徳〉

文献
1) 日本薬剤師会 医療事故防止検討会：医療安全のための薬局薬剤師と病院薬剤師の連携についての提言, p.3-4, 2006.
2) 日本薬剤師会 医療事故防止検討会：平成20年度 医療安全のための薬局薬剤師と病院（診療所）薬剤師の連携推進事業総括報告書, p.42, 2009.

4 多職種協働のコツ
①医師

薬剤師と医師の連携
（診療所医師，病院医師）

　在宅医療を含む地域包括ケアの構築において，薬剤師と医師の連携は非常に重要なコアの部分である．薬剤師は，医薬品の専門家として医師をはじめ他の医療や介護の多くの職種の中心的な役割を担っている．ここで多職種協働というが，医師は薬剤師のスタンスや重要性については十分に理解しているので，他の医療や介護職種者に比べて連携という意味では取りやすい方であろう．ただし医師の多忙さ，内科，眼科，整形外科など専門性の広さ，がんや脳卒中や認知症など疾患の多様さなど，薬剤師が円滑な連携をしようと考えても課題は多い．しかし薬剤師が自らの役割を認識し，患者・家族や介護利用者のために行動を考えるなら，積極的に課題を乗り越えていくべきであろう．

　まずは普段からコミュニケーションをとることである[1]．最初のコミュニケーションの方法としては，面談が望ましい．その人となりや話し方，非言語的なコミュニケーション能力や積極性など伝えるべきことは多種多様である．自己紹介の面談だけでもよいであろうし，疑義照会の件の折にでも可能であろう．薬剤師も医師も多忙であり，面談の時間がとれないときはFAXや電話でも致し方ないが，いずれ一度は顔合わせをしたい．面談後は，患者・家族や介護利用者に対しても自信をもって対応することができるようになる．この点，診療所医師は比較的気安く面談に応じてくれるであろうが，病院医師は難しいであろう．出入りの製薬会社のMR（薬品情報提供者）や卸業者または薬剤師仲間に医師の情報を得ておくのもよい．

　次に，医師から望まれる連携があげられる．医師は薬剤師にパートナーとして，以下の事項について期待もしくは要望している[2]．①処方のチェック者として：処方内容が適切か，副作用，合併症，相互作用など．②アドバイザーとして：後発医薬品情報，服薬方法，服薬指導など．③支援者として：服薬状況や患者・家族の声の報告などである．疑義照会や副作用情報なども含めて医師が薬剤師の支援，協力により地域医療が成立している事例は多く，ほとんどの医師は薬剤師の存在に感謝しているのが現状であろう．

　薬剤師と医師の連携のコツは，要するに患者の抱える疾病や背景を理解した上で，医療や介護チームの一員としての薬剤師の専門性を発揮する意見を積極的にあげていくことである[3]．そのためには，地域の医師会や薬剤師会などで開催される研修会やワークショップなどへ参加するとよい．顔の見える実際的な連携につながり，地域の医療や介護職種者の普段の様子を垣間見ることができる．研修の内容としては，コミュニケーションスキルや疾病の基本的な知識やトピックス，新しい医薬品やサプリメントの解説など，薬剤師のスキルアップに関しての内

容が選びやすいであろう．

在宅医療と訪問薬剤管理指導

　薬剤師の在宅業務への取組みは，徐々にではあるが進展してきている．以前は，在宅業務といっても何をしたらよいかわからないとか，自信がないとか，依頼が来ないなどといった消極的な声が聞かれたが，実は薬剤師が中心的に活躍できる場の1つが在宅業務である．超高齢社会である現在，本来であれば入院や施設での治療，介護が必要な高齢者が在宅での療養を余儀なくされるケースが増加してきている．このような場合，薬剤師の関与，支援が必要となる．現状では訪問看護ステーションの看護師が服薬管理をしている事例も多いと思われるが，看護師は薬の専門家ではないし，薬に関する業務は片手間ではできず，なるべくなら避けたいと考えている．看護師本来の業務だけでも手一杯であり，薬剤師の参画を求めている．なかにはケアマネジャーが服薬管理を頼まれているという事例を聞くが，これは無理な話である．薬剤師がある程度在宅業務をしていくなかで，訪問看護ステーションの看護師やケアマネジャーから医師へ薬剤師を在宅医療チームに加えてほしいと具申されるようになれば一番よい．1人薬剤師薬局などでは，在宅業務を受けたくても受けられない事情があるであろう．しかし，地域において小規模薬局間の連携をあらかじめしておくことにより，このようなサポート薬局が臨時に在宅業務の代行対応できるのである．実際には臨時の出動はごく限られており，月に数回もないであろう．在宅訪問の設定には，薬局の開店前や閉店後，曜日や時間を限って訪問するなど工夫の方法はある．

　さて実際の在宅業務である[4]．医師を始めとする医療職種者や患者本人，家族や介護職種者から服薬状況や薬の管理能力に疑問があり，医師から処方箋および訪問指示が出た場合に，薬剤師は医師と相談し，本人の同意を得た上で薬学的管理指導計画を立てて患者に連絡をして，日時を調整して訪問する．具体的な業務内容は，①服薬状況，薬剤の保管状況，残薬の有無，②複数科受診などでの薬の重複，併用禁忌の有無，③本人の薬の理解度の確認，④薬の効果や副作用の有無，体調と薬の影響の評価，⑤輸液をしている場合にはその管理，麻薬を使用している場合にはその管理などである．訪問後に薬局に戻ってからは，医師へ報告をする．その際，実施した内容，確認や指導したこと，相談されたことなどの要点を記入の上，文書で伝える．次回の計画書も含めるとよい．一連の流れとしては以上の要領だが，薬剤師としての役割はこれだけではない．服薬が順調であればよいが，服薬状況が悪い場合や残薬が多い場合はその原因を考え，解決法を導き出して必要であれば医師へ働きかけ，また薬剤師自身でよりよい服薬状況を実現するように促す努力をすることが求められる．それも患者の理解度や身体能力のレベルに応じて説明し，特に薬を飲み忘れる患者には薬を一包化したり，居間などの生活空間に服薬カレンダーを配置したり，服薬タイミングに合わせて目覚まし時計や携帯電話のアラームをセットするなどの工夫が必要である．これでも服薬がうまくいかない場合には，家族やヘルパーなどの協力により服薬の確認をすることが必要である．

　以上，薬剤師の在宅業務について医師との連携を中心に述べたが，これからの薬剤師は，医薬品の専門家として医師との密接な連携や協調を保ちながら，外来のみならず在宅業務など患者の人生に必要な業務には積極的に関わって，住民や地域社会へ貢献することが期待されている．

第10章 これからの地域連携・チーム医療

事例1 認知症を疑った薬剤師が医師へ服薬状況を知らせて、病態が明らかになり経過も改善された例

　一人暮らしの82歳の女性．10年前より高血圧症でオルメサルタン20mg 1錠，3年前より脳梗塞（軽度で左半身麻痺は軽快）でクロピドグレル75mg 1錠 分1朝食後，3年前より不眠症でトリアゾラム0.25mg 1錠 分1就寝前が処方されて，規則的に服用し血圧も安定していた．

　3ヵ月前くらいから，処方箋を提出に来たときの服装の乱れが薬剤師としては気になっていた．ボタンの掛け違えや暑い夏の日にコートを着て来たりと違和感を感じたのだ．元教師で身なりや言葉遣いもしっかりしていた方だけに，気になる変化だった．ある日処方箋を提出してきた際，前回も2週間ほど早めであり，今回もまた2週間早めで全1ヵ月分は余ることになるので，「お薬は少し余っていますか？」と尋ねたところ，今朝でなくなったと言われた．主治医に電話でこの件や服装の乱れのことを伝えたところ，留意して経過観察します，という返事だった．次に処方箋を提出した時には，ドネペジルが追加になっていた．さらに2ヵ月後にはメマンチンも追加となっており，規則的に来局されるようになり服薬状況も改善された．後日娘さんと一緒に薬局に来られて，今後介護保険の申請もする旨お話しになった．さらに後日，クリニックの受付の方と話をする機会があったときに，この事例では薬剤師さんからの情報が有用で助かったと医師が言っていたとの言葉に，職種間の連携の重要性を感じた経験であった．

事例2 がんの在宅療養中に医師や患者との緊密な連携が必要であった例

　卵巣がんの52歳の女性．夫と二人暮らしで，他県に息子夫婦が住んでいる．手術をしたが半年後に他臓器に転移が判明し，腹水も出てきて通院が困難となってきた．主介護者は自営業の夫である．主治医から今後在宅療養となるので，薬剤師に訪問して薬剤管理をしてほしいと依頼があり，在宅医療に参画することになった．訪問前に主治医と面談して，患者は神経質な性格であるが温和な夫がカバーしていること，疼痛コントロールにはロキソプロフェンを使っているがいずれ麻薬が必要となること，当面薬剤師として月に2回の訪問で行くことなどを相談して，基本的な薬剤管理計画を決めた．

　早速夫と日にちを合わせて翌週に最初の訪問をした．マンションの1室で夫は和やかに迎え入れてくれたが，初対面の患者からは一目見るなり「白衣で来るなんて非常識ね」と言われた．謝罪して次回より改めると伝え，自己紹介，今後の薬剤管理の件を相談した．ソファに腰掛けているが，腹水がたまっていることは明らかだった．主治医に薬剤師として訪問したことを伝えると，疼痛が強くなっているので麻薬投与を開始するとの方針を示された．翌日よりオキシコドン10mg 2錠2×朝夕が開始されたことに伴い，予定より早く2回目の訪問をした．オキシコドンが開始されて痛みが和らいだからか，患者は笑顔も見せて，「子どもが結婚して家を出て，これから自分の人生を楽しもうと考えていた矢先に病気が判明して心身ともにつらい」と自身の状況を語ってくれた．また数年前からキルトワークを趣味としていると言うので，自分の母親も同じ趣味をもっていると話すと非常に喜んで作品を見せてくれた．翌週に訪問する

と，しばしばレスキュードーズとしてオキシコドン散2.5mg1×頓用で服用したが，おおむね穏やかに過ごしていることを話された．数日後，閉店して後片付けをしていると夫から電話で，患者が精神不穏状態だが医師や看護師と連絡が取れないとのことだった．自転車で5分の患者宅に駆け付けると，取り乱した患者が死ぬのが怖いと泣いていた．手を握って「怖いね，つらいね」と寄り添うと，そのまま30分ほど堰を切ったように涙ながらに不安さや「なぜ自分が」と話を続けられた．しばらくして医師から患者宅に連絡が入り，薬剤師が電話で「自分がいるから大丈夫です」と伝えると「頼みます」と後を託された．それからも30分ほどいて，患者から「ありがとう，もう大丈夫だから」と言うので「またいつでも連絡してください」と言い残して辞去した．翌週訪問した際には，オキシコドンの量も増量されていたせいか，うとうとと傾眠状態であった．夫からはその後精神状態は落ち着いて，昔の旅行の話などをしてもう一度行きたいと旅の写真アルバムを見て回想するときは楽しそうな様子だとのことだった．食欲がなく，流動食のようなものを少しずつ食べているようだった．その翌週のある夕方，夫が薬局を訪ねて来て，昨日息を引き取ったと述べられた．訪問を開始して3週間あまりであった．患者は，非常に不安感に襲われたときに薬剤師がすぐに来てくれて長い間手を握ってくれたことをとても感謝していて，このキルトワークを渡してほしいと最期に言っていたと綺麗にラッピングされた品をくださった．主治医にこの件を報告すると，昨日家族に見守られながら亡くなられたがとても落ち着いたお顔をされていたこと，薬剤師との関わりが非常によかったケースでしたとお礼の言葉を電話で伝えてくれた．

（渡辺　象）

文献

1) 井手口直子ほか：新・薬剤師のコミュニケーション, p.8-17, 薬事日報社, 2006.
2) 日本薬剤師会：平成23年度版在宅医療Q&A, p.6-8, p.20-21, じほう, 2011.
3) 日本プライマリ・ケア学会編：プライマリ・ケア薬剤師, p.112-119, エルゼビア・ジャパン, 2005.
4) 萩田均司ほか：調剤と情報, 13(2)：18-30, じほう, 2007.

4 多職種協働のコツ ②歯科医師

　地域で期待される薬剤師の役割は大きい．従来の医師・歯科医師のパートナーとして患者さんへの医薬品提供，薬剤や健康情報提供の担い手としてばかりでなく，医療や介護現場への参加，すなわち在宅歯科医療や介護保険においても果たすべき役割は広がっており，地域における薬局と歯科診療所などの連携・協働の必要性が高まっている．

歯科は生活を支援する医療

　口腔機能は，その人がその人らしく生きていくために欠かせない働きがあり，生涯にわたるQOLの維持向上に深く関わるため，歯科医療は「生きる力を支援する生活の医療」と位置づけられる．

　要介護高齢者においても低栄養や誤嚥性肺炎などを予防し，障害をもった口腔の再建とその機能回復により，「食べる楽しみ」「話す楽しみ」についてのQOL改善を目的とした継続的な口腔機能の維持管理が肝要である．

　在宅療養者の90％以上に何らかの歯科の問題点があるとの報告があるが[1]，日常の療養生活のなかで口腔疾患や口腔機能低下などを認識し，積極的に対応できる場合は多くない．

薬剤師と「かかりつけ歯科医」の協働に必要な情報

　「かかりつけ歯科医」とは，「患者さんのライフサイクルに沿って，口と歯に関する保健・医療・福祉を提供し，地域に密着したいくつかの必要な役割を果たすことができる歯科医師」といわれる．現在の歯科診療は，う蝕や歯周病の治療，歯の欠損部分の補綴修復などの形態修復を目的とした治療だけでなく，加齢や疾病による口腔機能の器質的・機能的な障害の問題解決と口腔機能の向上を図る．そのためには診療室から地域に出て，生活の場で多職種や家族・患者（介護者）本人とも連携して療養環境の整備と生活の質の向上に取り組むことになる．

　そのような場面で，多職種からの**表1**のような情報提供による歯科診療導入の判断は重要である．在宅療養になってから積極的に治療を受けようとする患者も多く，特に薬剤師は医薬品の提供，服薬管理，健康相談など日常的に患者とふれあうので，患者や家族が自覚しない症状について情報を得る機会も多い．

口腔ケアの効果

1 口腔ケアは五感に作用する

　口腔ケアにより歯の表面のバイオフィルムは除去されて輝き，口腔粘膜は適度な刺激により賦活され良好な血液循環を取り戻す．唾液分泌が増加して粘膜はさらに潤いを増し，感覚や運動機能回復のきっかけとなる．また口臭が減少して，居宅や施設の環境を改善できる．

　口腔粘膜から連続する腸管運動やその免疫機

表1 ◆◆ 歯科診療に役立つ多職種からの情報提供

- 主訴と現病歴
- 全身状態
- 覚醒度（Japan Coma Scale 2桁以上では経口摂取困難）
- 座位の安定性，栄養状態，発語の有無，呼吸状態，肺炎の既往，発熱状況
- 口腔周囲：疼痛，乾燥，潰瘍，顎関節の状態
- 口腔内：清掃状態，歯の疼痛や動揺，歯肉の発赤，出血，腫脹，疼痛の有無
- 義歯：清掃状態，使用の有無，破損・破折の有無
- 口臭の有無，口腔乾燥の有無，口呼吸の有無，オーラルディスキネジアの有無
- 流涎，頻繁なむせ，せき，湿性嗄声，食欲不振，体重減少
- 介護予防検診における口腔機能評価：「噛めるか」「飲み込めるか」「誤嚥はないか」
- 療養環境，介護の状況
- 介護度，ADL，認知症，主介護者，介護保険サービスの利用状況
- 療養環境，家族の介護力，口腔ケアと口腔機能向上への関心度・理解度・協力度
- 服薬状態
- 摂食・嚥下に影響する薬剤処方の有無，在宅での薬剤師の関与
- 患者または患者家族とともに目指す療養生活の目標
- 生活の目標，趣味，好きな食べ物，職業，人生哲学など

構へも影響を及ぼし，嚥下・咳反射につながるサブスタンスPも神経末端から放出される．

胃ろうによる栄養摂取状態でも，1日数口だけ経口摂取が可能であれば，その食べること，飲むことにより口腔内細菌数は減少し，感覚，運動，分泌，精神機能が維持，賦活される[2]．

たとえ経口摂取がなくても口腔ケアは必須であり，分泌物などによる汚物の除去，口腔乾燥の防止，血行の保持・改善から粘膜の恒常性が保たれる．

さらに日常生活動作や認知機能が改善するなど全身への影響も報告されている．

2 口腔ケアによる誤嚥性肺炎の予防

要介護高齢者は，日和見感染により日常的には病原性を呈さない口腔内常在微生物からも感染症を引き起こす．肺炎は，日本人の死因としては第3位であるが，要介護高齢者においては第1位となり，肺炎死亡の30％は誤嚥性肺炎と診断されている．

しかし介入調査研究により，医療職・歯科医師・歯科衛生士による専門的口腔ケアを定期的に実施すると，口腔内常在微生物数を減少させること，発熱回数を減少させること，誤嚥性肺炎を予防できることが明らかになった．

摂食・咀嚼嚥下障害観察のポイントと口腔期の役割

口腔は，咀嚼運動により食物を粉砕しながら唾液と混和して，消化しながら食物の味・食感などを楽しむ器官でもある．効率的な咀嚼嚥下には歯牙が必要であり，適切な口腔内環境整備と歯科治療が必要となる．

食べる，飲むという動作（摂食・咀嚼嚥下機能）は，機能的および解剖学的に，①食べ物を認識し理解して食べようとする（先行期），②噛んで（咀嚼）粉砕し，唾液を混ぜて飲み込みやすくする（口腔準備期），③食べ物（食塊，ボーラス）が舌によって咽頭に送り込まれる（口腔期），④気管に入らないようにゴクンと咽頭に送り込む（咽頭期），⑤咽頭から胃へと流す（食道期），の各相に区分される．しかし，実際は咀嚼しながら反射的に嚥下が行われており，その両者を統合したモデルが提唱されている（process model for eating）[3]．

1 観察のポイント

嚥下動作により随意運動と不随意運動が協調しながら食物や水分が口中から食道，そして胃へと向かうが，何らかの障害があるとスムーズに飲み込めない．

咀嚼された食物は唾液と混和され食塊となるが，この形成と移送には顎は上下の動きだけでなく斜め前方への運動も必要である．咀嚼の観察ではその動きを確認する．

さらに舌の運動機能も重要で，顎運動，頬粘膜の動き　唾液分泌と協調して咀嚼した食物を移送し，飲み込みの瞬間には口蓋に接触し嚥下を助ける

嚥下反射は喉頭挙上により確認できるが，高齢者は喉頭挙上筋が弱まり喉頭下垂がみられ嚥下に不利となる．また多数歯欠損，無歯顎者やディスキネジアの場合は喉頭挙上不全となりやすい．

2006年4月から「介護予防」の導入により，基本検査とともに実施する「生活機能評価（介護予防）検診」において医師の口腔内観察が必要となった．特定高齢者の選定や介護予防検診では医師がアンケート調査と問診により「噛めるか」「飲み込めるか」「誤嚥はないか」の口腔機能について評価し，他の運動器，栄養状態の評価とともに，全身の心身の機能低下を早期発見する．この評価については，薬剤師も共有する必要がある．

2 嚥下障害の評価

嚥下障害のスクリーニングテストには反復唾液嚥下試験（RSST）がある．30秒間に何回空嚥下できるかを調べ，3回以下では異常とされる．他には改訂水飲みテスト（MWST），食物テスト（FT）がある．

嚥下状態の確認には頸部聴診法が有効である．また精査には嚥下内視鏡検査（VE）や嚥下造影検査（VF）がある．

栄養改善によるQOL向上のための多職種による支援

1 栄養ケア・マネジメントと歯科

食と栄養はQOL向上の根幹にあり，口腔機能，咀嚼機能が保たれている高齢者は食を楽しみとして栄養状態も良好なことが多い．口腔内も清潔で口臭も少ない．

高齢者の栄養摂取方法はそのQOLに直接関わる問題であるが，在宅での摂食・咀嚼嚥下障害への対応は十分とはいえない．2005年10月から栄養ケア・マネジメントが導入され，口腔の諸問題を解決しながら，病院・施設・在宅でも経口摂取を促進させて栄養改善が図られるようになった．NST（Nutrition Support Team：栄養サポートチーム）は，病院患者だけでなく栄養管理の意義や手技を在宅や介護施設においても役立つ．

栄養ケア・マネジメントは多職種が協働して取り組むが，2009年3月に歯科医師も加えられ，経口移行加算を算定する場合にも歯科医師の参画が明記された．

薬剤師の立場からも胃ろうや経管栄養からの脱却の可能性を考慮しながら，口腔清潔，咬合，咀嚼状態の診断を伴った嚥下機能の評価について理解を深めることが重要である．

また近年，サルコペニアと摂食・嚥下障害についての研究が進展し，栄養リハビリテーションという概念が広まりつつある[4]．

2 摂食・嚥下障害者と栄養摂取

急性期の胃ろうから摂食・咀嚼嚥下能力に応じて経口に移行することができれば患者のQOLは高まるが，食事介助に時間のかかる場合，むせや咳のある場合，食べこぼしの多い場

合，その能力に適した食形態で食事を摂取していない場合がある[5]．

地域病院でのNST外来やリハビリテーション科の受診，在宅での嚥下評価など必要に応じて実施し，病態と能力に合った適確な食形態で栄養摂取しながら，リハビリ後の患者の状態を定期的に専門職種に伝え，継続的な連携に努めることが重要である．

症例　摂食・咀嚼嚥下障害患者の服薬指導とリスクマネジメント

77歳男性．要介護1，障害老人自立度B1，認知症の自立度Ⅰ，在宅療養中．

家族やヘルパーが調理した食事（野菜を煮込んだものや軟らかめの米飯・ほぐした魚や細かく刻んだ肉類）や惣菜（コロッケやカツ）はむせることなく自分で摂取できている．自歯8本の歯磨き，義歯の清掃は自分では行っていない．薬は自分で管理し飲み忘れはないと本人・家族より聞き取る．

消化異常の症状があり，初めてタフマック®E配合顆粒（消化酵素配合剤）を服用したが，義歯と歯肉の間に薬剤が残留していた．口腔ケアに訪問した歯科衛生士より，顆粒が義歯の隙間に残留していることがわかった．患者は2年前の脳血管障害後右側の片麻痺があり，上顎は部分床義歯，下顎は総義歯であった．義歯は5年前に作製した．これまでは錠剤であれば，問題なく服用できていた．今回，初めて顆粒剤が処方されたが，毎食後きちんと服用していたが，服用開始後2日間が経過後上記の事実が判明した．薬剤師に報告したところ「これまでの錠剤と同様に，顆粒剤も問題なく服用できるものと思い込んでいたため，特に服薬上のケアはしていなかった」と話した．薬剤による歯肉の炎症も起きていた．

原因の分析

脳血管障害後に麻痺がある患者は，顎運動や舌運動が制限される．食物塊の形成と口腔前方から咽頭への送り込みがうまくない場合が多い．顆粒剤を服用した場合には，歯頸部（歯と歯肉の境目）や舌の上・下面，歯肉頰移行部（歯肉と頰粘膜の境目），上顎粘膜，義歯の内側などに薬剤の顆粒が停滞しやすい．この状況を放置すると，薬剤によっては物理的あるいは化学的な影響による口内炎，口腔潰瘍などの粘膜異常を発症する可能性があり，薬物残留量によってはアドヒアランスへも影響する．義歯の内面と歯肉とが十分適合していない場合には，薬剤の顆粒や粉末が容易に入り込む．義歯不適合が甚だしい場合，すでに義歯内面の粘膜への物理的刺激によって炎症が発症している場合があるので，薬剤の刺激による炎症かどうか鑑別の必要がある．

対応

要介護高齢者や摂食・咀嚼嚥下障害がある患者に対しては，顆粒剤をオブラートや嚥下補助ゼリーに包んで飲み込む方法を勧める．また，増粘剤でトロミをもたせることも，薬を飲みやすくする工夫の1つである．なお，錠剤やカプセルなど他の剤形がある場合には，医師に処方変更を提案してもよいだろう．義歯や口腔粘膜の清掃に留意する．

◆◆◆ まとめ

2006年6月に成立した医療制度改革関連法により医療法が改正され，これまでの診療所と病院の連携（病診連携）から，地域での疾病別連携となった．退院した患者の療養生活の場を中心に，かかりつけ医，専門医，看護師，リハビリテーション職種，歯科関連職種，薬剤師，栄養士，介護職種など必要なスタッフが必要に応じて参加する．地域完結型の多職種の連携・

協働が重要となっている.

そのなかで,薬剤師をはじめとした多職種も,歯科診療への情報提供,栄養改善への積極的な取り組み,介護予防とリハビリテーションの1つとしての口腔ケアや摂食・咀嚼嚥下機能支援への積極的な参画が期待されている.

(小玉　剛)

文献

1) 河野正司ほか:情報ネットワークを活用した行政・歯科医療機関・病院等の連携による要介護者口腔保健医療ケアシステムの開発に関する研究 平成14年度総括・分担研究報告書,厚生労働科学研究研究費補助金 長寿科学総合研究,2003.
2) 植田耕一郎:老年歯学,16:320-326,2002.
3) 松尾浩一郎:プロセスモデルとは.プロセスモデルで考える摂食・嚥下リハビリテーションの臨床 咀嚼嚥下と食機能,p.21-41,才藤栄一 監,松尾浩一郎,柴田斉子編,医歯薬出版,2013.
4) 若林秀隆,藤本篤士編著:サルコペニアの摂食・嚥下障害.リハビリテーション栄養の可能性と実践,p.56-60,医歯薬出版,2012.
5) 戸原 玄:在宅における内視鏡を活用した摂食・嚥下障害の評価とリハビリテーション.医療連携による在宅歯科医療 新しい医療提供体制に歯科はどう関わるか,p.148-153,日本歯科評論別冊,箱崎守男ほか編,ヒョーロン,2008.

4 多職種協働のコツ ③看護師

看護師を理解する

多職種連携を行うためには,まず自分たちは何を業とするのかを相手にアピールするとともに,相手のことを理解することが必要である.では,看護師とは何を業とするのか.看護の定義を表1に記した.看護はキュア(Cure)ではなく,ケア(Care)の専門家であり,別名を療養生活支援の専門家と称している.Careに携わる職種には介護福祉士やヘルパーもあるが,看護師は医療とケアの両方の知識・技術を併せ持つ専門職である.

看護師は,1つのケアをしながら,同時にいろいろな機能を果たす.例えば清拭(身体を拭く)では,清潔を保つことだけをやっているわけではない.同時に,皮膚の観察(薬疹がないかどうかも含めて)を行い,患者の身体機能能力に応じて本人ができるところはやってもらうことで機能訓練代わりとするとともに,会話をしながら活気・意識レベルや心理状態の観察,マッサージやスキンシップを行いながらこころのケアをも行う.

また看護師は,症状改善においては,薬物療法よりもまず非薬物療法アプローチを試みることから始める(慢性化した場合はこの限りではない).便秘については,繊維を多く含む食品を勧めたり,腹部・背部のマッサージや運動などで自然排便を促すようにする.また,精神面のケアも気分転換,音楽療法,傾聴やカウンセリングなどの非薬物療法の試みを行う.

看護が担う役割は,社会や人々のニーズの変

表1 ◆◆ 看護の定義

アメリカ看護協会による定義
看護とは,現にある,あるいはこれから起こるであろう健康問題に対する人間の反応を診断し,かつそれを治療することである.
日本看護協会による定義
看護とは,健康不健康を問わず,個人または集団の健康生活の保持増進および健康への回復を援助することである.
フローレンス・ナイチンゲールによる定義
看護とは,新鮮な空気,陽光,暖かさ,清潔さ,静けさを適切に保ち,食物の適切な選択と供給を行う.こういったことのすべてについて,患者の生命力の消耗を最小限に整えることを意味する.
保健師助産師看護師法(第5条 看護の定義)1951年による定義
「看護師」とは,厚生労働大臣の免許を受けて,傷病者もしくは褥婦に対する療養上の世話または診療の補助を業とするものをいう.

(文献1)より一部改変して引用)

表2 ◆ 認定看護師と専門看護師について

- 認定看護師とは：日本看護協会認定審査に合格し，ある特定の看護分野において，熟練した看護技術と知識を用いて，水準の高い看護実践ができる者をいう
- 認定看護分野(21分野)

1. 救急看護	2. 皮膚・排泄ケア	3. 集中ケア	4. 緩和ケア	5. がん化学療法
6. がん性疼痛看護	7. <u>訪問看護</u>	8. 感染管理	9. 糖尿病看護	10. 不妊症看護
11. 新生児集中ケア	12. 透析看護	13. 手術看護	14. 乳がん看護	
15. 摂食・嚥下障害看護	16. 小児救急看護	17. 認知症看護	18. 脳卒中リハビリテーション看護	
19. がん放射線療法看護	20. 慢性呼吸器疾患看護	21. 慢性心不全看護		

- 専門看護師とは：日本看護協会専門看護師認定審査に合格し，複雑で解決困難な看護問題を持つ個人，家族および集団に対して，水準の高い看護ケアを効率よく提供するための，特定の専門看護分野の知識および技術を深めた者をいう
- 専門看護分野(11分野)

1. がん看護	2. 精神看護	3. 地域看護	4. 老人看護	5. 小児看護
6. 母性看護	7. 慢性疾患看護	8. 急性・重症患者看護	9. 感染症看護	10. 家族看護
11. <u>在宅看護</u>				

(文献2)より引用，下線は筆者による)

化に対応して変化する．医療現場は，ますます高度化および専門分化している．それに対応できる熟練した知識・技術を有する看護師として，がん化学療法，がん性疼痛看護，皮膚・排泄ケアや糖尿病看護などの21分野について認定看護師が育成されており，「訪問看護」もその1つである．一方，専門看護師(大学院修士課程修了)は11分野があり，その1つに「在宅看護」がある(**表2**)．また学会が認定する看護師もある．こういった高度実践看護師の数はまだ少ないが，今後の在宅看護の質向上への貢献が期待される．

在宅における薬物療法と訪問看護

看護師は，患者にとって必要な治療が安全に行われて，患者に回復がもたらされるように，またより健康的になれるよう援助を行う．多くの在宅療養者は薬物療法を受けており，看護師は療養者の一番身近な医療職者として，作用・副作用についてのアセスメント，ならびに本人や家族のセルフケア力を高めて，薬物療法を生活の中に組み入れつつ，自分らしい生活ができるように支援する．しかし，薬物療法を組み入れながら毎日の生活を送ることは容易なことではない．

高齢者の場合は，複数の疾患を有しているため薬の量が多い．飲み忘れがあったり，飲み間違いなどが多々ある．また指先などの機能や嚥下能力の低下の問題などがある．看護師は患者の生活や自己管理能力などをふまえて，飲み忘れ防止策などの提案を行う．例えば薬の一包化や，100円ショップなどで売っている1週間ごとに薬をセットするカレンダー式の壁かけや薬箱，薬を飲む時間を知らせることができるよう携帯電話のタイマー機能を活用するなど，いろいろな工夫を試みている．また嚥下能力に問題がある場合は，薬の形状の変更の検討や飲みやすいような工夫をしたりしている．

また，**表3**に示すように，生活の場に支援者が出向くからこそ知りうる情報はたくさんある．エピソードAやBのように，薬の飲み方ひとつをとっても想定外の大きな落とし穴があることがわかる．薬と生活との関係においては，きめ細かい観察や説明が重要であり，それを何気ない会話や何気ないしぐさなどから情報収集

表3 ◆◆ 薬物療法にまつわる在宅療養者のエピソードあれこれ

- **エピソードA**
　Aさん（高齢者）は，数種類の薬を毎日きちんと服用する几帳面な方であった．しかし，訪問時にいろいろとお話を伺っているうち，ここ数週間は胃痛があり食欲がない状況であるが，処方薬は継続して欠かさず服用しているとのことであった．薬がこれ以上増えるのが嫌だったこともあり，胃痛については医師には報告しないとのことであったが，自己判断で家庭常備薬のバファリン®を服用して対処していたことが明らかとなった．
- **エピソードB**
　Bさん（高齢者）は，コーヒーが大好きで，薬（胃薬を含む）はずっとコーヒーで服用していた．
- **エピソードC**
　Cさん（高齢者）の食事摂取状況を観察するため，本人とご家族の許可を得て，昼食時に訪問させてもらった．食事中に薬を飲んでいた．食間薬なので，食事と食事の間に飲んでくださいとの説明は受けていたが，食事中に服用するものと勘違いをしていたことが明らかとなった．服用の仕方を説明するだけではなく，なぜ食間なのか，なぜ食前に飲まないとならないのか，理由を含めて説明する必要がある．
- **エピソードD**
　Dさん（がん，高齢者）は山ほど薬が処方されていた．薬でおなかがいっぱいになってしまうほどの量であった．また，薬代で家計が圧迫されていることもわかった．
- **エピソードE**
　Eさん（脳血管障害，高齢者）から「おしりが痛い，おしりが痛い」との訴えがあったが，日ごろからとにかく訴えが多いこともあり，家族は車いすに乗るのが嫌でそう言っているのだと思い込んでいた．医師は湿布薬を処方した．ある日，デイサービスの看護師から，入浴介助時に，おしりにおできができていると訪問看護に連絡があった．直径約2.5mm大の膿瘍であることがわかり，医師から抗菌薬などの処方がなされ，適切な治療へとつながった．

を行っている．また，在宅医療は生活を支える医療であるから，エピソードDのように，薬代で生活が脅かされるようなことは避けねばならない．患者の理解度や自己管理能力をはじめ，家族の介護力や経済面などを多面的にアセスメントし，一人ひとりにあった薬物療法を考えていく必要がある．

とはいえ，在宅療養者は高齢者のみならず，がんのターミナル患者や難病などさまざまであり，しかも中重度化ならびに医療依存度の高い状態の患者が増えている．一方で，薬剤の開発はめざましく，薬品名と商品名，服用方法や投与方法など多様で複雑である．糖尿病のインスリン自己注射をとっても，さまざまな注射薬や注射キットが出回っており，訪問をして初めて目にするものも多い．在宅では，漢方薬を服用している療養者も少なくない．

また病院とは違い，訪問看護では脳血管障害者の利用者が最も多いとはいうものの，心疾患，腎疾患をはじめ，あらゆる診療科の患者に対応しなければならないため，病院看護よりも幅広い薬の知識が必要となる．看護師は，薬理学の知識はある．しかし，薬物間相互作用のリスクや，病院では使えても在宅では使えない薬のこと，薬価に関する知識，簡易懸濁法，病院では保険がきいても在宅では保険適応がない薬などの知識はあまりない．漢方薬に関してはほとんど教育を受けていない．それゆえ，薬剤師がチームメンバーに加わることはたいへん心強い．

しかしながら，訪問看護に対する評価は経営に影響することもあり，療養者のニーズに対してより質の高い訪問看護を提供できるように，訪問看護師はいろいろな研修の機会を利用して研鑽を積んでいる．例えば，訪問看護師がこの薬は不要ではないか，あるいはこの薬ではなくこっちの薬のほうがいいのではないか，褥瘡が悪化しているため，軟膏が必要ではないかなどと思っても，診療所の医師，あるいは病院の主治医と連携がうまくとれないため，変更ができない場合がある．在宅でよりよいケアを提供するには，知識・技術だけではなく，処方権を有する医師との連携の良否がケアに直結する．と

表4 ◆ 訪問看護ステーションの運営基準

訪問看護ステーションは，看護職自身が運営できるため，看護の独自性を示す画期的な制度であり，療養者との契約により開始される．
- 職員数（常勤換算）2.5人以上で，うち1名は常勤（平均約5.9人[*]）
- 看護職者が管理者
- 職員の種類：保健師，看護師，助産師，准看護師，理学療法士，作業療法士，言語聴覚士など
- 設置主体：医療法人，看護協会，医師会，営利法人ほか

（*については文献3）より引用）

きには，医師や看護師が提案しても，家族から同意が得られない場合もある．そのため，薬の専門家がチームに加わることにより，医師とのスムーズな連携や家族との関わりにおいてもやりやすくなることは確実である．

今後は多死社会の到来を受けて在宅での看取りが増えると予想され，緩和ケアの知識・技術がより求められる．また，認知症を有する高齢者や統合失調症をはじめとするさまざまな精神病患者，医療的ケアを有する小児などが増えることが予想され，在宅療養現場はますます複雑化・重度化する．訪問看護ステーションは，2012年には6,323ヵ所となり[3)]，増加は認められるものの利用者数も増えており，需要には追い付いていない状況である（訪問看護ステーションの設置基準に関しては**表4**参照）．医療と介護の連携強化が叫ばれているが，そのような状況だからこそ，医療関係者である医師，歯科医師，薬剤師，訪問看護師の連携が重要であり，力を合わせて少ない力を大きな力に変えることが求められている．

在宅ケアにおける看護師との協働のコツ

① 顔を合わせることは重要である．退院患者に関わる際には，退院前カンファレンスに参加できる機会をもつことで，チームメンバーとの顔合わせが効率よくできる．
② 療養者と家族との信頼関係の構築が重要である．初回訪問する際やコミュニケーションがとりにくい療養者の場合は，訪問看護師と同行訪問するなど，看護師を活用してほしい．
③ 看護職は，病院あるいは在宅での看護経験が浅い人からベテランまでと経験の幅や学歴がさまざまである．また認定看護師・専門看護師など幅広い人材があり，知識・技術レベルは一様ではない．看護職といえども一人ひとりの力量や価値観，専門などが違うことを認識しながら，連携を心がける必要がある．
④ 重い経管栄養剤の運搬のみならず，薬を届けてもらえることは介護力があまりない療養者宅にとっては大変ありがたいものである（場合によっては，訪問看護師が配送をしている家庭もある）．それゆえ，それらの配送は，薬剤師にとって信頼関係づくりのきっかけともなりうるし，支援のための情報収集の機会ともなりうる．
⑤ 薬の専門家から見ればあまりよくないやり方であっても，訪問看護師は何をやっているのだとか，療養者・家族は何を考えているのかなどと，頭ごなしに否定するのはよくない．また専門家としての正しいやり方を押しつけてはならず，より正しく適切な薬物療法ができるように，その療養者と家族の生活にあった方法を検討していくことが必要である．

⑥麻薬の使用に関する人々の価値観は多様である．それぞれの立場から，多面的に相談，検討していく必要がある．

⑦訪問看護師も薬剤師と同様に，医療保険で行く場合と介護保険で行く場合の2通りがある．在宅支援者会議では，ケアマネジャーが会議を開くため，介護保険関係者以外である医療保険での訪問看護の場合は，会議に呼んでもらえないことがある．薬剤師も同様に，会議には参加できるよう，積極的にケアマネジャーに申し入れをしていくことが望まれる．

⑧在宅療養において，家族は大変重要な存在である．それゆえ，訪問看護師は療養者のみならず家族をもケアの対象として関わる．薬剤師も療養者だけではなく，家族を含めた関わりが望まれる．そうすることで，看護師との連携がより円滑化する．

⑨在宅で活躍する薬剤師は徐々に増えてきているものの，薬剤師が何をしてくれるのかの周知度はまだ低い状況であると言わざるを得ない．薬の専門家として，在宅で活躍できることは無限大である．特にがんの終末期医療では，麻薬の管理など薬剤師への期待は高まっている．実践の積み重ねを行いながら，役割を拡大・開拓していくとともに，自らの役割のアピールに努めてほしい．

（牛久保美津子）

文献

1) 松木光子編：看護学概論 看護とは・看護学とは 第5版，p.3-20, ヌーヴェルヒロカワ, 2011.
2) 日本看護協会ホームページ 専門看護師・認定看護師・認定看護管理者.
3) 日本訪問看護事業団：訪問看護の年報2013 訪問看護の現状, THE HOME CARE, 5：2013.
4) 大澤光司：治療, 91 (5)：1552-1556, 2009.
5) 大平美保子：調剤と情報, 18 (4)：69-72, 2012.
6) 松尾英男：日本薬剤師会雑誌, 64 (12)：1613-1620, 2012.

4 多職種協働のコツ ④栄養士・管理栄養士

　厚生労働省では2009年にチーム医療推進会議を開始し，追随する形でチーム医療推進協議会（医療関係職種職能団体12団体と患者会1団体，オブザーバーに日本病院会と医療ジャーナリストから構成される）が発足した．その年から当時のチーム医療推進協議会の北村善明代表が診療報酬改定に関わる中央社会保険医療協議会（中医協）委員に選出され，チーム医療が診療報酬上での適切な評価を受けるべく提言を続けてきた．2013年には医療関連専門職種18団体，患者会2団体とオブザーバーという構成になり，活動を継続している．厚生労働省におけるチーム医療検討方策ワーキングにおいても，このチーム医療推進協議会の構成メンバーが多数選出され，日本のチーム医療の方向性を検討している．チーム医療推進協議会のなかでは，多職種が協働するためにはそれぞれの専門職を理解し，お互いに尊重しあうことが原則であるといわれている．したがって，ここでは栄養士・管理栄養士の役割や現状の問題点，活動の場，専門性などを紹介し，広く薬剤師の理解を得て，プライマリ・ケアの現場で円滑に連携して協働していきたい．

医療・介護現場における栄養士・管理栄養士の役割と現状

1 栄養士法による栄養士・管理栄養士の定義

　栄養士法における栄養士は，「栄養士の名称を用いて栄養の指導に従事することを業とする者をいう」と定義されている．同様に管理栄養士は，「管理栄養士の名称を用いて，傷病者に対する療養のために必要な栄養の指導，個人の身体の状況，栄養状態等に応じた高度の専門的知識及び技術を要する健康の保持増進のための栄養の指導並びに特定多数人に対して継続的に食事を供給する施設における利用者の身体の状況，栄養状態，利用の状況等に応じた特別の配慮を必要とする給食管理及びこれらの施設に対する栄養改善上必要な指導等を行うことを業とする者をいう」と定議されている（栄養士法より抜粋）．

2 栄養士・管理栄養士における診療報酬・介護報酬

　栄養士法では栄養の指導に従事することを業とすると記されているが，診療報酬における栄養食事指導料は，管理栄養士のみが算定できることになっているため，個別の栄養食事指導（130点），集団の栄養食事指導（80点），在宅訪問栄養食事指導（530点，450点）は管理栄養士が行い，栄養士が行うことはきわめて少ない．加えて，介護報酬における居宅療養管理指導料（530単位，450単位）と介護予防における栄養介入（150単位）も管理栄養士に対する単位であり，栄養士が実施しても請求は行えない．したがって，栄養士の実際の業務は，献立作成や調理指導などの給食管理業務を中心とした食事の

提供による栄養の指導が主な業務となっている．近年では給食業務の委託化が進み，新卒の若い栄養士の多くは調理業務を中心として給食委託会社に雇用されていることも現実としてあるため，永年勤続者がきわめて少なく，栄養士の離職率を上げている．

管理栄養士は先に述べた栄養食事指導料の算定を得ることはできるが，算定料の低さから診療所やクリニックにおいての雇用はきわめて少なく，食事療法を必要としている患者に対し，十分な栄養食事指導は行われていない．

また，管理栄養士は指導料以外にも，2012年の診療報酬改定により，入院基本料の算定においては特別な栄養管理の必要性の記載と，必要な患者に対する栄養管理計画書の作成が条件となり，入院ベッドを有する医療機関では，管理栄養士の雇用が義務付けられた．ただし，19床以下の有床診療所や1,000床以上の大病院においても雇用条件や必要人員の規定がないため，極論ではあるが管理栄養士1人の雇用でよいということになる．したがって現実的には，入院患者の栄養管理が十分に行われるようになったとは言いがたく，医療機関における管理栄養士の人数は充足されていない[1]．診療報酬ではその他に，低栄養患者に対する栄養サポートチーム加算（NST加算）もあり，栄養介入の必要性は医療のなかに浸透してきたが，この加算も医師・管理栄養士・薬剤師・看護師のなかから専従者1人，専任者3人が条件となっているため，その人件費の捻出の困難さから積極的に算定する施設は少なく，低栄養状態にある患者に対するNSTによる栄養介入も充足しているとはいえない．介護報酬でも施設入所者や入居者に対する栄養ケア・マネジメントは算定可能であるが，入所・入居者の人数による配置基準がないため，大規模施設でも管理栄養士1人の施設もあり，十分な栄養ケア・マネジメントは行われていない．また，栄養ケア・マネジメントの評価（単位）も低いため，十分な人件費にはならないことを理由に小規模の介護福祉施設では今でも管理栄養士が不在の施設もあり，栄養士が給食管理業務のみを行っている施設もある．

3 栄養士・管理栄養士を活用した厚生労働省の取り組み

現在の医療・介護の現場においては，給食管理を基本にした制度が根本にあり，人員の配置が不十分であることや報酬上の評価が不足しているため，栄養士・管理栄養士はその専門職としてのスキルを十分に発揮することはできていない．このことが主要な原因の1つとなり，糖尿病をはじめとする生活習慣病の重症化を招き，糖尿病網膜症による失明や糖尿病神経障害による足壊疽による切断，糖尿病腎症の悪化から透析医療に移行する患者を急増させ，国民医療費を圧迫していることも事実である．厚生労働省もこのことに注目し，全国の診療所やクリニックで管理栄養士による栄養食事指導を推進するための事業を公益社団法人日本栄養士会とともに実施し，2011年度，2012年度に潜在管理栄養士の発掘とその人材育成を試みたが，十分な効果を示すには至っていない．また，2012年度・2013年度には栄養ケア活動支援事業として複数の都道府県栄養士会と連携し，各地域の実情に合わせた栄養ケア活動も推進している．その1つとして2012年度には公益社団法人東京都栄養士会が保険薬局で行う管理栄養士による栄養食事指導も実施したが，十分な成果には至らなかった．ただし，いくつかの課題として，診療報酬を算定する際の複雑さや管理栄養士の雇用の問題，管理栄養士のスキルの問題，人材育成の方法などが浮き彫りとなった．

栄養士・管理栄養士の専門性

　栄養士・管理栄養士は患者の食事摂取量を栄養素別に評価することができるため，栄養素ごとの充足率を正確に判断することができる．

　また食品中の栄養素量やその特徴（機能性など）に関する豊富な知識とともに，人体における栄養素の代謝や役割に加え，さまざまな疾病とその重症化における関連などについても十分な知識を有している．身体所見や生化学的な所見などから，患者の病態や病状に適した栄養素の種類や量，補給方法なども計画することができる．

　栄養食事指導の際には，患者の栄養治療に対するモチベーションが維持向上できるように，現在の病態や病状と栄養素や食習慣の関連について，患者が十分な理解と納得が得られるような説明を行い，患者が長年培ってきた生活習慣を尊重し，現在の社会的な立場や置かれている背景などを考慮して，心理的・精神的な負担を軽減できるように栄養教育論における栄養カウンセリングやコーチングなどのスキルを活用した介入をすることができる．また，患者一人ひとりの病状に適した献立作成のための手順や，そのためのスキルを丁寧に解説し，本人や家族など調理担当者の負担にならないような，調理方法や食品の選択・保存方法なども具体的に指導することができる．栄養士・管理栄養士が行う栄養食事指導は患者にストレスを与える制限ではなく，患者が疾病の重症化予防や病態のコントロールを行う際の協力者として，常によき相談相手として寄り添いながら行うものである．

薬剤師と管理栄養士の連携

　全国の大規模・中規模の医療機関では，急速にチーム医療が推進されるようになり，薬剤師と管理栄養士は協働する機会が飛躍的に増えているが，有床診療所などでは管理栄養士の雇用はきわめて少ないので，十分なチーム医療が推進されているとはいえない．しかし，中小病院であってもその設置が義務付けられている各種委員会（リスクマネジメント，感染症対策，褥瘡対策など）において，薬剤師と管理栄養士は協働で，それぞれの委員会の企画運営を行うことが必然になっている．

　入院患者の栄養管理を実施する際には，医薬品による栄養補給と食事を介した栄養補給による評価を総合的に行うことが常識であり，それぞれが持つ情報を共有しながら最適な栄養管理計画を協働で立案し，実施・モニタリング・リアセスメントしている．また，医薬品と食事の相互作用や副作用の種類による食欲への影響など，患者の栄養状態に対する介入においては薬剤師と管理栄養士の情報共有はきわめて重要である．

　患者教育の場面においても服薬指導時における食事の情報，栄養食事指導時における服薬の情報は常に共有が必要である．糖尿病教室や腎臓病教室など集団指導も，薬剤師と管理栄養士が協働することは当然のことである．

在宅医療における薬剤師と管理栄養士の役割

　医師が常駐して多くの医療スタッフや医療資源が充足している医療施設においては，疾病の改善・治癒に向け最善の治療を選択して，専門教育を受けた固定の医療スタッフがチームとして介入している．周術期医療のためのチーム，褥瘡対策のためのチーム，栄養改善のためのチーム，糖尿病療養指導のためのチームなどは専従・専任者で回診やカンファレンスをくり返しながら協働している．しかし，在宅医療にお

いては患者ごとに関わるスタッフが異なり，関わる専門職種も一定ではない．各患者に対して必要な職種は異なり，医療と介護の専門職種がケースバイケースで関わることになる．看護師はキュア，介護ヘルパーはケア，理学療法士や作業療法士はリハビリテーションに関する専門的なコーディネートを行い，メディカルソーシャルワーカー（MSW）や地方行政職も交えて，チームで患者の療養生活を支援することになる．

　薬剤管理や服薬コンプライアンスに問題がある患者に対し，医師の包括的な指示のもとにプライマリ・ケア薬剤師も患者の病状や背景から，服薬状況のアセスメントを行い服薬ケアのプランを立てて看護師や家族，介護ヘルパーや管理栄養士と協働するためのコーディネートを行うことになる．医師が常駐することがなく医療スタッフによる介入が少ない在宅においては，専門職による薬剤の問題に関する提言や提案はとても貴重であり，常に尊重され，多職種からの信頼度は高いため，その責任はきわめて重大である．薬剤の問題は直接的に患者の病状やQOLに影響するため，在宅医療に関わるプライマリ・ケア薬剤師には，薬剤師としての専門的な知識と同様にチームをコーディネートするための知識やスキルも要求される．これは管理栄養士にもまったく同じことが言え，栄養問題が多い在宅においては，その専門家である管理栄養士も優れた知識とスキルが要求される．

事例　在宅における多職種協働実践

　70代女性．脳梗塞で緊急入院をした後に寝たきりに近い状態となり，要介護4の認定を受けた．後遺症による発語・嚥下機能の低下がみられ，入退院をくり返していた．介護老人保健施設にも入所したが，退所後はすぐに誤嚥性肺炎になり再入院をくり返していた．介護老人保健施設に入所する前に，ケアマネジャーにより施設介護や退所後の在宅療養生活における訪問看護や訪問介護のケアプランが立てられ，在宅療養を行う予定だったが，誤嚥をくり返してしまい，在宅生活を続けることはできなかった．

　この患者にとっての問題点は，主たる介護をする家族（認知症がある夫と知的障害がある娘）であった．そのため嚥下困難の意味を理解できず，食事の作り方も理解できずに通常の食形態の食事を与えていた．当然この患者は服薬アドヒアランスも低く，薬剤も部屋に散乱していた．

　ケアマネジャー，訪問看護師，ヘルパーも困り果てていたが，管理栄養士の訪問栄養食事指導により，嚥下困難食の作り方を曜日が違うヘルパー（月水金，火木土）2人が理解し，ヘルパーが不在の場合に使用するレトルトやパック入りの食品を曜日と食事区分別の箱を作って提供し，家族にも丁寧に説明して協力を得た．また看護師の訪問時やケアマネジャーの訪問時に嚥下食をチェックしていただいた．薬剤師も同様に服薬しやすいように区分別の箱を準備することになったが，食事の区分別の箱を利用して理解力が不足する家族への配慮を行った．区分別の箱が三食の食事を基準に作られていたことが，介護を担う家族やスタッフにも高評価を得て3ヵ月間の在宅生活ができたため，介護老人保健施設への再入所が可能になった．

（西村一弘）

文献

1) 日本栄養士会医療事業部：平成24年度政策課題全国急性期病院栄養部門実態調査．病棟業務調査報告書，2013.

4 多職種協働のコツ
⑤リハビリテーション関連職種

「リハビリテーション」の言葉から想定される職種は，何であろう．それは，一般的に病院などの医療機関において「リハビリの先生」と称されている理学療法士，作業療法士，言語聴覚士があげられよう．また，それらは，リハビリテーションチームにおける狭義の職種であり，医師や看護師などをはじめ医療・保健・福祉に関係する専門職の一職種として，広義のリハビリテーションチームとともに協働していく（表1）．

本来，「リハビリテーション」の語源は，「re」再び「habilitate」適す，であり，医療においてリハビリテーションの目標は，疾患によって失われた，または減弱した心身機能・能力を，再びもとの状態にできる限り戻し，その人の最高の生活の質（QOL）を達成させることである．つまり，「リハビリテーション」の目標は，理学療法士，作業療法士，言語聴覚士の職種だけで達成できるものではなく，狭義および広義のリハビリテーションに関連する多職種協働のチームがあってその成果は最大限に発揮され，目標達成されるものである．

ここでは，リハビリテーション医療を概観し，在宅サービスにおける訪問リハビリテーションおよび薬剤師との連携のコツについて述べる．

リハビリテーション医療

リハビリテーション医療は，医療機関の機能分化によって，疾病の時期により急性期，回復期，生活期リハビリテーションに大別される（図1）．それらは，急性期であれば疾病の早期からリハビリテーションにより離床を促し，安静または寝かせきりによる二次的障害の予防に重点を置く．次に続く回復期においては，能動的，積極的なリハビリテーション医療を量的・質的に投下し，心身機能を最大限に効率よく改善させ，そして自宅または施設に復帰させることを目標とする．また医療機関退院後は，自宅や施設など生活する場所へ緩やかに，そして自立した生活を支援するための生活期におけるリハビリテーションを提供する．そして生活期リハビ

表1 ◆ 狭義と広義のリハビリテーションチーム

狭義	医療・保健・福祉に関係する専門職からなるチーム 医師，歯科医師，看護師，保健師，理学療法士，作業療法士，言語聴覚士，介護福祉士，訪問介護員，薬剤師，管理栄養士，歯科衛生士，社会福祉士，介護支援専門員，ソーシャルワーカー，建築士，福祉用具専門相談員など
広義	利用者に関わるインフォーマル組織・サービス・人などからなるチーム（おおむね利用者の生活圏域に存する組織または人間関係） 自治体職員，自治会，老人会，ボランティア組織，NPO組織，公的機関 職場関係者，家族，兄弟，親戚，友人，近所の人など

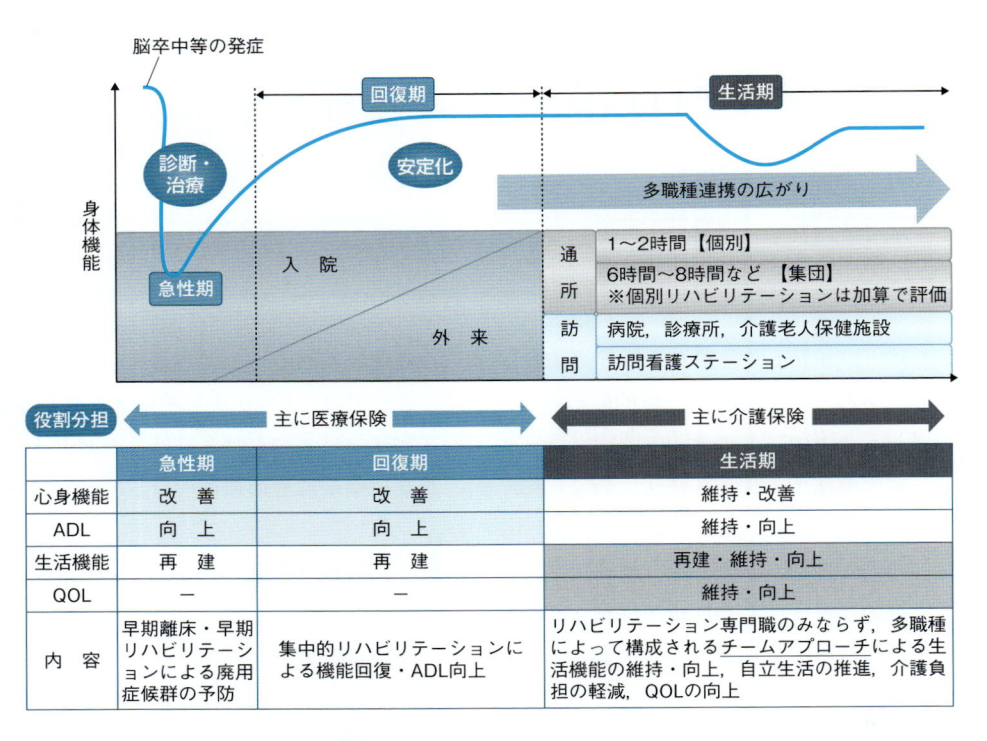

	急性期	回復期	生活期
心身機能	改善	改善	維持・改善
ADL	向上	向上	維持・向上
生活機能	再建	再建	再建・維持・向上
QOL	ー	ー	維持・向上
内容	早期離床・早期リハビリテーションによる廃用症候群の予防	集中的リハビリテーションによる機能回復・ADL向上	リハビリテーション専門職のみならず，多職種によって構成されるチームアプローチによる生活機能の維持・向上，自立生活の推進，介護負担の軽減，QOLの向上

図1 リハビリテーションの役割分担

(文献1)より引用)

リテーションでは，専門職のみならず生活に関係する多くの人とのつながりなど，急性期や回復期と比べ多職種協働のチーム力がサービスの質を担保すると言っても過言ではない．一方，がんや難病などでターミナルを呈する時期であっても，その人らしく人間の尊厳をもって人生の終焉を迎えられるためにリハビリテーションは欠かせないサービスであり，終末期においてもリハビリテーションにより心身機能を適切に評価し，多職種と協働して利用者・家族のよりよい生活およびQOLを支援していく．

リハビリテーションサービスとの連携のコツ

リハビリテーションサービスは，前述したように狭義と広義の専門職や人々がチームを形成し，有機的に役割を担いながら，医療または介護保険制度など，またインフォーマルなサービスも含め提供される．ここでは，在宅におけるリハビリテーションサービスである訪問リハビリテーションを中心に，そのサービスの概略を解説するとともに薬剤師との連携のコツについて述べる．

1 訪問リハビリテーション

訪問リハビリテーションの目標は，在宅や施設の生活において，利用者の日常生活活動のみならず，社会性の獲得を包含し，個々のニーズに基づく活動と社会参加を達成することにある．疾病を発症した直後の医療機関などにおけるリハビリテーションの提供は，心身機能を中心としたアプローチであるが，退院退所後の生

活の場における訪問リハビリテーションは，心身機能へのアプローチのみならず，より活動性の高い，余暇や趣味，社会活動の再建を目標としたものである．

訪問リハビリテーションでは，心身機能の評価と機能訓練により，本人の日常生活動作を改善し，それが生活において習慣化できるよう，家族・介護者に介助方法の指導や精神的支援も併せて実施する．また，個々の生活環境に適した家屋改修や福祉器具の選択なども提案し，在宅生活から社会活動への一歩として通所サービスなどへの利用にもつながるよう支援していく（**表2**）．そして，それらのサービスの過程は，退院退所直後から生活に支障が生じないよう，個々の生活状況に応じて段階的に展開する（**図2**）．退院退所直後の生活環境は，入院入所中の物的人的環境とはかなり異なり，必ずしもバリアフリーではない．また介護者は病前との生活リズムや様式のギャップに戸惑うことは少なくなく，訪問リハビリテーションは，生活リズムが安定，生活習慣が定着するように精神的な支援を主眼に置きながら身体機能と生活改善を支援していく　それから初期の目標が達成されつつあれば，その初期設定の計画を変更，追加，調整し，最終的には住居や施設内から生活圏を拡大するとともに，社会性の獲得も図りながら本人や家族などのQOLを支援していく．このようなリハビリテーションサービスの過程において，より多くの職種や関係する人々との協働は必要不可欠である．

2　薬剤師と訪問リハビリテーションとの連携のコツ

薬剤師と訪問リハビリテーションにおける協働は，リハビリテーションサービス提供時における薬剤効能により身体精神状態への影響および副作用などの情報共有にある．リハビリテーション専門職において，初動時に服薬情報は収集しているものの，常にその情報を把握していることはむしろ少なく，また，服薬による心身状態への作用についてもその臨床所見を十分に熟知していないのが現状である．そのため，リハビリテーション専門職においても服薬による臨床所見をリハビリテーション提供時に適正に判断するには，医師や看護師との協働とあわせ，より薬剤に関して専門性の高い，薬剤師からの情報提供や助言が必要不可欠である．一方，薬剤師側では，身体状況に適した服用方法や本人の生活活動や身体状況を知りうることは，薬剤師として臨床所見を適正に把握できることになる．しかし，現実には在宅サービスにおけるリハビリテーション専門職と薬剤師が互いに連絡を取り合い協働する機会は少なく，現在の課題でもある．とはいえ，薬剤師とリハビリテーション専門職との協働の機会は，生活習慣病罹患者の増加やターミナルケアの推進により，今

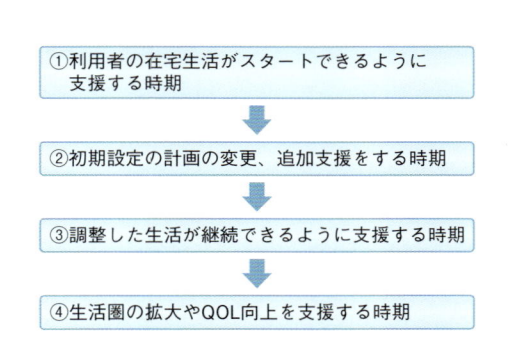

表2 ◆◆　訪問リハビリテーションの業務

1. 心身機能の評価と機能訓練
2. 日常生活活動への助言・指導・支援
3. 家族・介護者への介助方法の指導
4. 家屋改修などの助言
5. 補助器具などの利用の助言
6. 通所サービスなどの利用への助言
7. 利用者・家族介護者への精神的支援
8. 在宅支援スタッフとの協業と連携

①利用者の在宅生活がスタートできるように支援する時期
↓
②初期設定の計画の変更、追加支援をする時期
↓
③調整した生活が継続できるように支援する時期
↓
④生活圏の拡大やQOL向上を支援する時期

図2 ◆◆　訪問リハビリテーションの過程

表3 訪問リハビリテーションと薬剤師との連携のコツ

- 心身機能の評価および日常生活動作の状況把握
- 服薬における薬剤効能および副作用情報の共有
- 咀嚼および嚥下機能，姿勢状態など適切な服用方法の情報共有
- 介護保険におけるサービス担当者会議への情報提供および出席
- リハビリテーションにおける目標および生活状況の情報共有
- 日本プライマリ・ケア連合学会とリハビリテーション関連団体との協働企画による研修会への参加など

後より増えていくことが期待される．そのためにも，リハビリテーション専門職と薬剤師の相互理解は必要不可欠であり，現場における協働の場への参加や研修会などにおける協働がより重要となる．そして，訪問リハビリテーションと薬剤師との連携のコツは，相互の接点を増やし，それを実践，積み重ねていくことである（**表3**）．

（齋藤正美）

文献

1) 日本リハビリテーション病院・施設協会 編集：高齢者リハビリテーション医療のグランドデザイン，青海社，2008．
2) 齋藤正美：訪問リハビリテーションの評価とアプローチ．訪問リハビリテーション実践テキスト，p.81-84．青海社，2004．

4 多職種協働のコツ
⑥ケアマネジャー

　高齢者が住み慣れた地域，自宅で最期まで安心して暮らし続けるために，薬剤師はかかりつけ薬剤師の機能を果たし，地域で多職種と連携して在宅医療への参加を推進しなければならない．しかし在宅領域において，多職種連携による薬剤師の実践的な参画が課題となっている．

ケアマネジメントと薬剤師

　2012年4月から，薬剤師の介護保険の居宅療養管理指導の算定について，医師以外に介護支援専門員（ケアマネジャー）への報告が義務付けられた．

　薬剤師が介護保険の多職種連携のチームに入るためには，ケアマネジャーとの連携が不可欠であるといわれているが，現状では互いに連携の意味と意義が理解できていないことが多い．まずは互いの仕事を理解し，薬剤師に何ができるのかを理解してもらうことが必要である．残薬の整理やアドヒアランスの向上という目に見える仕事以外に，利用者の生活の質の向上に関われることをケアマネジャーにアピールしていかなければならない．

　ケアマネジャーとは，保健・医療・福祉など介護の幅広い知識をもち，介護保険外の福祉サービスや家族支援のためのサービスも含む生活全般を視野に入れたケアプランを作成するために，多職種と連絡・調整を行う専門職のことである．ケアマネジャーは本人の身体状況や，生活から情報を収集し，解決すべき課題（ニーズ）を導き出し，利用者のみならずその家族の生活の質の向上を目指している．

　筆者の勤務先がある東京都世田谷区のケアマネジャー現任研修では，まず健康管理（慢性疾患の管理，看護処置，普段の体調）に主眼をおいてアセスメントするよう指導している．収集すべき情報として服用している薬も含まれている．前職が福祉系出身者が多いので，ケアマネジャーはアセスメントのなかで特に「病気を知る，今後の状況を把握してリスクマネジメントする」という所に苦手意識をもっていることが多い．服用している薬が日常生活動作（ADL）や認知症状に影響しているのではないかという薬に対するアセスメントや，その前提となるモニタリングが不足している．ケアマネジャーとしては，薬剤師に薬のアセスメントとモニタリングを手助けしていただきたいと考えている．

　多くのケアマネジャーが薬剤師の居宅療養管理指導に最初に期待することは，薬を正しく服用し，病状を悪化させないということであろう．しかし，薬剤師が地域で在宅医療に積極的に関わり，薬のアセスメントやモニタリングを行って利用者の生活の質を向上させるためには，アドヒアランスの改善だけでなく，服用している薬が生活に影響を与えているのではないかという視点から，薬学的管理指導計画書を作成することが大切だと考える．

　薬を飲むことによって生活上不都合な問題が

起きると，多くの利用者やその家族は薬に対して不信感をもってしまう．薬剤師はリスクマネジメントのプロである．医療側に立ちアドヒアランスの改善を図るだけでなく，薬を服用することによって起きる問題を解決するために，主治医に処方内容の変更などを提案できるような力をつけてほしい．

事例

91歳男性．脳梗塞後，救急車で急性期病院に搬送，治療後に回復期リハビリ病院に転院した．脳梗塞以前から，前立腺肥大による夜間頻尿が続いていた．後遺症も軽く，リハビリの効果でADLは急速に改善．しかし，夜間尿の回数が頻回であるため入院先の医師が退院後の自宅での転倒のリスクを心配し，かつ夜間の本人・家族の休息時間を確保するために，抗うつ薬と睡眠導入薬を処方した．服用した薬の副作用によりADLは一気に低下し，立ち上がりも困難な状況になった．薬の服用を知らなかった家族は退院目前でADLが悪化した理由がわからず，再発を心配した．薬を服用しても夜間の睡眠状況に変化がみられなかったため，病院側が家族に薬を服用していたことを説明，副作用出現が発覚した．高齢者は加齢に伴い体重も減少，筋力も低下するためADLの低下が顕著に現れやすい．抑制系の薬の影響を十分念頭に置く必要がある．薬剤師からの提案で，退院前に副作用の原因となった薬をすべて中止し，退院後1ヵ月半かかってやっともとのレベルまで回復することができた．

転院当初から，退院に向けて医療者側とケアマネジャーとの間で退院後の生活をイメージした明確な目標設定（1人でトイレに行ける）を共有することが望まれた事例である．

連携シート

日頃から気軽に薬剤師に相談すること（顔の見える関係作り）ができればよいと考え，ケアマネジャーとの連携の第1歩になるツールとして「薬のアセスメント"事前チェックシート"ケアマネジャー編」「かかりつけ薬局・薬剤師連携シート」を作成し，筆者の勤務先（以下，当薬局）・事業所のモデル事業として実践し，連携によりケア向上に関わることができるかどうかを検証した．

このツールを活用することでケアマネジャー側が得られるメリットとしては，薬のアセスメント強化により気づきを得られ，利用者の生活の質の向上が可能となること，また薬剤師側のメリットは，連携への負担を感じずに在宅医療に関われることである．

「薬のアセスメント"事前チェックシート"ケアマネジャー編」（図1）はケアマネジャーが薬を意識したアセスメントを行うための導入編である．ケアマネジャーが負担を感じずに記入できるよう工夫した．通常，薬局の「お伺い書」として記入していただく項目の一部と，ケアマネジャーがアセスメントした薬の管理・服用状況・薬に対する疑問などを記入することとした．今までもケアマネジャーのアセスメント項目のなかに服薬の有無，薬の内容を問う項目はあったが，実際未記入であることも多かった．また，きちんと飲めているかまでアセスメントしていなかった．疾患に対してアセスメントの必要性が問われているのに，薬のアセスメントが忘れ去られていた感がある．

図1の「Ⅲ もしかして服用薬が原因?」項目では，服用している薬によって体調に影響を受けていないかどうか，生活の質が低下していないかどうかをチェックできる．ケアマネジャーの

第10章 これからの地域連携・チーム医療

```
                                                           平成　○年△月○日
事業所名：　○○事業所                              担当ケアマネジャー：○○○○
```

┌───┐
│ 利用者氏名： T・S　　年齢：75歳　性別：　男 ・(女)　疾患名：レビー小体型認知症 │
│ 生活状況：　　独居 ・ (同居（夫)) ・その他（　　　　　　　　）   │
└───┘

Ⅰ　服薬について　＊該当する項目に○印

1. 薬を服用していますか　　　　　　　　　　　　　　　　　　　　　(はい)　いいえ　不明
2. お薬手帳をもっていますか　　　　　　　　　　　　　　　　　　　　(はい)　いいえ　不明
3. 2ヵ所以上の医療機関から薬をもらっていますか　　　　　　　　　　はい　(いいえ)　不明
4. 薬のアレルギーはありますか　　　　　　　　　　　　　　　　　　　はい　(いいえ)　不明
5. 主治医は本人の服薬状況を把握していますか（数箇所の医療機関を受診している場合）(はい)　いいえ　不明
6. サプリメントを服用していますか　　　　　　　　　　　　　　　　　はい　(いいえ)　不明
7. 睡眠薬や精神安定薬を服用していますか　　　　　　　　　　　　　　(はい)　いいえ　不明
8. 薬やサプリメントの飲み合わせをかかりつけ薬局の薬剤師に相談していますか　(はい)　いいえ　不明
9. 服用している薬の名前と飲み方を記載してください

```
┌─────────────────────────────────────────────────────────────────┐
│ フルイトラン®（1） 0.5T　　　1×朝食後　　ハルシオン®（0.25）1T　1×就寝前 │
│ レミニール®OD（8） 2T　　　　2×朝・夕食後                          │
│ マグラックス®（500） 3T　　　3×毎食後                              │
│ ネオドパストン®L（250） 2T　　2×朝・昼食後                         │
└─────────────────────────────────────────────────────────────────┘
```

Ⅱ　薬の管理と服用について　＊該当する項目に○印

1. 薬の管理は誰が行っていますか　　本人　(家族)　その他（　　　）
2. 薬は指示どおりの方法で服用できていますか　　　　　　　　　　　　はい　(いいえ)
    2で「いいえ」と答えた方へ
    ①薬を飲めない原因は何にあると思いますか＊該当する項目に○印
    ・飲み込めない　・服薬拒否　・(飲み忘れる)　・服薬確認ができていない
    ・飲み込みにくい
    ・その他（　覚醒している時間が少なく，夫も服用の促しを忘れる　）
    ②薬を飲まなければならない理由を本人，家族は理解していますか　　(はい)　いいえ
3. 薬について疑問を抱くまたは服用に不安を感じたことがありますか　　はい　いいえ　(不明)
4. 薬に関して相談できる相手がいますか　　　　　　　　　　　　　　　(はい)　いいえ

　☆「いいえ」に該当する場合，薬の管理や服用について問題があると考えられます．
　　連携シートを活用し，かかりつけ薬局・薬剤師へ相談してみましょう．
　　改善方法が提案できる場合があります．

Ⅲ　もしかして服用薬が原因？　気になる身体状況をチェックしてみましょう

＊該当する項目に○印

〈食事〉・食欲がない　・(うつ症状がある)（食事量が以前より減）　・口が渇く　・口が苦い
　　　　・胃が痛む　　・味がよくわからない　　・むせる
〈排泄〉・(便秘気味で便が固い)　・下痢が続く　・前立腺肥大の疾患がある
　　　　・口が渇く　・だるい　・尿量の減少　・汗をかかない
　　　　・尿の色が通常より濃い（具体的に　　　色）
　　　　・夜間の尿の回数が多い　・残尿感がある
　　　　・多量の発汗が見られる（顔面蒼白）
〈睡眠〉・(昼夜逆転がみられる)　・寝つきが悪い（興奮して眠れない）
　　　　・(夜間トイレに起きた時にふらつく)　・昼間，強い眠気を感じる
〈運動〉・つまずく　・(転倒しやすい)　・(手先が震える)　・(ふらつく)
　　　　・力が入らない　・脱力感がある　　・だるい

　☆日頃，何気なく服用しているお薬が身体に大きな影響を与えていることがあります．
　　気になることは，かかりつけ薬局・薬剤師に相談してみましょう．

図1　薬のアセスメント"事前チェックシート"ケアマネジャー編

```
                                                          平成　○年△月○日

    かかりつけ薬局：　○○薬局              担当薬剤師：　S・N　様

        薬のアセスメント"事前チェックシート"ケアマネジャー編を送付します．ケアマネジャーが日頃，薬について
     疑問に思っていることや，利用者の服用している薬と身体機能への影響などについて，アドバイスをお願いします．

     ┌─ ケアマネジャーからみた薬の問題                              (ある) or　なし ─┐
     │   今までアリセプト®・メマリー®・イクセロン®パッチとすべて試しましたが，どの薬もが効果なく，メマリー®     │
     │  ではめまい，イクセロン®ではかぶれが出ました．レミニール®でもパーキンソニズムが亢進し，歩行状態も改善さ    │
     │  れず，日中ベッドから起き上がれない状態です．どのように主治医に相談すればよいでしょうか．            │
     └──────────────────────────────────────┘

     ┌─ 薬剤師からのアドバイス・フィードバック                       平成　○年　△月　×日 ─┐
     │   レビー小体型認知症は個人差が大きく，また薬への過敏もあるため，医師の間でも現在治療法を模索している段     │
     │  階のようです．パーキンソンの薬は認知機能を低下させることもあり，リスクと効果を考えた上で慎重に投与量を    │
     │  設定する必要があるでしょう．まずは主治医がどのような治療効果を目標としているかお話を聞いてみてはいかが    │
     │  でしょうか．                                                      │
     └──────────────────────────────────────┘

     ┌─ ケアマネジャーの気づき・ケアプランへの反映                    平成　○年　△月　◎日 ─┐
     │   次回の受診時に同行して直接主治医の話を伺いたいと思います．家族から本人の日常の様子をしっかりと伝えて    │
     │  もらい，薬の調整をお願いするようにしてみます．                                  │
     └──────────────────────────────────────┘

     ┌─ 結果                                           平成　　年　　月　　日 ─┐
     │                                                              │
     │                                                              │
     └──────────────────────────────────────┘

     FAX返送先　03-××××-××××　担当ケアマネジャー　○○宛                          以上
     居宅介護支援事業所：　○○事業所
     住所／TEL：
```

図2 かかりつけ薬局・薬剤師連携シート

気づきを引き出すようにした．

「かかりつけ薬局・薬剤師連携シート」（**図2**）では，ケアマネジャーが日頃薬について疑問に思っていることや，薬剤師が利用者の服用している薬と身体機能への影響などについてアドバイスできるフィードバック方式をとった．

対象となる利用者は，当法人の2つの居宅介護支援事業所の新規および更新時の利用者97人で，調査期間は半年とした（新規・および更新時には担当者会議を開催し，ケアプランを作成・見直すなどの作業が行われるためである）．

ケアマネジャーがチェックシートであげた気になる身体状況としては，生活基本動作（食事・排泄・睡眠・運動）のうち，運動に関する項目（転倒につながる要因であるため）が多く，問題点として捉えていたのは利用者からの相談が多い排泄に関する内容だった．またケアマネジャーは薬の有効性・副作用の影響に対して気になるとし，薬が正しく服用できていないことを一番問題視していることがわかった．

薬剤師からのフィードバック内容としては，気になる身体状況についての原因・説明・対策案の提案が圧倒的に多かった．ほとんどのフィードバックがケアマネジャーの気づきや参考につながり，さらに新たな情報を得るきっかけとなった．参考になったフィードバックとしては，身体状況に影響を与える薬剤について，用量変更・同効薬への変更，対症療法提案など，

また飲み忘れ・アドヒアランス低下に対する対策などだった．

本調査では，2割程度しかケアマネジャーが薬剤師に相談していない現状と，薬について疑問を抱くことも少ないことが判明した．また在宅医療への薬剤師の介入が主治医とケアマネジャー間の服薬状況に関する共通認識の促進や，利用者の潜在的な問題点の見過ごしを防ぐことにつながることがわかった．

「かかりつけ薬局・薬剤師連携シート」のフィードバック機能を十分に活用するためには，薬剤師に医療や介護の幅広い知識が求められる．日本薬剤師会から発行されている「体調チェック・フローチャート」は薬から（食事・排泄・睡眠・運動・認知機能）の5領域を見ることができる．ケアマネジャーや多職種から寄せられた情報をもとに，薬剤師が生活機能の状態から薬剤の効果，副作用，疾患・合併症さらに介護状況の改善，生活の質の向上にまで関わることができれば素晴らしい．

今回の調査では直接ケアプラン変更まで至る事例はなかったが，今後担当者会議以外にケアマネジャー，多職種がディスカッションする場で本ツールがくり返し使用され，多職種間で有効に活用されることを望む．

当薬局では医療的な知識があること，薬や医療材料の最新情報が得られることなどを生かし，地域の医師・歯科医師・ケアマネジャー・看護師やヘルパーなど介護に関わる仕事をしている人達と皆で勉強する機会をもち（テーマは，胃ろう・糖尿病・褥瘡・麻薬・口の健康など），地域包括支援センターや地域のケアマネジャーからも「地域で相談できる薬局」という評価をいただけるようになってきた．

今後も，在宅療養を支援する，また地域の薬局としての役割を担う薬局に併設している環境と，ケアマネジャー・薬剤師，それぞれの専門性を生かして薬剤師とケアマネジャーの連携を推進していきたい．

（丸山節子）

5 多職種間連携教育（IPE），多職種間協働活動（IPW）

　ここでは，最近注目を集めている多職種間連携教育（Interprofessional Education；IPE）と，現場での業務の協働である多職種間協働活動（Interprofessional Work；IPW）について，薬剤師の卒前・卒後教育の関連と地域医療の現場での事例を交えて述べていきたい．ただし，筆者は医師であり，その視座や焦点が必ずしも合っていないかもしれないが，その点はご容赦願いたい．

IPEとは

　わが国でも諸外国[1]においても，IPEの考え方が専門職教育のなかで大きなうねりになっていることは明らかである．この分野で最も進んでいるのは英国で，多職種間連携教育推進センター（CAIPE）が定義を述べている．IPEとは「2つ以上の専門職が，連携やケアの質を向上するために，お互いからそしてお互いについて学ぶこと」である[2]．卒前・卒後教育を問わず，また教育機関・現場を問わず，すべての段階と場所での学習を包含している．

よくある誤解

　IPEについての理解で，よくあるのは多職種の面々が一堂に会して講演を聞いているのでIPEだ，そんなことはよくやっていると言われることがある．医学部の低学年のときに医学生・看護学生・薬学生が合同で講義を聞くという授業があるが，これも厳密にいうとIPEではない．IPEで大事なことはお互いのからみがあること，interactionがあるかどうかが鍵である．逆に先ほどの講義であっても，途中で「隣の他学部の学生と◯◯について少し議論してみてください」などの問いかけや仕掛けがあるとよいとされている．

事例とその解説

　筆者の経験をもとにした事例を具体的に2つ紹介したい．薬剤師のIPE・IPWについて考えていきたい．

事例1

　地域の総合病院で末期がん患者Aさんの退院調整会議に診療所医師として出席した．今後在宅医療が提供され各種サービスを利用する予定である．主治医，往診医，病棟看護師，ケアマネジャー，理学療法士など多数の職種が参加して開催された．残念ながら薬剤師（病院内および保険薬局ともに）の参加はなかった．

　事例1はよくある状況である．IPWの典型的な例であり，教育の機会としても貴重である．しかし現実には保険薬局の薬剤師は多忙で，このような会議が開催されるのは午後の時間帯が多いことから，複数体制の勤務でなかったり，営業時間であると職場を抜けての参加は厳し

い．会議の日程調整は医師を中心になされていることが多かったり，そもそも会議を呼びかけているMSWやケアマネジャーの頭の中に薬剤師を招集するという考えがないこともある．IPE・IPWを進めていく上では，まずここから改めたい．

いったん在宅に帰ると，服薬指導やオピオイドの相談など薬剤師の活躍の場面は多い．患者宅で開催されるサービス担当者会議にも可能な限り参加してもらえるように声かけと時間帯設定の工夫があるとよい．実習に来ている薬学生がいればぜひ参加してもらいたい．会議に入る前に「君にも一言コメントを言ってもらうのでよろしく」と伝えておくと，学生は眠らずに集中して臨むことが多い．

事例2≫
町内でケアマネジャーと医師との連携，医療と介護の連携をテーマにした研修会を企画することになった．関係団体と調整して準備にあたった．広く参加を呼びかけるなかで，歯科医師や薬剤師からも問い合わせがあり，急遽各師会から広報をお願いすることになった．当日は薬剤師の方々も5人程度参加された．

事例2は地域のなかで現職対象のIPEの例である．企画立案には医師や行政担当者が関わることが多く，その参加職種を決める際にそもそも薬剤師を入れていないことがある．これは自分の経験として反省点であった．地域の熱心な薬剤師の先生からの連絡で修正がなされて，幅広い職種の参加につながった[3]．この点の意識改革をもっと計るべきであると自戒した．こうした経験がきっかけで薬剤師の先生方とのつながりが強化され，中学生を対象とした防煙教室を協働で行う取り組みがスムーズに展開されるようになった．主催者，企画者側の企画力と柔軟な対応，お互いの顔の見える関係の構築が大切であると実感した．

IPEの原理

以上に述べたような状況にあるプライマリ・ケアの現場で，IPEをどのように捉えていくのがよいのだろうか？ 何かその拠り所はあるのだろうか？ なぜこのようなことをするのだろうか？ とふと疑問に感じることがある．基本は患者さんのためである．それ以外はどうだろうか？ この点について，CAIPEはIPEの原理を表1のように，価値観・プロセス・アウトカムの順に詳細に紹介している[4]．地域でIPEを推進していく際にチェックリストとしても使える．これらはCAIPEに関わるメンバーの経験やエビデンス，ノウハウなどを結集して作られたものである．このなかで「単一職種や多職種学習の機会を通じて多職種間連携教育の価値観と視点を植え付ける」と強調している．色々な機会を得てIPE・IPWのことを宣伝していく，これが最も重要なのかもしれない．

では実際にどうすべきか？

教科書的なことを中心に述べてきたが，では自分の施設・地域ではどうしたらよいのか．それについての明快な答えはない．筆者自身が自施設や地元で取り組んできたノウハウを表2「地域でのIPE実践10のコツ」として紹介する[5]．読者の皆様の地域でそのまま適用できるかどうかは不明だが，参考にはなると確信している．

具体的な行動計画

日本プライマリ・ケア連合学会でもIPE・IPWには非常に力を入れてきている．学術大会やセ

表1 ◆◆ IPEの原則（Principles of Interprofessional Education）

価値観
- ケアの質や健康指標，福祉を改善するために個人，家族，地域のニーズに焦点をあてる
- ともに学び，ともに働く専門職との間でそしてそのなかで機会を平等に適用する
- ともに学び，ともに働く専門職との間でそしてそのなかで各々の個性，違い，多様性を尊重する
- それぞれの専門職のアイデンティティと専門性を持続する
- 学習環境のなかでは専門職同士が平等であるように促す
- 単一職種や多職種学習の機会を通じて多職種間連携教育の価値観と視点を植え付ける

プロセス
- 教育，健康，管理，医学，社会ケアと他の専門職の学びの連続性を包含する
- 学生達が学びの立案や進捗，評価への参加するのを支援する
- 他の視点から批判的にその実践や方針を見直す
- 各々の専門職がお互いの経験や専門性の交換を最大限になるようにお互いから学ぶ，ともに学ぶ，お互いについて学ぶのを可能にする
- お互いの共通基盤を見つけるように違いを取り扱う
- 大学と現場での学びを統合する
- 理論と実践を統合する
- エビデンスに基づいて教育と学習を行う
- 個別で専用の多職種間連携カリキュラムの順番と実習先を含める
- 参加したすべての専門職に対して共通の一貫した評価基準とプロセスを適用する
- 専門職の認定にあたり IPE の取得単位を考慮せよ
- サービスの受け手と提供者に教育と学習に参加してもらうようにする

アウトカム
- 多職種間連携能力を生み出す
- それぞれの専門職で実践を強化できる
- サービスを改善し，変化を引き起こす連携行動を促していく
- 個人，家族，地域のアウトカムを改善する
- その経験を普及させる
- そうした取り組みを体系的な評価や研究にする

（文献4）を筆者が翻訳して引用）

表2 ◆◆ 地域での IPE の実践10のコツ

其の一	連携するといいことあるよと言いふらそう！
其の二	顔の見える関係，基本だね
其の三	ごちゃまぜが基本だよ IPE
其の四	グループワークが基本だよ IPE
其の五	実際のケースがもつ力，生かしましょう
其の六	「チーム○○さん」，これで毎回楽しもう
其の七	お医者さん，なるだけ気配を消しましょう
其の八	連携を学ぶ機会をごちゃまぜに
其の九	成果をね，皆で一緒に振り返ろう
其の十	旗振ろう，何が何でも続けよう

ミナーでIPEに関するワークショップなどが増えてきているのでぜひ参加されたい．また在宅医療拠点事業や医療と介護連携事業など県単位・地域単位で連携に関する研修会が増えているのでこまめにチェックしてほしい．自施設でもIPEを仕掛ける側になってほしい．薬学生を受け入れている施設では，ぜひ他職種学生との「ごちゃまぜ」を企画していただきたい．

地域のなかでのIPE・IPWの取り組みについて，世界的な動向，定義，事例，IPEの原理，実践のコツ，具体的な行動計画について私見も交えて紹介した．時代のニーズも変わってきており，自分達が受けた教育よりもさらに進化してIPEを提供したり，自ら率先して学び協働していくことが専門職としての成長と患者のアウトカム改善につながればありがたいし，そのきっかけになれば望外の喜びである．

（吉村　学）

文献

1) Center for the Advancement of Pharmacy Education：Educational Outcomes 2013, http://www.caipe.org.uk/silo/files/capeoutcomes071213.pdf
2) Centre for the Advancement of Interprofessional Education：Interprofessional Education, 2002. http://www.caipe.org.uk/resources/defining-ipe/
3) 吉村 学：「ごちゃまぜ」で医療・介護に顔の見える関係をつくろう. 週刊医学界新聞, 第3006号, 2012年12月10日.
4) Centre for the Advancement of Interprofessional Education：Principles of Interprofessional Education, 2011. http://www.caipe.org.uk/resources/principles-of-interprofessional-education/
5) 吉村 学：北海道地域医療研究会会報, 30：6-9, 2013年9月15日.

おわりに

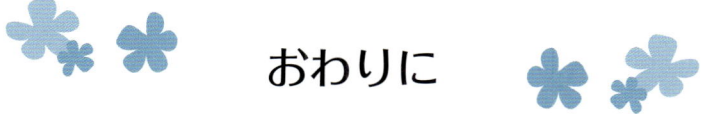

　本書の執筆・編集をしているときに母が急性膵炎で入院した．症状・検査結果からはそれほど重症ではなかったが，認知症によるせん妄状態の対策のため，私が病室に付き添うことにした．入院付き添い中に地域包括ケアセンターやケアマネジャーらとの話し合いも行った．退院後の今も付き添いが必要である．ケアチームの次は看取りチームであろうか．現在の超高齢社会，後期高齢者急増のなかでは，急性疾患・慢性疾患の治療にとどまらず，認知症対策や介護など，さまざまな支援が必要となるありふれた光景である．

　薬剤師はこれまでの活動に加え，超高齢社会での地域医療・チーム医療の一員としての患者中心の活動が期待されている．75歳以上人口が減少するのは2050年以降と推測されており，その後訪れる急激な総人口減少については2100年に現在の人口の1/3という推計も存在する．超高齢社会，少子社会，人口急減社会，医療不足・介護不足時代を通して，患者に寄り添うチーム活動で関わる職種は「個」であるが，役割は「総合」となる．今一度本書の目次を眺めてほしい．本書に示されているのは，いずれの時代においても患者中心の医療を行うプライマリ・ケアでの薬剤師能力として必要な項目・内容である．

　日本プライマリ・ケア連合学会の母体の1つとなった日本プライマリ・ケア学会は，全国各地域の開業医などが集い学会設立を推進したと聞く．プライマリ・ケア認定薬剤師は，「地域」における医師・歯科医師・看護師・理学療法士・管理栄養士など医療職，福祉職，行政職，地域住民との多職種連携・協働をめざしている．プライマリ・ケアで活動しようという意識をもつ薬剤師自身，すなわちあなたが作り，育ててゆく特定（専門）領域の認定薬剤師制度（CPC：P02）である．実践に向け，そして実践のなかで学ぶことが多い分野で，多職種執筆による本書が役立つことを期待している．

　紙面の関係での不足，情勢変化による内容変更については，熱心な読者にご意見，ご指導をお願いするしだいである．

　最後に，執筆者の多い本書の編集と校正に遺憾なく能力を発揮してくださった南山堂編集部の黒川由香里氏，古川晶彦氏に深甚なる謝意を表する．

　2014年 春

矢澤一博

索引

数字・欧文

4疾病 ･･････････246	Glasgow Coma Scale (GCS) ･ 81, 99	PCAT ･･････････240
5事業 ･･････････246	GUMBA ･･････････94	PECO ･･････････185
5疾病 ･･････････246	IPE ･･････････288	PICO ･･････････185
6年制教育 ･･････････13	IPW ･･････････288	PIPC ･･････････142, 147
ABC ･･････76, 81, 86, 91, 96	JADA ･･････････228	PIPC-P ･･････････144
ACCCA ･･････････8, 40	Japan Coma Scale (JCS) ･･ 81, 99	SAMPLE ･･････････94
AIUEO TIPS ･･････････98	JMAT ･･････････237	SBAR ･･････････93
Alma-Ata宣言 ･･････････3	Jolt accentuation ･･････････96	sniffing position ･･････････103
AUDIT ･･････････123	LEARNのアプローチ ･･････････42	SNRI ･･････････148
BZDs依存症 ･･････････158	MAPSOシステム ･･････････144	SSRI ･･････････148
capillary refill time ･･････････104	MST療法 ･･････････181	T&Aラップ ･･････････78
CDTM ･･････････188	MUS ･･････143, 146, 158	TICLS ･･････････102
Cockroft-Gaultの換算式 ･････60	NaSSA ･･････････149	tripod position ･･････････103
CPAP ･･････････209	NST ･･････････267, 276	TUE ･･････････229
CPSS ･･････････100	OPQRST ･･････････94	WADA ･･････････228
CSCATTT ･･････････238	OTC医薬品 ･･････46, 190, 231	WHO方式がん疼痛治療法 ･･180
DMAT ･･････････237	OTC漢方薬 ･･････････196	WHO三段階除痛ラダー ･･････180
EMIS ･･････････238	PALS ･･････････102	

和文

あ

アウトカム ･･････････203
アクティブガイド ･･････････127
アドヒアランス ･･････････43, 56
アナフィラキシー ･･････････221
　　──ショック ･･････････88
アルコール ･･････････121
　　──依存症 ･･････152, 156
　　──関連問題 ･･････････122
アルブミン ･･････････71
アンチ・ドーピング ･･･221, 227

い

医学的に説明困難な身体症状 (MUS)
　･･････････143, 146, 158
意識 ･･････････81, 86
　　──障害 ･･････････98
　　──レベル ･76, 81, 86, 91, 96, 98
一次医療 ･･････････3
一次医療圏 ･･････････244
胃内容排泄速度 ･･････････71
医療機器 ･･････････186, 206

医療圏 ･･････････244
医療法 ･･････････244
医療用麻薬 ･･････････180
飲酒 ･･････････121

う

うっかりドーピング ･･････････230
うつ病 ･･････146, 152
運動指導 ･･････････127

え

栄養ケア・マネジメント ･･267, 276
栄養サポートチーム (NST)
　･･････････267, 276
栄養士 ･･････････275
栄養リハビリテーション ････267
エピペン® ･･････････88, 222
塩基性薬物 ･･････････73
嚥下障害 ･･････････62, 267

お

お薬手帳 ･･････････256

か

介護サービス計画 ･･････････167
介護支援専門員 (ケアマネジャー)
　･･････････167, 168, 283
介護保険制度 ･･････････166
覚せい剤 ･･････････213
肩呼吸 ･･････････82
学校環境衛生検査 ･･････････218
学校保健委員会 ･･････････220
学校薬剤師 ･･････････218
過量服薬 ･･････････216
肝クリアランス ･･････････60
看護師 ･･････････270
肝抽出率 ･･････････60
漢方薬 ･･････196, 231
陥没呼吸 ･･････････82, 103
顔面蒼白 ･･････････81
管理栄養士 ･･････････275
緩和ケア ･･････････179

き

基準調剤加算 ･･････････9

294

喫煙・・・・・・・・・・・・・・・・・・・・114
機能低下・・・・・・・・・・・・・・・・・・61
吸収・・・・・・・・・・・・・・・・・・・・・66
共感的コミュニケーション・・・・・42
胸痛・・・・・・・・・・・・・・・・・・・・・91
居宅介護支援事業所・・・・・・・・・167
居宅療養管理指導・・・・・55, 170, 188
禁煙支援・・・・・・・・・・・・・・・・・114
禁煙補助薬・・・・・・・・・・・・・・・118

く
くすり教育・・・・・・・・・・・・・・・220
クラッシュ症候群・・・・・・・・・・239
クレアチニンクリアランス・・・・59

け
ケアマネジメント・・・・・・・・・・168
ケアマネジャー・・・・・167, 168, 283
ゲートキーパー・・・・・・・・146, 151
血圧・・・・・・・・・・・・・・・・83, 86
　──計・・・・・・・・・・・・・・・207
血漿アルブミン・・・・・・・・・・・・60
血清クレアチニン値・・・・・・・・・59
血糖測定器・・・・・・・・・・・・・・208
減塩・・・・・・・・・・・・・・・・・・112
健康学習・・・・・・・・・・・・・・・224
健康教育・・・・・・・・・・・・・・・223
健康食品・・・・・52, 56, 186, 201, 227
健康づくりのための身体活動指針
　（アクティブガイド）・・・・・・127
減酒・・・・・・・・・・・・・・121, 123
犬吠様咳嗽・・・・・・・・・・・・・・104
減量・・・・・・・・・・・・・・・・・・109

こ
広域災害救急医療情報システム
　（EMIS）・・・・・・・・・・・・・・238
抗うつ薬・・・・・・・・・・・・・・・148
交感神経緊張症状・・・・・・・・・・81
口腔ケア・・・・・・・・・・・・・・・265
抗酒薬・・・・・・・・・・・・・・・・157
行動変容・・・・・・31, 41, 110, 224
高齢者・・・・・・・・・・・・・・・・・59
呼吸・・・・・・・・・・・82, 86, 91, 96, 98
　，肩・・・・・・・・・・・・・・・・・82
　，陥没・・・・・・・・・・・・82, 103
　，努力・・・・・・・・・・・・・・・103
　，鼻翼・・・・・・・・・・・・82, 103
呼吸音・・・・・・・・・・・・・・・・103
呼吸数・・・・・・・・・・・・・・82, 86
呼吸の異常・・・・・・・・・・・・・・103

心の健康・・・・・・・・・・・・・・・138
心の病気・・・・・・・・・・・・・・・138
コミュニケーション・・・・29, 40, 62
　──技法・・・・・・・・・・・・・・32

さ
災害医療・・・・・・・・・・・・・・・237
災害派遣医療チーム（DMAT）・・237
催奇形性・・・・・・・・・・・・・・・・70
在宅医療・・・・・・・・・・・・54, 162
在宅医療・介護あんしん2012・・・162
在宅患者訪問薬剤管理指導料・・・55
在宅緩和ケア・・・・・・・・・・・・179
在宅サービス・・・・・・・・・・・・168
在宅療養移行報告書・・・・・・・・253
坐剤・・・・・・・・・・・・・・・・・・68
サプリメント・・・・・・・52, 56, 227
三次医療・・・・・・・・・・・・・・・・・3
三次医療圏・・・・・・・・・・・・・・245

し
歯科医師・・・・・・・・・・・・・・・265
糸球体濾過量・・・・・・・・・・・・・59
自殺・・・・・・・・・・・・・・・・・・151
　──予防・・・・・・・・・・・・・151
四肢末梢の冷感・・・・・・・・・・・81
自助グループ・・・・・・・・・・・・157
姿勢の異常・・・・・・・・・・・・・・103
施設間情報連絡書・・・・・・・・・258
施設サービス・・・・・・・・・・・・168
指定第二類医薬品・・・・・・・・・190
弱塩基性薬物・・・・・・・・・・・・・67
弱酸性薬物・・・・・・・・・・・・67, 71
重要度・自信度モデル・・・・・・・・42
授乳婦・・・・・・・・・・・・・・・・・70
循環・・・・・・・・・・・82, 86, 91, 96, 98
循環血液量減少性ショック・・・・・87
症状緩和ケア・・・・・・・・・・・・179
脂溶性薬物・・・・・・・・・・・・60, 71
小児・・・・・・・・・・・・・・・65, 102
　──薬用量・・・・・・・・・・・・・66
承認情報・・・・・・・・・・・・・・・・50
初回通過効果・・・・・・・・・・・・・60
食事指導・・・・・・・・・・・・・・・108
ショック・・・・・・・・・・・・・85, 96
　──状態・・・・・・・・・・・・・・85
　──の原因・・・・・・・・・・・・・87
　，アナフィラキシー・・・・・・・88
　，循環血液量減少性・・・・・・・87
　，心原性・・・・・・・・・・・・・・87
　，分配性・・・・・・・・・・・・・・87

　，閉塞性・・・・・・・・・・・・・・87
処方薬依存・・・・・・・・・・・・・・157
心原性ショック・・・・・・・・・・・・87
シンシナティ病院前脳卒中スケール
　（CPSS）・・・・・・・・・・・・・・100
診診連携・・・・・・・・・・・・・・・253
人生最大の頭痛・・・・・・・・・・・96
身体活動基準・・・・・・・・・・・・129

す
推算糸球体濾過量・・・・・・・・・・60
髄膜炎・・・・・・・・・・・・・・・・・95
睡眠薬・・・・・・・・・・・・・・・・139
水溶性薬物・・・・・・・・・・・・60, 67
頭痛・・・・・・・・・・・・・・・・・・95
ストレス・・・・・・・・・・・・・・・131
　──コントロール・・・・・・・・131
ストレッサー・・・・・・・・・・・・131
スピリチュアル・ペイン・・・・・180

せ
生活習慣病・・・・・・・・・・・・・・109
精神疾患・・・・・・・・・・・・・・・142
生物学的利用能・・・・・・・・・・・73
世界ドーピング防止機構（WADA）
　・・・・・・・・・・・・・・・・・・228
絶対過敏期・・・・・・・・・・・・・・70
セルフケア・・・・・・・・・・・・・・・3
セルフメディケーション・・・・・184
潜在過敏期・・・・・・・・・・・・・・71
全人的苦痛・・・・・・・・・・・・・179
喘鳴・・・・・・・・・・・・・・・・・・104

そ
総合診療医・・・・・・・・・・・・・・18
総合診療専門医・・・・・・・・・・・18
相対過敏期・・・・・・・・・・・・・・70
ソーシャルサポート・・・・・・・・117

た
第一類医薬品・・・・・・・・・・・・190
体温計・・・・・・・・・・・・・・・・206
第三者評価機関の認証・・・・・・・22
胎児・・・・・・・・・・・・・・・・・・71
代謝・・・・・・・・・・・・・・・・・・67
胎盤・・・・・・・・・・・・・・・・・・71
大麻・・・・・・・・・・・・・・・・・・214
多職種間協働活動（IPW）・・・・・288
多職種間連携教育（IPE）・・・・・288
多職種協働・・・・・・・・・・176, 261
多職種連携・・・・・・・・・・・・・163

295

脱法ドラッグ・・・・・・・・・・・・216
断酒・・・・・・・・・・・・・・・・121, 123

ち
地域医療計画・・・・・・・・・・・・244
地域包括ケア・・・・・・・・・・・・172
　　——システム・・・172, 188, 233, 246
地域包括支援センター・・・・167, 170
地域密着型サービス・・・・・・・・168
地域連携・・・・・・・・・・・・・・244
チーム医療・・・・・・・・・・・・・251
鎮痛補助薬・・・・・・・・・・・・・181

て
添付文書・・・・・・・・・・・・・・46

と
疼痛・・・・・・・・・・・・・・・・180
ドーピング・・・・・・・・・・・・・227
　　——検査・・・・・・・・・・・・228
　, アンチ・・・・・・・・・・221, 227
　, うっかり・・・・・・・・・・・・230
特定疾病・・・・・・・・・・・・・・166
特定物質・・・・・・・・・・・・・・229
閉じた質問・・・・・・・・・・・・・41
トリアージ・・・・・・・・・・・・・237
　　——・タッグ・・・・・・・・・・238
努力呼吸・・・・・・・・・・・・・・103

な
ナラティブ・ベイスド・メディシン
・・・・・・・・・・・・・・・・・・163

に
ニコチンガム・・・・・・・・・・・・114
ニコチンパッチ・・・・・・・・・・・114
二次医療・・・・・・・・・・・・・・3
二次医療圏・・・・・・・・・・・・・245
日本アンチ・ドーピング機構
（JADA）・・・・・・・・・・・・・228
日本医師会災害医療チーム（JMAT）
・・・・・・・・・・・・・・・・・・237
乳児・・・・・・・・・・・・・・・・73
妊産婦・・・・・・・・・・・・・・・70

ね
熱性けいれん・・・・・・・・・・・・104
ネブライザー・・・・・・・・・・・・209

の
脳重量・・・・・・・・・・・・・・・60
ノンアドヒアランス・・・・・・・・・62

は
排泄・・・・・・・・・・・・・・・・67
バイタルサイン・・・・・・77, 80, 97
発熱・・・・・・・・・・・・・・・・95
パルスオキシメーター・・・・・・・・208
バルビタール酸系薬剤・・・・・・・・157
バレニクリン・・・・・・・・・・・・114

ひ
冷や汗・・・・・・・・・・・・・81, 91
非遊離型薬物・・・・・・・・・・・・71
病診連携・・・・・・・・・・・・・・253
鼻翼呼吸・・・・・・・・・・・・82, 103
開いた質問・・・・・・・・・・・・・41

ふ
プライマリ・ケア・・・・・・・・・2, 28
　　——認定薬剤師制度・・・・・・・22
　　——の要素・・・・・・・・・・・5
ブリーフインターベンション・・・123
分配性ショック・・・・・・・・・・・87
分布・・・・・・・・・・・・・・・・67

へ
閉塞性ショック・・・・・・・・・・・87
ベンゾジアゼピン系抗不安薬・・・158

ほ
訪問看護・・・・・・・・・・・・・・271
訪問薬剤管理指導
・・・・・・・・・・170, 177, 188, 262
訪問リハビリテーション・・・・・・280
保健機能食品・・・・・・・・・・・・201
保険算定・・・・・・・・・・・・・・55
補助具・・・・・・・・・・・・・62, 63
ホスピスケア・・・・・・・・・・・・179

ま
母乳・・・・・・・・・・・・・・・・73
麻薬・・・・・・・・・・・・・・・・214
　, 医療用・・・・・・・・・・・・・180

み
見た目の緊急性・・・・81, 86, 91, 96, 98
脈の触知・・・・・・・・・・・・82, 86
脈拍・・・・・・・・・・・・・・・・86
　　——数・・・・・・・・・・・・・83

む
無影響期・・・・・・・・・・・・・・70

め
メラビアンの法則・・・・・・・・・・40
メンタルヘルス・・・・・・・・・・・142
　　——ケア・・・・・・・・・・・・138

も
毛細血管再充満時間・・・・・・・・・104
問題解決カウンセリング・・・・・・116

や
薬学教育モデル・コアカリキュラム
・・・・・・・・・・・・・・・・・・13
薬剤服用歴管理指導料・・・・・・・・8
薬物依存症・・・・・・・・・・・・・157
薬物乱用・・・・・・・・・・・212, 221
薬薬連携・・・・・・・・・・・・・・256

ゆ
有機溶剤・・・・・・・・・・・・・・214
遊離型薬物・・・・・・・・・・・・・73

よ
要介護認定・・・・・・・・・・・・・167

り
リハビリテーション・・・・・・・・・279
　　——関連職種・・・・・・・・・・279
輪番制・・・・・・・・・・・・・・・254

日本プライマリ・ケア連合学会
薬剤師研修ハンドブック 基礎編　　©2014
定価（本体 3,700 円＋税）

2014 年 5 月 20 日　1 版 1 刷

編　者	日本プライマリ・ケア連合学会
発行者	株式会社　南　山　堂
	代表者　鈴　木　肇

〒113-0034　東京都文京区湯島 4 丁目 1-11
TEL 編集(03)5689-7850・営業(03)5689-7855
振替口座　00110-5-6338

ISBN 978-4-525-70711-8　　　　Printed in Japan

本書を無断で複写複製することは，著作者および出版社の権利の侵害となります．

JCOPY　＜(社)出版者著作権管理機構　委託出版物＞
本書の無断複写は著作権法上での例外を除き禁じられています．複写される場合は，そのつど事前に，(社)出版者著作権管理機構（電話 03-3513-6969, FAX 03-3513-6979, e-mail: info@jcopy.or.jp）の許諾を得てください．

スキャン，デジタルデータ化などの複製行為を無断で行うことは，著作権法上での限られた例外（私的使用のための複製など）を除き禁じられています．業務目的での複製行為は使用範囲が内部的であっても違法となり，また私的使用のためであっても代行業者等の第三者に依頼して複製行為を行うことは違法となります．